TABLEAUX SYNOPTIQUES

D'OBSTÉTRIQUE

LA MÉDECINE EN TABLEAUX SYNOPTIQUES

A L'USAGE DES ÉTUDIANTS ET DES PRATICIENS

COLLECTION VILLEROY

EN VENTE :

SÉRIE A 5 FRANCS LE VOLUME :

Tableaux synoptiques de Pathologie interne, par le Dr VILLEROY. 2e *édition revue et corrigée*. 1899, 1 vol. in-8, 224 pages, cartouné.. 5 fr.

Tableaux synoptiques de Pathologie externe, par le Dr VILLEROY. 2e *édition revue et corrigée*. 1899, 1 vol. in-8, 200 pages, cartonné.. 5 fr.

Tableaux synoptiques de Thérapeutique descriptive et clinique, par le Dr Henri DURAND 1899, 1 vol. in-8, 200 pages, cartonné.. 5 fr.

Tableaux synoptiques de Diagnostic sémiologique et différentiel, par le Dr COUTANCE. 1899, 1 vol. in-8, 200 pages, cartonné.. 5 fr.

Tableaux synoptiques de Pathologie générale, par le Dr COUTANCE. 1899, 1 vol. in-8, 200 pages, cartonné.. 5 fr.

Tableaux synoptiques d'Hygiène, par le Dr REILLE. 1900, 1 vol. in-8, 200 pages, cart...... 5 fr.

Tableaux synoptiques d'Anatomie descriptive, par le Dr BOUTIGNY. 1900, 2 vol. in-8, cart. Chaque volume.. 5 fr.

Tableaux synoptiques de Symptomatologie clinique et thérapeutique, par le Dr M. GAUTIER. 1900, 1 vol. in-8, cart.. 5 fr.

SÉRIE ILLUSTRÉE A 6 FRANCS LE VOLUME :

Tableaux synoptiques de Médecine opératoire, par le Dr LAVARÈDE. 1900, 1 vol. in-8 avec 151 figures, cartonné.. 6 fr.

Tableaux synoptiques d'Obstétrique, par les Drs JEAN SAULIEU et G. LEBIEF. 1900, 1 vol. in-8 avec 200 photographies d'après nature et 114 figures, cart.. 6 fr.

Tableaux synoptiques d'Anatomie topographique, par le Dr BOUTIGNY. 1900, 1 vol. in-8, avec fig., cart.. 6 fr.

EN PRÉPARATION :

Tableaux synoptiques de Médecine légale et de Toxicologie, par le Dr REILLE. 1900, 1 vol. in-8.

LIBRAIRIE J.-B. BAILLIÈRE et FILS

BONNET (S.) et PETIT. — **Traité pratique de gynécologie.** 1894, 1 vol. in-8 avec 207 figures, dont 90 coloriées.. 15 fr.

CHARPENTIER (Alph.). — **Traité pratique des accouchements,** 2e *édition.* 1890, 2 vol. gr. in-8, avec 930 fig. et 2 pl. coloriées.. 30 fr.

CHURCHILL (Fleetwood) et LEBLOND (A.). — **Traité pratique des maladies des femmes,** 3e *édition.* 1 vol. gr. in-8, avec 365 fig.. 18 fr.

EMMET (Th.-A.). — **La pratique des maladies des femmes.** 1 vol. gr. in-8, avec 220 fig. 15 fr.

FOURNIER (C.). — **Manuel complet des sages-femmes.** 4 vol. in-18, avec fig., cartonnés. 12 fr.

GALLARD (T.). — **Leçons cliniques sur la menstruation** et ses troubles. 1 vol. in-8, avec 37 figures.. 6 fr.

— **Leçons cliniques sur les maladies des ovaires.** 1 vol. in-8, avec 47 figures........ 8 fr.

GALLOIS (Ern.). — **Manuel de la sage-femme** et de l'élève sage-femme. 1 vol. in-18, avec fig. 6 fr.

LEFERT (Paul). — **Aide-mémoire d'accouchements.** 2e *édition.* 1898, 1 vol. in-18, cart... 3 fr.

NAEGELE et GRENSER. — **Traité pratique de l'art des accouchements,** 2e *édition.* 1 vol. in-8, avec pl. et 229 figures.. 12 fr.

OLIVIER (Ad.). — **Hygiène de la grossesse.** 1891, 1 vol. in-16, avec 30 fig............ 3 fr. 50

PENARD (Lucien) et ABELIN. — **Guide pratique de l'accoucheur et de la sage-femme,** 8e *édition.* 1896, 1 vol. in-18, avec 243 fig., cart.. 6 fr.

REMY. — **Précis de médecine opératoire obstétricale.** 1893, 1 vol. in-16, avec 185 figures, cartonné.. 6 fr.

SIMPSON et CHANTREUIL. — **Clinique obstétricale et gynécologique.** 1 vol. gr. in-8 avec figures.. 12 fr.

VINAY. — **Traité des maladies de la grossesse et des suites de couches.** 1894, 1 vol. gr. in-8 avec 91 fig.. 16 fr.

LA MÉDECINE EN TABLEAUX SYNOPTIQUES
COLLECTION VILLEROY

TABLEAUX SYNOPTIQUES

D'OBSTÉTRIQUE

A L'USAGE

DES ÉTUDIANTS ET DES PRATICIENS

PAR

Les Docteurs Jean SAULIEU et Georges LEBIEF

ANCIENS INTERNES DES HOPITAUX

Avec 200 photographies d'après nature

ET 114 FIGURES INTERCALÉES DANS LE TEXTE.

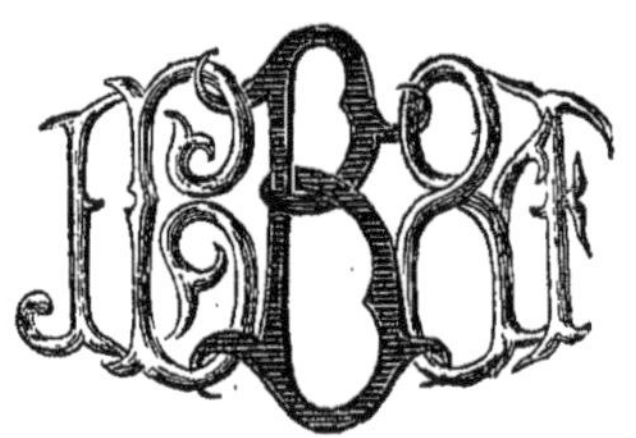

PARIS

LIBRAIRIE J.-B. BAILLIÈRE ET FILS

19, rue Hautefeuille, près du Boulevard Saint-Germain

1900

AVANT-PROPOS

Dans ces *Tableaux synoptiques d'Obstétrique*, les auteurs ont voulu résumer toutes les connaissances théoriques et pratiques qui constituent l'art des accouchements.

La forme qu'ils ont adoptée est la seule qui leur permettait de présenter un résumé à la fois concis et complet des doctrines et des procédés des maîtres de l'Obstétrique moderne : les diverses théories, les lignes de conduite différentes, préconisées par les Écoles qui se partagent l'enseignement, y ont trouvé place : ils ont cependant développé de préférence celles qui sont le plus généralement admises.

Mais ce qui fait la nouveauté et l'originalité de leur livre, ce sont les figures qui, au nombre de 314, viennent illustrer chacun de leurs 100 tableaux synoptiques ; c'est surtout le procédé auquel ils ont eu recours, pour représenter surtout la partie mécanique et opératoire de l'Obstétrique, les divers temps, les diverses manœuvres, les diverses interventions ; afin d'être sûrs de l'exactitude de leurs figures, ils se sont adressés à la photographie et ils ont exécuté eux-mêmes tous les clichés, soit d'après le vivant, soit d'après le mannequin ; c'est la première fois, croyons-nous, qu'un livre élémentaire de médecine reçoit une semblable illustration ; la multiplicité et la succession de ces images, présentées elles-mêmes, comme le texte, en tableaux dont l'ensemble peut être embrassé d'un coup d'œil, en fait une véritable *cinématographie*.

Quelques figures, que la nature du sujet ne permettait pas de photographier, sont des schémas, que les auteurs ont fait très simples et très clairs et d'autant plus faciles à comprendre.

La partie iconographique vient ainsi éclairer le texte forcément résumé : une bonne figure vaut souvent mieux pour exposer un fait ou une idée qu'une longue page de description.

Il est à souhaiter que ce livre soit à la fois le *vade-mecum* de l'étudiant, qui pourra l'emporter à l'hôpital et le relire à la veille de l'examen, et le *formulaire* du médecin accoucheur, qui pourra le consulter à chaque intervention et qui y trouvera l'explication et l'image de tous les cas se présentant à lui dans la pratique journalière.

TABLEAUX SYNOPTIQUES
D'OBSTÉTRIQUE

1. FÉCONDATION

DÉFINITION ...... { Imprégnation de l'ovule, c'est-à-dire sa pénétration par un spermatozoïde et les premiers phénomènes qui en résultent.

Deux phases .... {
1. L'ovule, après rupture de l'ovisac, arrivé à maturité, se prépare à recevoir le spermatozoïde. Son noyau reçoit le nom de *pronucléus femelle*.
2. Le spermatozoïde se conjugue avec l'ovule...

FÉCONDATION ...

1º **Lieu de la fécondation**... { Sur l'ovaire même ou dans le premier tiers de la trompe.

2º **Cheminement des éléments séminaux**..... {
1. Aspiration du col de l'utérus sur le sperme.
2. Capillarité.
3. Mouvements propres des spermatozoïdes (opinion confirmée par les observations de fécondation chez la femme par simple dépôt de sperme à l'orifice vulvaire).

3º **Moment le plus favorable à la fécondation**... { Époque menstruelle.

ŒUF ....

1º **Formation de l'œuf**........ { La tête du spermatozoïde traverse la membrane de l'ovule, constitue le pronucléus mâle qui se confond avec le pronucléus femelle.

2º **Description de l'œuf**...... {
1. Protoplasma ou vitellus avec un seul noyau bisexué.
2. Membrane d'enveloppe, vitelline.

ANOMALIES......

1º **Fécondations multiples**..... {
1. Deux vésicules de Graaf appartenant... { 1. Soit à un seul ovaire....... / 2. Soit à chacun des deux ovaires. } Et laissant échapper leurs ovules en même temps.
2. Une seule vésicule de Graaf contient deux ovules.
3. Une seule vésicule de Graaf contient un ovule à deux germes.

2º **Superfécondation**........ { Fécondation successive de deux ovules appartenant à une même période d'ovulation.

3º **Superfétation**. { Fécondation à intervalles plus ou moins éloignés de deux ovules appartenant à des périodes diverses d'ovulation.

4º **Juxtafétation**. | Superfétation apparente seulement (utérus double).

DÉVELOPPEMENT DE L'OVULE FÉCONDÉ.

1° Transformation. Segmentation du noyau et du vitellus en de nombreuses cellules renfermées dans la membrane vitelline.

2° Blastoderme (fig. 1)......

1. Aplatissement des cellules périphériques contre la membrane vitelline, d'où trois feuillets...
   1. Ectoderme, en dehors.
   2. Mésoderme, au milieu.
   3. Endoderme, en dedans.
2. Par clivage, le mésoderme forme........
   1. Somatopleure avec l'ectoderme.
   2. Splanchnopleure avec l'endoderme.
   3. Entre les deux. Cœlome, future cavité pleuro-péritonéale.

3° Embryon (fig. 2 et 3).....

1. Le blastoderme s'obscurcit en un point de sa surface, c'est.......
   1. La tache embryonnaire de Coste.
   2. L'area germinativa de Bischoff.
   3. Le cumulus proliger de Baer.
2. Par incurvation de l'embryon, rétrécissement de la vésicule blastodermique, d'où deux parties distinctes....................
   1. L'une embryonnaire..
   2. L'autre extra-embryonnaire....... Communiquant par le conduit omphalo-mésentérique ou cordon.
3. Dans portion extra-embryonnaire....
   1. La splanchnopleure forme la vésicule ombilicale atrophiée à partir du 4° mois.
   2. La somatopleure........
      a. Entoure l'embryon.
      b. Se dédouble..
         1. Chorion en dehors.
         2. Amnios en dedans.
         3. Liquide amniotique au centre.

4° Allantoïde (fig. 4 et 5).....

1. Naît de l'extrémité caudale de l'embryon, s'insinue..........
   1. Entre l'amnios et la vésicule ombilicale.
   2. Entre l'amnios et le chorion.
2. Se fusionne avec le chorion et s'hypertrophie au point opposé au fœtus. Placenta.

5° Œuf au 3° mois..

1. Caduque utérine (p. 6).
2. Caduque ovulaire.
3. Chorion.
4. Amnios.
5. Liquide amniotique.
6. Embryon relié au placenta par le cordon.

FÉCONDATION

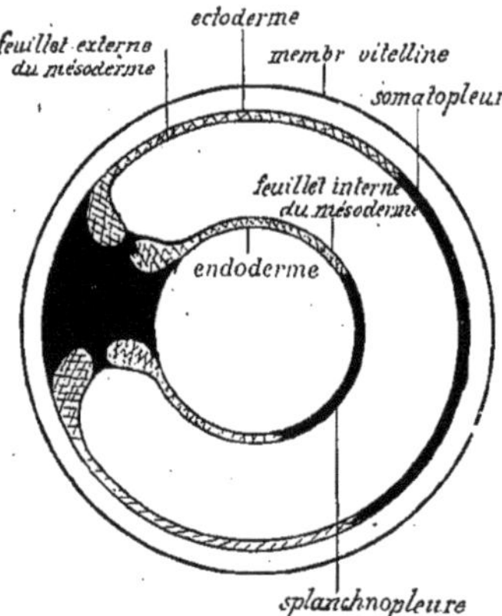

Fig. 1. — A, formation des trois feuillets du blastoderme (ectoderme, mésoderme, endoderme); B, cloison du feuillet mésodermique; C, formation de la splanchnopleure et de la somatopleure.

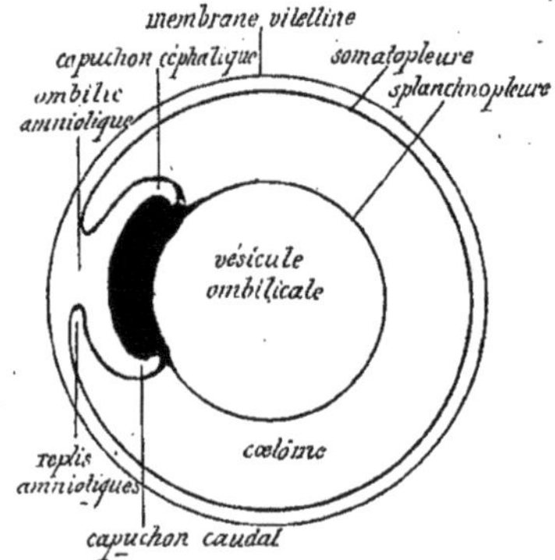

Fig. 2. — Formation de l'amnios.

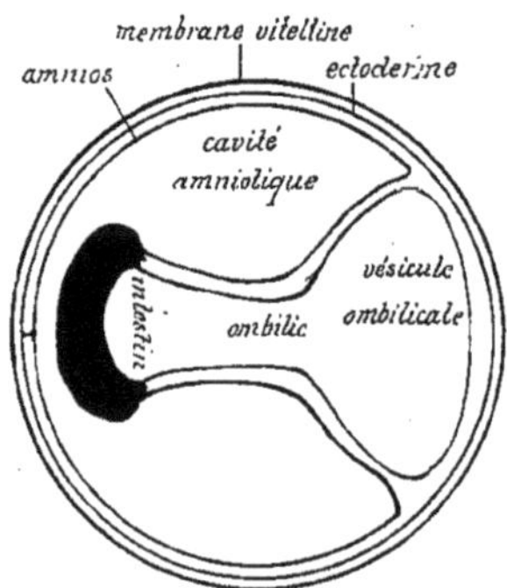

Fig. 3. — Cavité amniotique constituée.

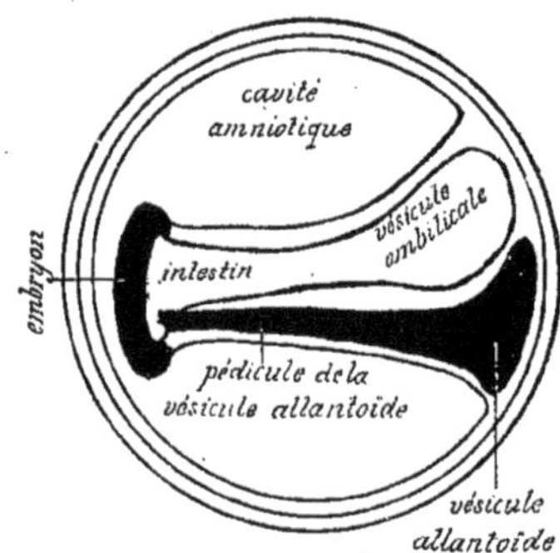

Fig. 4. — Développement du bourgeon allantoïdien.

2. ŒUF A TERME

I. — PORTION EXTRA-EMBRYONNAIRE.

I. — PLACENTA.

DÉFINITION — Organe destiné à puiser dans le sang de la mère les matériaux nécessaires à la nutrition et au développement du fœtus.

- 1º **Forme** — Disque vasculaire d'apparence spongieuse.
- 2º **Largeur** — 16 à 22 centimètres.
- 3º **Épaisseur** — 1. 2 cent. 1/2 au centre. 2. 4 à 6 millimètres sur les bords.
- 4º **Poids** — 500 à 600 grammes.

CONFIGURATION EXTÉRIEURE

- 5º **Situation**
  - 1. Habituelle — 1. A peu de distance de l'une des trompes. 2. Sur la face postérieure du corps de l'utérus.
  - 2. Autres insertions
    - 1. Face antérieure.
    - 2. Placenta équatorial.
      - 1. Sur une surface de 16 centimètres.
      - 2. A 8 ou 10 centimètres. — 1. Du col. 2. Du fond de l'utérus.
    - 3. Placenta prævia, au-dessous d'une ligne qui passe à 8 ou 10 centimètres au-dessus de l'orifice du col.

RAPPORTS

- 1º **Face externe ou utérine** — 1. Irrégulière et mollasse. 2. Lobes ou cotylédons — 1. En nombre variable. 2. Irrégulièrement arrondis.
- 2º **Face interne ou fœtale** — 1. Lisse, recouverte par l'amnios. 2. Relief formé par ramifications des artères et veines ombilicales.
- 3º **Circonférence** — 1. 65 centimètres. 2. Sinus circulaire ou grande veine circulaire.

STRUCTURE (fig. 5 et 6)

- 1º **Placenta fœtal** — Cotylédons ou réunion de plusieurs lobules formés par des villosités fœtales —
  - 1. Au centre, artère et veine avec capillaires intermédiaires.
  - 2. Tissu conjonctif muqueux.
  - 3. Revêtement épithélial externe.
- 2º **Placenta maternel ou caduque intéro-placentaire, avec ses deux couches** —
  - 1. Profondément, culs-de-sac des glandes.
  - 2. Superficiellement, villosités maternelles ou bourgeons qui s'insinuent entre villosités fœtales et en sont séparées par espaces ou lacs où se déverse le sang maternel.

PHYSIOLOGIE

- 1º **Fonction nutritive** — Indépendance anatomique absolue entre le système vasculaire maternel et le système fœtal.
- 2º **Fonction circulatoire** (fig. 10) —
  - 1. Le sang maternel — 1. Villosités maternelles... 2. Lacs sanguins. — Retourne à la mère.
  - 2. Le sang fœtal des villosités fœtales retourne au fœtus.
- 3º **Fonction respiratoire** — Hématose, phénomène d'osmose entre sang maternel et sang fœtal. Apport d'oxygène pour le fœtus qui cède à la mère CO^2.
- 4º **Fonction glycogénique.**
- 5º **Permet le passage de la mère au fœtus** —
  - 1. De substances médicamenteuses : KI, acide salicylique, chlorate de potasse, chloroforme.
  - 2. De certains microbes, maladies éruptives, syphilis, charbon.

ŒUF A TERME — FŒTUS

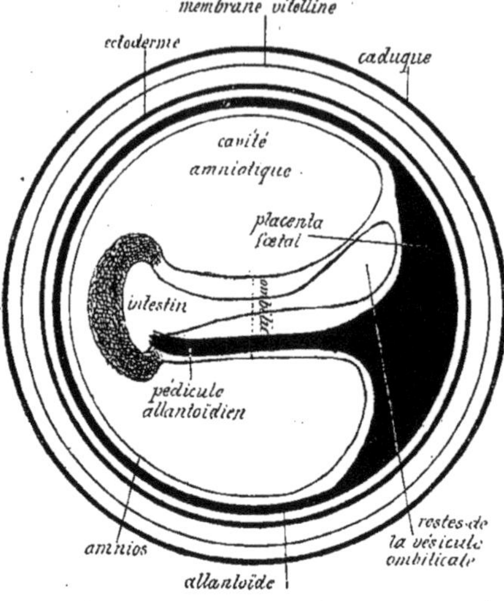

Fig. 5. — Formation du placenta aux dépens de l'allantoïde, enveloppes de l'œuf.

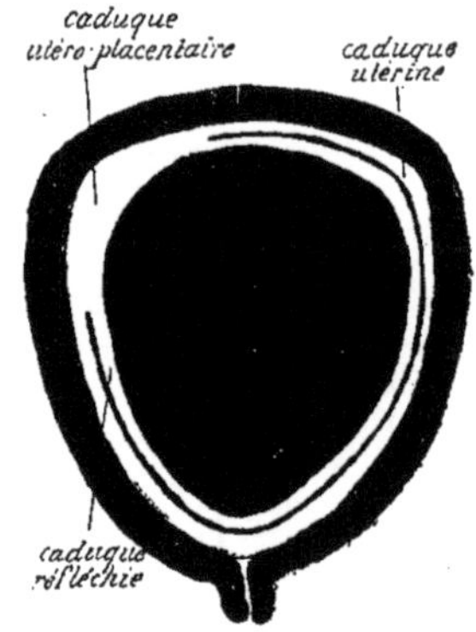

Fig. 6. — Œuf constitué, caduques.

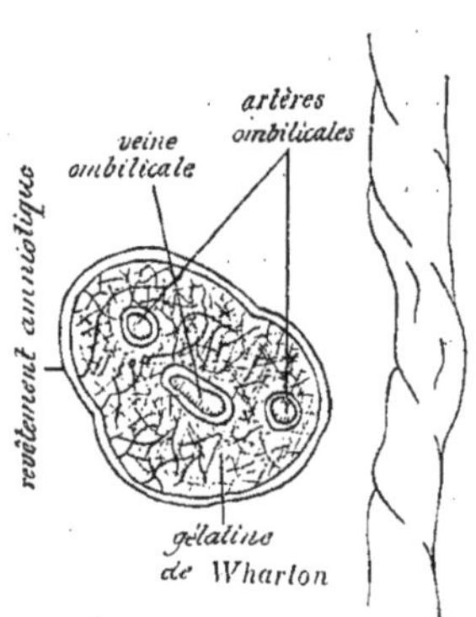

Fig. 7. — Cordon et coupe transversale.

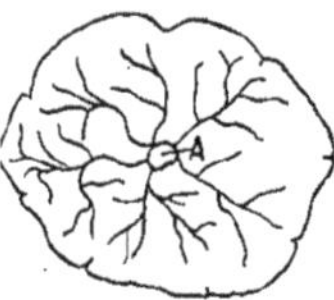

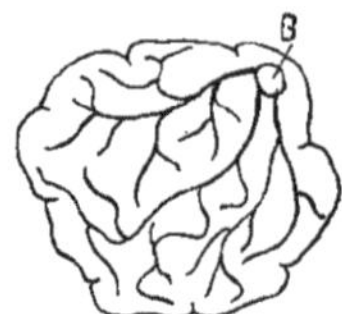

A. Insertion centrale   B. Insertion marginale

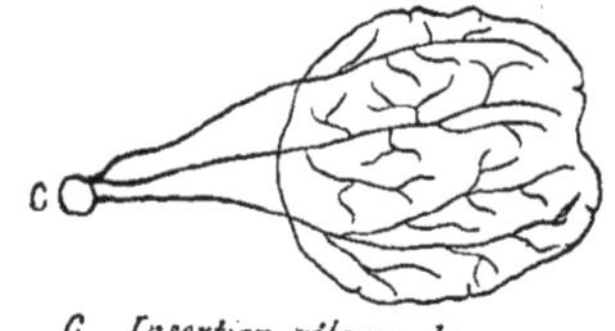

C. Insertion vélamenteuse

Fig. 8. — Insertions du cordon.

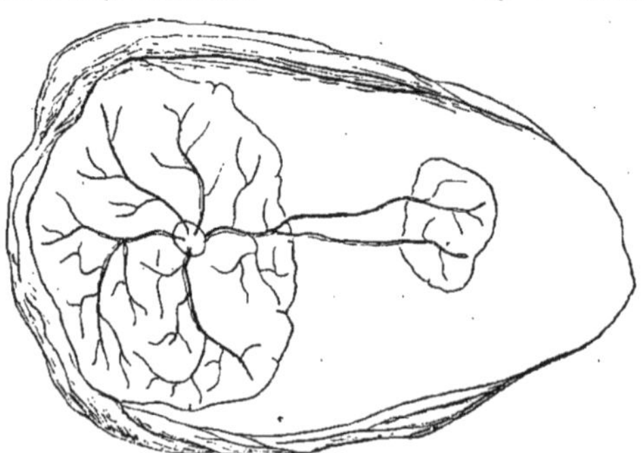

Fig. 9. — Placenta accessoire et ses vaisseaux.

ŒUF A TERME — FŒTUS ET ANNEXES — PHYSIOLOGIE

II. — CORDON OMBILICAL.

DÉFINITION...... | Tige vasculaire et souple destinée à réunir le fœtus au placenta.

CONFIGURATION EXTÉRIEURE (fig. 7, 8 et 9)......

1° Couleur...... | Blanc bleuâtre.

2° Forme....... | Arrondie.

3° Surface ..... { 1. Polie par le revêtement de l'amnios.
2. Irrégulière par les saillies des vaisseaux.

4° Longueur.... { 1. 50 centimètres en moyenne.
2. Brièveté naturelle : 15, 20, 10 centimètres.
3. Brièveté accidentelle : circulaires.

5° Épaisseur.... { 1. Cordon grêle de la grosseur d'une plume d'oie.
2. Cordon gros.

6° Torsion...... { 1. Le sens de la torsion est à gauche.
2. Nombre des tours de spirale variable, de 1 à 15.

7° { Nodosités... { 1. Accumulation de gélatine de Wharton.
2. Saillie des vaisseaux.

{ Nœuds..... { 1. Simples.
2. Compliqués.

8° Insertions...
1. Ombilicale ou fœtale........ { Petit repli de la peau qui s'unit avec la gaine amniotique.
2. Placentaire... {
1. Insertion centrale.
2. Insertion latérale.
3. Insertion marginale, en raquette.
4. Insertion vélamenteuse ou sur les membranes.
5. Insertion en fourche, si bifurcation du cordon (fig. 9).

STRUCTURE (fig. 7)........

1° Gaine .... | Dépendant de l'amnios.

2° Vaisseaux ombilicaux...
1. Deux artères.. { 1. Côte à côte, autour de la veine.
2. Rétrécissements correspondant à valvules semi-lunaires.
2. Une veine... | Au centre.
3. Anomalies ... {
1. Deux veines et deux artères.
2. Une veine et une ou trois artères.
3. Bifurcation prématurée des vaisseaux.
4. Restes des vaisseaux vitellins.
5. Vasa propria.

3° Gélatine de Wharton.
4° Filets nerveux de Kölliker.

PHYSIOLOGIE....

1° Rôle de soutien du fœtus. { 1. Si non variqueux, supporte 5 à 7 kilogrammes.
2. Si variqueux, supporte 3 à 4 kilogrammes.

2° Lien vasculaire....
1. La veine apporte au fœtus les matériaux de nutrition........ {
1. Oxygène.
2. Albumine.
3. Graisse.
4. Sels.
2. Le sang chargé de CO_2 revient au placenta par les artères ombilicales.

III. — CADUQUE.

CONFIGURATION EXTÉRIEURE.. {
1. *Origine* maternelle.
2. Epaisseur variable peut manquer par places.
3. Consistance friable.

RAPPORTS........ | En dehors du chorion.

STRUCTURE...... {
1. Cellules rondes.
2. Cellules fusiformes.
3. Tissu fibrillaire.

IV. — CHORION.

CONFIGURATION EXTÉRIEURE.. {
1. Assez résistant.
2. Sillonné de vaisseaux.
3. Forme le placenta par son épaississement.

RAPPORTS....... {
1° En dehors... | Caduque.
2° En dedans... | Amnios, auquel il est uni par le tissu de Bischoff.

STRUCTURE ..... {
1. Cellules épithéliales.
2. Stroma conjonctif avec cellules jeunes.

ŒUF A TERME — FŒTUS

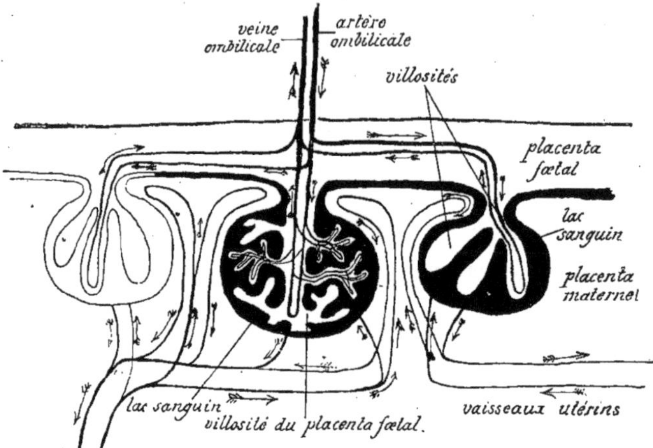

Fig. 10. — Circulation du placenta, indépendance des vaisseaux fœtaux et maternels.

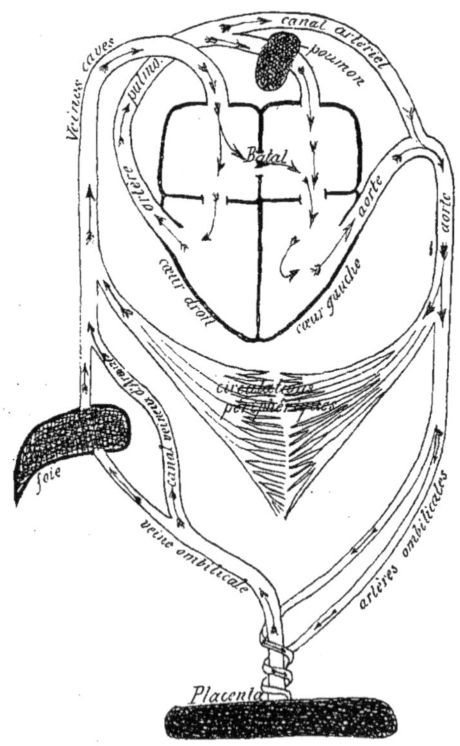

Fig. 11. — Circulation fœtale.

ŒUF A TERME — FŒTUS ET ANNEXES — PHYSIOLOGIE

V. — AMNIOS.

CONFIGURATION.
- 1. Mince, transparent.
- 2. Résistant.
- 3. *Trajet* ....
  - 1. Revêt la face fœtale du placenta.
  - 2. Descend sur le cordon.
  - 3. S'unit à la peau du fœtus.

RAPPORTS ....
- 1° En dehors ... | Chorion.
- 2° En dedans ...
  - 1. Fœtus.
  - 2. Liquide amniotique ...
    - 1. Eau. Albumine.
    - 2. NaCl. Lactate de NaO.
    - 3. Cellules épidermiques.
    - 4. Poils. Leucocytes.
    - 5. Matière sébacée protège le fœtus contre les chocs.

STRUCTURE ......
- 1° En dedans ... | Cellules pavimenteuses, avec quelques villosités.
- 2° En dehors ... | Tissu conjonctif, avec quelques fibres musculaires lisses.

II. — PORTION EMBRYONNAIRE. FŒTUS.

CARACTÈRES EXTÉRIEURS.
- 1° Longueur .... | 48 à 51 centimètres.
- 2° Poids ....
  - 1. 3 kil. 200 pour garçon.
  - 2. 3 kilos pour fille.
- 3° Ongles ....
  - 1. Consistance cornée.
  - 2. Dépassent l'extrémité des doigts.
- 4° Poils ....
  - 1. Cheveux de 1 à 3 centimètres.
  - 2. Duvet sur épaules et corps.
- 5° Ossification ..
  - Le point d'ossification des condyles fémoraux apparaît à la coupe.

VISCÈRES ....
- 1° Organes abdominaux ..
  - 1. Foie et rate volumineux.
  - 2. Méconium.
  - 3. Capsules surrénales assez grosses.
- 2° Organes thoraciques ..
  - 1. Thymus volumineux.
  - 2. Poumons rougeâtres, rétractés, tombent au fond de l'eau.
  - 3. Cœur en contact direct avec la paroi thoracique dans une étendue de 3 centimètres.
- 3° Tête, tronc et diamètres du fœtus (Voy. p. 18).

III. — PHYSIOLOGIE DU FŒTUS.

CIRCULATION (fig. 11) ....
- 1. Rôle de l'artère ombilicale.
- 2. Rôle de la veine ombilicale.
- 3. Le trou de Botal établit communication entre les deux oreillettes.
- 4. Canal artériel entre aorte et artère pulmonaire.
- *A la naissance* ..
  - Oblitération ....
    - 1. Des vaisseaux du cordon.
    - 2. Du canal artériel.
    - 3. Du trou de Botal.
  - Le poumon se charge de l'hématose.

SÉCRÉTION ......
- 1. Peau .... | Vernix caseosa ou matière grasse.
- 2. Muqueuse intestinale ....
  - 1. Méconium.
  - 2. La bile lui donne sa couleur.
- 3. Séreuses ..... | Liquide céphalo-rachidien.
- 4. Urines ....
  - 1. La sécrétion urinaire est admise.
  - 2. L'émission de l'urine pendant la vie intra-utérine est exceptionnelle.

INNERVATION .... | Sensibilité manifeste.

NUTRITION ....
- 1. Par imbibition.
- 2. Par vésicule ombilicale.
- 3. Par allantoïde.
- 4. Par placenta, dès le 3° mois.

3. MODIFICATIONS DE L'ORGANISME MATERNEL

I. — MODIFICATIONS DE L'APPAREIL GÉNITAL.

I. — MODIFICATIONS DU CORPS DE L'UTÉRUS.

CONFIGURATION EXTÉRIEURE.

1° Augmentation de volume
1. Utérus vierge a 1 décimètre carré de surface.
2. Utérus à terme a 21 décimètres carrés.

2° Mesures
Avant la grossesse, 60 à 70 millimètres de long, 40 à 45 millimètres de large.
A la fin du 3e mois, 113 à 126 millimètres de long, 101 millimètres de large.
A la fin du 6e mois, 201 à 226 millimètres de long, 164 millimètres de large.
A la fin du 8e mois, 277 millimètres de long, 202 millimètres de large.
A la fin du 9e mois, 302 millimètres de long, 227 millimètres de large.

3° Consistance Mollesse élastique.

4° Épaisseur 1. Diminue vers la fin de la grossesse. | 2. Variable et inégale.

5° Capacité
1. Avant conception, 2 à 3 centimètres cubes.
2. Au terme de gestation, 4 à 5 litres.

6° Poids
1. Utérus sans œuf pèse de 900 à 1200 grammes.
2. Matrice et œuf pèsent 6 à 7 kilogrammes.

7° Forme
1. Piriforme pendant le 1er trimestre.
2. Sphéroïdale au 3e mois.
3. Aspect ovoïde pendant le 2e trimestre.
4. Ovale aplati d'avant en arrière, grosse extrémité en haut, pendant le 3e trimestre.

8° Situation
1er trimestre. Utérus dans l'excavation.
A la fin du 3e mois, le fond de l'utérus dépasse la symphyse pubienne d'un travers de doigt.
A 4 mois, 2 ou 3 travers de doigt au-dessus de la symphyse.
A 5 mois, 1 travers de doigt au-dessous de l'ombilic.
A 6 mois, 1 travers de doigt au-dessus de l'ombilic.
A 7 mois, 3 —   —
A 8 mois, 4 ou 5 —   —
A 9 mois. 1re quinzaine.... | L'utérus continue à s'élever. 2e quinzaine..... | Il s'abaisse un peu.
Le segment inférieur de l'utérus descend dans l'excavation pelvienne.

9° Direction
1. L'axe vertical suit l'axe du détroit supérieur.
2. Obliquité latérale ordinairement à droite.
3. Torsion sur son axe : 1. Face postérieure regarde en arrière et à gauche. 2. Face antérieure en avant et à droite.

RAPPORTS.

1° Face antérieure.
1. Trois quarts supérieurs.... : 1. Paroi abdominale antérieure. | 2. Grand épiploon parfois. | 3. Masse intestinale.
2. Un quart inférieur...... : Face postérieure de la vessie... : 1. Vide. 2. Pleine.
3. En bas....... | Vagin.

2° Face postérieure.
1. En bas...... : 1. Rectum. 2. Sacrum. 3. Angle sacro-vertébral. | 4. Vaisseaux iliaques primitifs. 5. Premières branches des nerfs sacrés.
2. En haut...... : 1. Colonne vertébrale. 2. Aorte. 3. Veine cave inférieure. | 4. Piliers du diaphragme. 5. Mésentère. 6. Partie inférieure de l'iléon.

3° Bord supérieur ou fond
1. Côlon transverse.
2. Grande courbure de l'estomac.
3. Bord antérieur du foie.
4. Appendice xiphoïde.
5. Dernières fausses côtes.

4° Bords latéraux..
1. En bas...... : 1. Vaisseaux iliaques internes et externes. 2. Nerfs obturateurs. | 3. Muscles psoas iliaques. 4. Fosses iliaques internes.
2. En haut...... : 1. Bord latéral droit...... : 1. Cæcum. 2. Côlon ascendant. | 2. Bord latéral gauche..... : 1. S iliaque. 2. Côlon descendant. 3. Une grande partie de l'intestin grêle.

5° Extrémité inférieure de l'utérus.
1. Fait saillie dans le vagin. | 2. Répond à la vessie en avant. | 3. Répond au rectum en arrière.

II. — MODIFICATIONS DU COL DE L'UTÉRUS.

MODIFICATIONS.

1° Ramollissement
1. Peu appréciable pendant le premier mois.
2. Marche lentement de bas en haut.
3. Plutôt apparent chez les multipares.

2° Orifice externe
1. Très étroit chez les primipares.
2. S'entr'ouvre chez les multipares.

3° Forme de la cavité cervicale.
1. Fuseau chez les primipares.
2. Dé à coudre, doigt de gant chez les multipares.

4° Longueur
1. Conservée jusque vers le milieu du 9e mois.
2. Puis disparition de la cavité du col de haut en bas.

III. — MODIFICATIONS DES FONCTIONS DE L'UTÉRUS.

MODIFICATIONS.

1° Sensibilité......
- 1. Col............ | Obscure.
- 2. Corps........ | Douleurs pendant contractions de l'accouchement.

2° Irritabilité....
- 1. Très développée.
- 2. Utérus irritables (accouchement prématuré).

3° Extensibilité... Permet.........
- 1. Distension des parois utérines.
- 2. Déplacements de totalité du fœtus.

4° Contractilité....
- 1. Augmentée, intermittente.
- 2. Action de ergot de seigle, rue, sabine, digitale.
- 3. Diminuée par opium, chloral, chloroforme.

5° Rétractilité permanente.

IV. — STRUCTURE DE L'UTÉRUS GRAVIDE.

SÉREUSE......... | Travail d'hyperplasie.

MUSCULEUSE.

1° Augmentation de volume.....
- 1. Accroissement de volume des éléments déjà existants.
- 2. Formation d'éléments musculeux nouveaux.

2° Sur le corps....
- 1. Couche externe......
  - 1. Faisceau ansiforme. | 3. Fibres circulaires.
  - 2. Fibres transversales. |
- 2. Couche moyenne.....
  - 1. Bandes musculaires en anses.
  - 2. Anneaux incomplets autour des vaisseaux.
- 3. Couche interne.......
  - 1. Deux faisceaux triangulaires.
  - 2. Fibres annulaires, arciformes et orbiculaires.

3° Sur le col.......
- 1. La tunique moyenne n'existe pas.
- 2. Les deux autres tuniques se continuent avec celles du corps.

MUQUEUSE........

1° Corps........
- 1. Se transforme en membrane caduque.
- 2. Tombe au moment de l'accouchement.
- 3. Les glandes s'allongent et se dilatent de plus en plus.

2° Col..........
- 1. Plus résistante que celle du corps.
- 2. Bouchon gélatineux........
  - 1. Remplit la cavité du col.
  - 2. Formé par mucus des cellules caliciformes.

VAISSEAUX.......

1° Artères......
- 1. Augmentées de volume.
- 2. Flexueuses, hélicines.

2° Veines....... | Forment des sinus.

3° Lymphatiques | Subissent un développement considérable.

NERFS............. | Grand développement.

II. — MODIFICATIONS DES ANNEXES DE L'UTÉRUS.

LIGAMENTS LARGES......
- 1. Augmentation de longueur et d'épaisseur. | 2. Diminution de largeur.
- | 3. Direction verticale.

LIGAMENTS RONDS......
- 1. Insertion à l'union des quatre cinquièmes postérieurs et du cinquième antérieur des faces latérales.
- 2. Hypertrophie.

OVAIRES.........
- 1. Formation du corps jaune de la grossesse. | 2. Ovaire gauche est en avant.
- | 3. Ovaire droit est en arrière.

TROMPES.......... Insertion à l'union du quart supérieur et des trois quarts inférieurs de la hauteur de l'utérus.

VAGIN.............
- 1. S'allonge à partir du 4e mois. | 3. Pouls vaginal d'Osiander.
- 2. Se raccourcit dans les derniers temps de la gestation. | 4. Varicosités et coloration violette.

VULVE.............
- 1. Humide, souple. | 3. Pigmentation.
- 2. Lèvres gonflées, souvent variqueuses. |

PÉRINÉE..........
- 1. Élasticité des tissus. | 3. Pigmentation.
- 2. Vascularité. |

ABDOMEN.........

1° Distension progressive.

2° Cicatrice ombilicale...
- 1. Plus profonde pendant les deux premiers mois.
- 2. Effacée ensuite.

3° Vergetures..
- 1. Siège : hypogastre et naissance des cuisses.
- 2. Couleur...
  - 1. Ardoisée ou rosée chez primipares.
  - 2. Pâle et blanc nacré chez multipares.

4° Distribution du pigment.... | Raie brune de la ligne médiane.

5° Muscles et aponévroses..
- 1. Allongement.
- 2. Amincissement.
- 3. Écartement des muscles droits.

ARTICULATIONS DU BASSIN....
- 1° Symphyse pubienne.....
  - 1. Fibro-cartilage inter-pubien augmenté de volume.
  - 2. Ecartement des surfaces osseuses.
  - 3. Existence de mouvements.
- 2° Symphyses sacro-iliaques.
  - 1. Changements moins prononcés.
  - 2. Tissu interarticulaire et ligaments plus souples.
- 3° Articulation sacro-coccygienne.
  - 1. La plus mobile des articulations du bassin.
  - 2. Rétropulsion possible du coccyx.

MAMELLES ....
- 1° Gonflement des seins.
- 2° Mamelon plus volumineux, sensible.
- 3° Aréole vraie ou primitive..
  - 1. Coloration.
  - 2. Boursouflement.
  - 3. Hypertrophie des tubercules de Montgomery.
- 4° Formation d'une aréole secondaire, tachetée, tigrée ou mouchetée.

III. — MODIFICATIONS DES ORGANES EXTRAGÉNITAUX.

APPAREIL DIGESTIF.....
- 1° Constipation.
  - 1. Compression.
  - 2. Parésie du rectum.
- 2° État graisseux du foie.
- 3° Fonctions digestives....
  - 1. Excitation de l'appétit.
  - 2. Diminution de l'appétit.
  - 3. Troubles. Perversion. Vomissements.
- 4° Assimilation plus active.

APPAREIL CIRCULATOIRE.
- 1° Masse sanguine.....
  - 1. Augmentée.
  - 2. Issue de sérosité.
- 2° Constitution du sang......
  - 1. H^2O de 791 monte à 810 p. 1000.
  - 2. Globules .....
    - 1. Rouges....... | Diminution.
    - 2. Blancs .... | Augmentation.
  - 3. Albumine .... | Diminution.
  - 4. Fibrine ......
    - 1. Diminution jusqu'au 6ᵉ mois.
    - 2. Augmentation dans les 3 derniers mois.
  - 5. Fer .... | Descend de 0,541 à 0,449 p. 1000.
- 3° Hypertrophie du cœur.
- 4° Système artériel et veineux.......
  - 1. Pouls dur, souvent plus fréquent.
  - 2. Développement des veines utérines et mammaires.
  - 3. Gêne de la circulation en retour.
    - 1. OEdème.
    - 2. Varices.
    - 3. Hémorroïdes.

APPAREIL RESPIRATOIRE.
- 1° Modifications d'origine mécanique ...
  - 1. Augmentation de largeur de la base du thorax.
  - 2. Diminution du diamètre antéro-postérieur.
  - 3. Diamètre vertical diminué.
  - 4. Gêne respiratoire moins prononcée dans les derniers jours de la grossesse.
- 2° Modifications d'ordre chimique | Augmentation de l'exhalation de CO^2.

APPAREIL URINAIRE ....
- 1° Vessie.......
  - 1. Entraînée au-dessus du détroit supérieur.
  - 2. Pollakiurie. Dysurie. Rétention d'urine.
- 2° Méat urinaire......
  - 1. Caché sous le pubis.
  - 2. Boursouflé parfois.
- 3° Reins....... ...
  - 1. Congestion par compression des veines émulgentes.
  - 2. Albuminurie possible.
- 4° Urine........
  - 1. Réaction rarement alcaline.
  - 2. H^2O augmente.
  - 3. Chlorures augmentent.
  - 4. Diminution de | Phosphates, sulfates, urée, acide urique, créatine, créatinine.
  - 5. Kyestéine....
    - 1. Pellicule irisée à la surface de l'urine après trente-six heures de repos.
    - 2. Vibrions, monades, phosphate ammoniaco-magnésien.

SYSTÈME NERVEUX....
- Irritabilité influant sur....
  - 1. Intelligence, apathie.
  - 2. Sensibilité....
    - 1. Sensorielle... | Goût.
    - 2. Sensitive..... | Névralgies.

SYSTÈME OSSEUX......
- 1. Incurvation du rachis en arrière.
- 2. Ostéophytes craniens.

4. BASSIN — FŒTUS

I [— PETIT BASSIN.

ORIFICE SUPÉRIEUR. DÉTROIT SUPÉRIEUR (fig. 12)

- **1° Forme** — Ovalaire, échancré en cœur, en arrière, par saillie du promontoire.
- **2° Constitution**
  - 1. Os
    - 1. Pubis, ligne innominée, symphyse sacro-iliaque.
    - 2. Ailerons sacrés, promontoire.
  - 2. Parties molles — Psoas et vaisseaux iliaques refoulables.
- **3° Diamètres**
  - 1° Antéro-postérieur — Étendu du promontoire à la partie la plus saillante de la face postérieure de la symphyse (promonto-pubien *utile* ; plus petit que le promonto-sus-pubien) (Pinard).
  - 2° Promonto-pubien — *Mesure 11 centimètres*; c'est le plus petit (peut augmenter de près de 1 centimètre dans la position de Walcher : jambes pendantes en extension forcée).
  - 3° Transverse maximum — 13 cent. 1/2 sur le bassin osseux. Ne passe pas par le centre de figure.
  - 4° Transverse central — *Dilatable à près de 12 centimètres* sur le bassin garni.
  - 5° Obliques centraux utiles
    - 1. Passant par le centre de figure.
    - 2. Étendus de la symphyse sacro-iliaque à l'éminence iléo-pectinée (1 cent. en avant).
    - Mesurent — Sur l'os : 12 centimètres. *Sur le bassin garni : 11 centimètres. Dilatable à 12 centimètres.*

EXCAVATION (fig. 13 et 14)

- **1° Parois**
  - 1. Antérieure — Corps du pubis : courte.
  - 2. Postérieure — Sacrum : haute et concave.
  - 3. Latérales — Face osseuse plane (acétabulum), muscle obturateur interne.
- **2° Diamètres** — *Au milieu de l'excavation, tous les diamètres = 12 centimètres.*

ORIFICE INFÉRIEUR DE L'EXCAVATION.

- **1° Constitution**
  - 1. En avant — Pubis.
  - 2. En arrière — Pointe du sacrum.
  - 3. Latéralement — Paroi osseuse latérale ; épines sciatiques ; petit ligament sacro-sciatique.
- **2° Diamètres**
  - 1° Antéro-postérieur : sous-sacro-sous-pubien — *11 cent. 1/2. Diamètre utile.*
  - 2° Transverse maximum — 11 centimètres.
  - 3° Transverse interépineux — 10 centimètres.

II. — BASSIN MOU.

DÉTROIT INFÉRIEUR

- **1° Constitution**
  - 1. En avant — Le sous-pubis.
  - 2. En arrière — La pointe du coccyx qui se laisse repousser en arrière.
  - 3. Latéralement
    - 1. La sangle musculaire du releveur de l'anus et de l'ischio-coccygien.
    - 2. La face interne des ischions.
- **2° Diamètres**
  - 1° Antéro-postérieur utile
    - 1. Du coccyx au sous-pubis : 8 cent. 1/2.
    - 2. *Dilatable jusqu'à plus de 11 centimètres par rétropulsion du coccyx.*
  - 2° Transverse interischiatique — 11 centimètres (moins les parties molles).

VAGIN ET PÉRINÉE. DÉTROIT VULVAIRE.

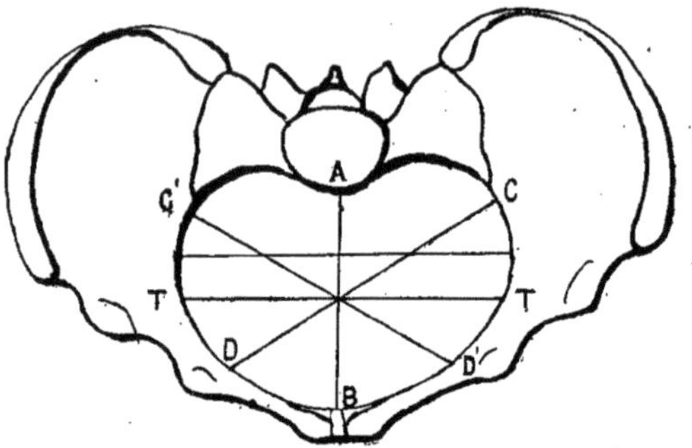

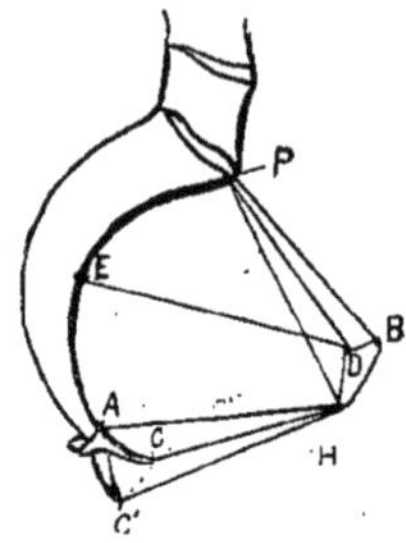

Fig. 12. — Détroit supérieur et diamètres. — AB, diam. promonto-sus-pubien = 11 cent.; TT = D. transverse central = 12 (en arrière de lui). Diamètre transverse maximum, impraticable = 13 1/2; diamètres obliques centraux; CD, oblique droit ; C'D', oblique gauche = 12.]

Fig. 13. — Diamètres antéro-postérieurs du bassin ; PB. diam. promonto-sus-pubien ; PD, diam. promonto-pubien minimum 11 cent. ; PH = diam. promonto-sous-pubien ; ED, diam. mi-sacro-pubien = 12 ; AH, sous-sacro-pubien = 11 1/2 ; CH, pubo-coccygien = 8 1/2, pouvant atteindre 11 par rétropulsion du coccyx, C'H.

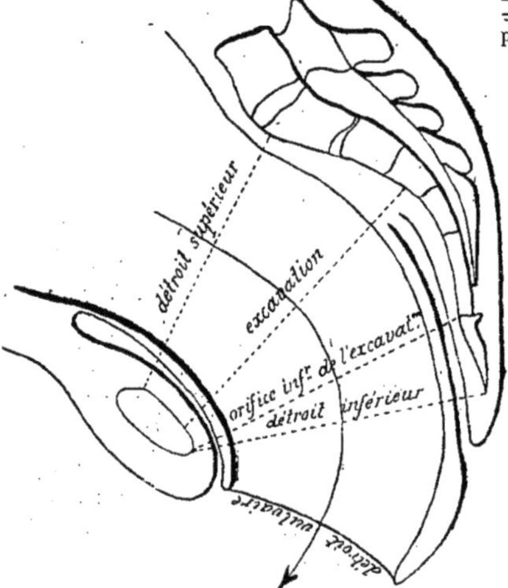

Fig. 14. — Axe de la filière pelvi-génitale.

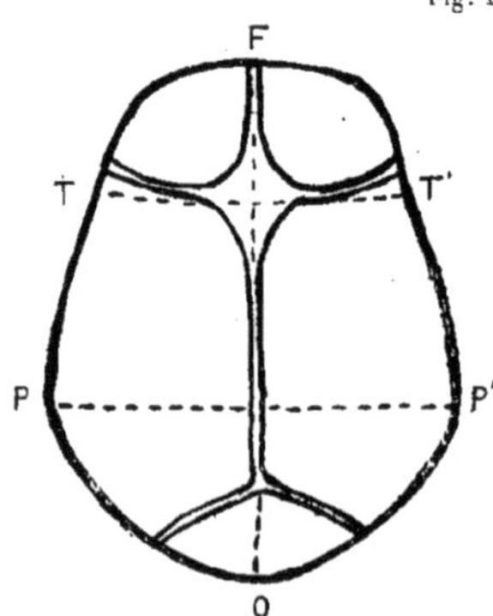

OF = 12 , PP' = 9 1/4 , T T' = 7,5

Fig. 15. — Sutures, fontanelles et diamètres de la voûte cranienne.

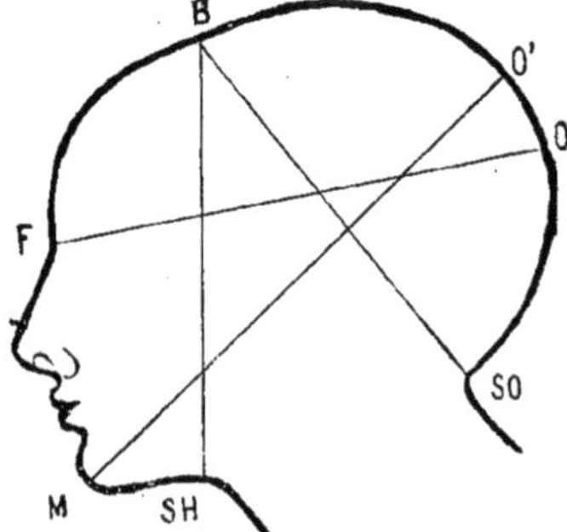

Fig. 16. — Diamètres de la tête fœtale : SOB, sous-occipito-bregmatique = 9 1/2; SHB-sous-hyo-bregmatique = 9 1/2; OF, occipito, frontal = 12; OM, occipito-mentonnier = 13 1/2.

DIRECTION DU CANAL PELVI-GÉNITAL (fig. 14)............

1. L'axe du détroit supérieur passe par l'ombilic.
2. L'axe du canal pelvi-génital, le périnée ayant subi son ampliation, est une longue courbe à concavité regardant le pubis, et dont la direction est telle que, pour tirer le fœtus dans l'axe, la femme ayant le bassin au bord du lit, l'accoucheur devra tirer................
  1. Au détroit supérieur..... { En bas, vers ses pieds.
  2. Au détroit inférieur...... } Vers ses genoux.
  3. Puis, en relevant progressivement, et à la vulve, en l'air vers sa face.

DIAMÈTRES UTILES ......

1. Au détroit supérieur..... { Les deux diamètres obliques, droit et gauche : 11 à 12 centimètres.
2. Dans l'excavation... { Tous sont bons : 12 centimètres. La tête peut y tourner, pour prendre :
3. Au détroit inférieur...... } L'antéro-postérieur : 8 cent. 1/2 à 11 centimètres et plus.

III. — TÊTE DU FŒTUS A TERME.

FACE.

BASE DU CRANE.

VOUTE.............. { Frontal en deux moitiés; deux pariétaux; occipital; temporal écailleux; grande aile du sphénoïde.

SUTURÉS IMPORTANTES (fig. 15)...........

1° Antéro-postérieure .... { 1. *Médio-frontale.* 2. Interpariétale ou *sagittale.*
2° Inter-fronto-pariétale ou coronale | Perpendiculaire à la précédente.
3° Lambdoïde (inter-pariéto-occipitale)..................... | Branchée sur l'extrémité postérieure de la sagittale.

FONTANELLES IMPORTANTES MÉDIANES.
Caractères distinctifs.

1° Antérieure....... Bregmatique..... Grande fontanelle. Quadrangulaire...
  1. Au croisement des sutures sagittale et coronale.
  2. Espace membraneux *losangique* (4 centimètres et 3 centimètres).
  3. *Quatre sutures y aboutissent.*
2° Postérieure...... Occipitale........ Petite.......... Triangulaire...|.
  1. A la jonction des sutures sagittale et lambdoïde.
  2. *Triangulaire; souvent simple étoile à trois branches.*
  3. *Trois sutures* y aboutissent.

FONTANELLES SECONDAIRES.. { Latérales...... { 1. Postéro-latérale ou astérique. 2. Antéro-latérale, temporale ou ptérique.

FONTANELLES ANORMALES... { 1° Sagittale (fontanelle de Gerdy). 2° Naso-frontale (hydrocéphalie).

DIAMÈTRES IMPORTANTS (fig. 16)...........

1° Grands...... { 1. Occipito-mentonnier : 13 cent. 1/2, le plus grand. 2. Occipito-frontal : 12 centimètres.
2° Moyens...... { 1. Sous-occipito-bregmatique (diam. du sommet) : 9 cent. 1/2.
3° Utiles........ 2. Bipariétal (diam. du sommet) : 9 cent. 1/4. 3. Sous-mento-bregmatique (diam. de la face) : 9 cent. 1/2.
4° Petits .... | Bi-temporal (diam. de la face) : 7 cent. 1/2.

CIRCONFÉRENCES IMPORTANTES. { 1. Sous-occipito-bregmatique : 33 centimètres. 2. Sous-occipito-frontale : 35 centimètres.

5. PRÉSENTATIONS, POSITIONS ET VARIÉTÉS DE POSITIONS

PRÉSENTATIONS
Le fœtus peut présenter :

C'est la région fœtale qui est engagée ou tend à s'engager la première (V. et F.)

- 1° La tête
  - 1. Fléchie....... | Présentation du sommet (fig. 17).
  - 2. Défléchie .... | Présentation de la face (fig. 19).
  - 3. Incomplètement défléchie. } Présentation du front.
- 2° Le siège (fig. 18)
  - Complet.
  - Décomplété..... } Mode...
    - 1. Des fesses (fig. 31).
    - 2. Des genoux.
    - 3. Des pieds (un ou deux).
- 3° Le tronc (fig. 20)
  - 1. Présentations de l'épaule.... { 1. Droite. 2. Gauche.
  - 2. Présentations du dos, de l'abdomen.

POSITIONS.

Désigne............
- 1. Rapport de la présentation avec les diamètres du bassin.
- 2. Orientation de la région qui se présente.

Repères de positions.

- 1° Fœtaux.....
  - 1. Sommet.. | Occiput.
  - 2. Face ..... | Menton.
  - 3. Siège .... | Sacrum.
  - 4. Épaule ... | Acromion.
- 2° Maternels ..
  - 1. Sacrum .. | 2. Pubis.
  - 3. Os iliaques. { 1. Droit... 2. Gauche. }
    - 1. Éminence iléo-pectinée. { Extrémités des diamètres obliques.
    - 2. Symphyse sacro-iliaque.
    - 3. Milieu de la ligne innominée. { Extrémité du diamètre transverse.

VARIÉTÉS DES POSITIONS DE PRÉSENTATION.

1° Sommet.

Point de repère : *occiput*, en rapport avec (fig. 21 à 26).
- 1. Le pubis..... | Occipito-pubienne : OP.
- 2. Le sacrum... | Occipito-sacrée : OS.
- 3. L'éminence iléo-pectinée..
  - 1. Droite : occipito-iliaque droite antérieure, OIDA.
  - 2. Gauche : occipito-iliaque gauche antérieure, OIGA
- 4. La symphyse sacro-iliaque .
  - 1. Droite : OID postérieure.
  - 2. Gauche : OIG postérieure.
- 5. L'extrémité du diamètre transverse....
  - 1. Gauche : OIG transverse.
  - 2. Droite : OID transverse.

2° Face.

Point de repère : le *menton*, en rapport avec (fig. 33 à 38).
- 1. Le pubis..... | Mento-pubienne.
- 2. Le sacrum... | Mento-sacrée.
- 3. L'éminence iléo-pectinée..
  - 1. Droite : MID antérieure.
  - 2. Gauche : MIG antérieure.
- 4. La symphyse sacro-iliaque..
  - 1. Droite : MID postérieure.
  - 2. Gauche : MIG postérieure.
- 5. Dans le diamètre transverse. | MI (D ou G) transverses.

3° Siège.

Point de repère : le *sacrum*, pourra occuper les positions analogues (fig. 27 à 32).
- 1. Sacro-pubienne.
- 2. Sacro-sacrée.
- 3. SID.......... | 1. Antérieure. | 2. Postérieure.
- 4. SIG.......... | 1. Antérieure. | 2. Postérieure.
- 5. SI (D ou G) transverses.

4° Épaule.

Point de repère : *acromion* (fig. 20 et 111 à 114)........
- 1. Présentation de l'épaule droite en.
  - 1. Acromio-iliaque droite (dorso-postérieure).
  - 2. Acromio-iliaque gauche (dorso-antérieure).
- 2. Présentation de l'épaule gauche en.
  - 1. AID (dorso-antérieure).
  - 2. AIG (dorso-postérieure).

CAUSES DES PRÉSENTATIONS.

1° L'accommodation, la présentation normale.........

Loi de l'*accommodation* (Pajot).
- 1. La présentation du sommet est la présentation normale, le résultat de l'*accommodation* d'un fœtus normal dans un utérus normal et des voies génitales normales.
- 2. Les autres présentations sont dues à une accommodation vicieuse.

2° Causes des présentations vicieuses........

- 1° Utérus modifié.....
  - 1. Dans sa forme.
    - 1. Distendu ..... { 1. Hydramnios. 2. Multiparité.
    - 2. Bifidité.
    - 3. Tumeurs utérines.
  - 2. Dans sa direction.......... } Inclinaison antérieure (Ventre en besace, multiparité).
- 2° Fœtus anormal par..
  - 1. *Volume* ...... | 1. Trop petit. | 2. Trop gros.
  - 2. *Forme*........ { 1. Tumeurs. 2. Hydrocéphalie. | 3. Monstruosités.
  - 3. *Nombre*...... | Gémellité.
- 3° Voies génitales anormales....
  - 1. Segment inférieur obstrué par placenta prævia.
  - 2. Bassin .... | 1. Rétréci. | 2. Obstrué (tumeurs).

PRÉSENTATIONS, POSITIONS ET VARIÉTÉS DE POSITIONS

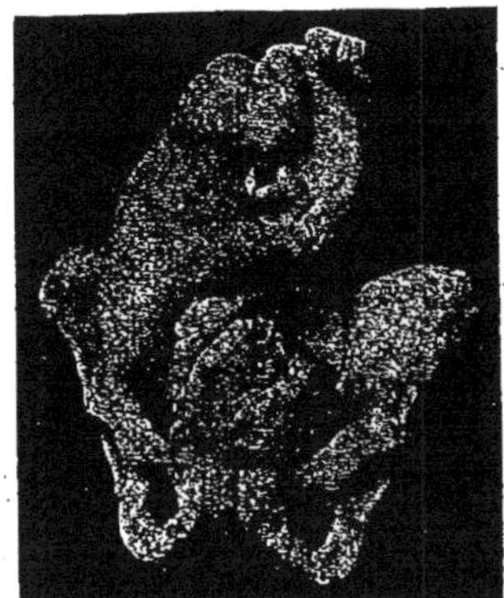

Fig. 17. — Présentation du sommet.

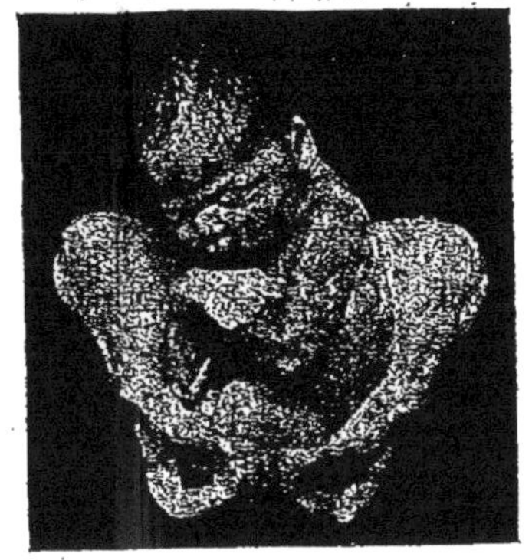

Fig. 18. — Présentation du siège.

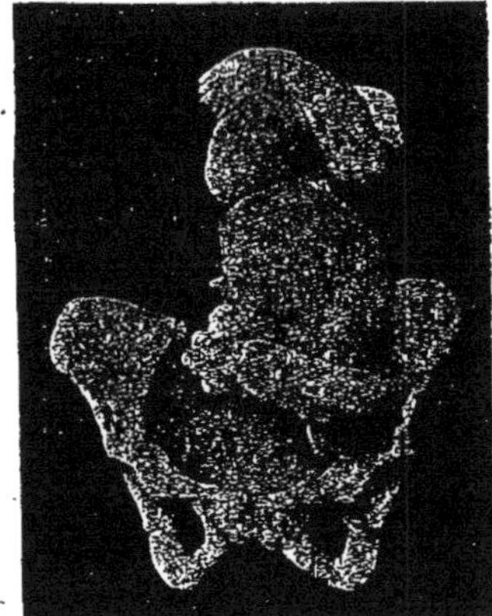

Fig. 19. — Présentation de la face.

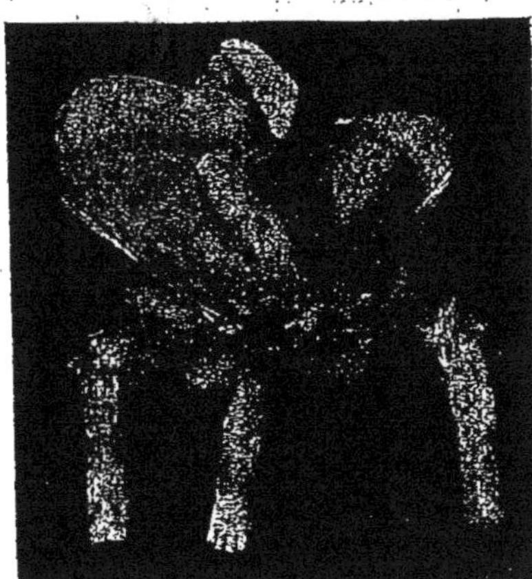

Fig. 20. — Présentation de l'épaule.

PRÉSENTATIONS

PRÉSENTATIONS, POSITIONS ET VARIÉTÉS DE POSITIONS

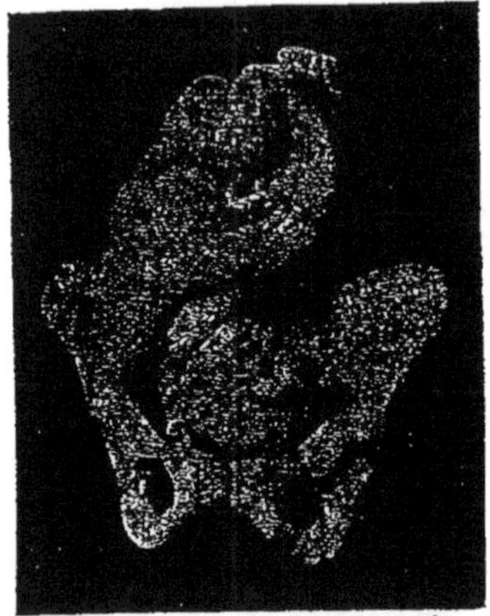

Fig. 21. — Présentation du sommet. Position iliaque droite, variété postérieure, occipito-iliaque droite postérieure : OIDP.

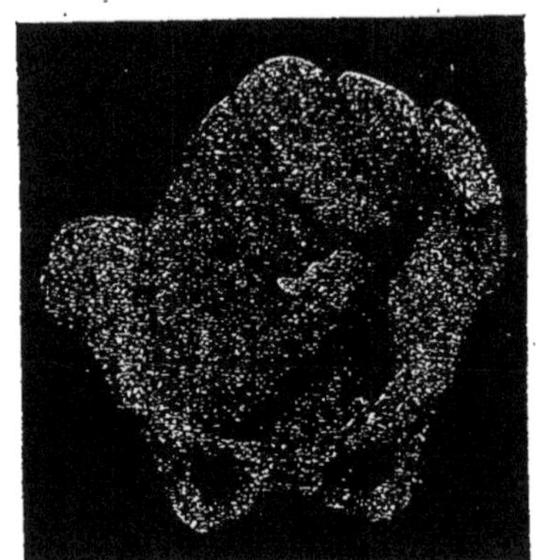

Fig. 22. — OID transverse.

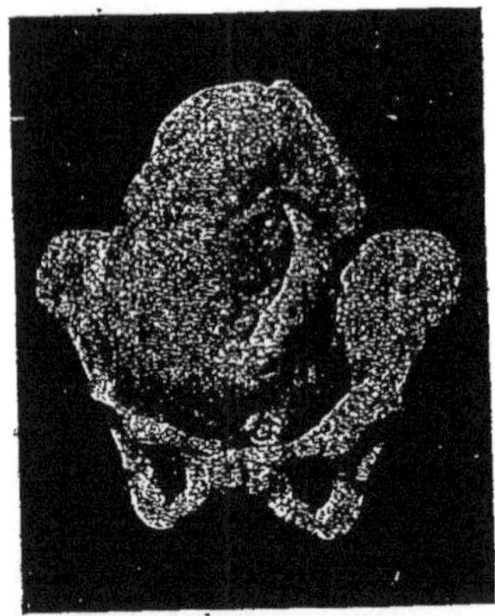

Fig. 23. — OID antérieure.

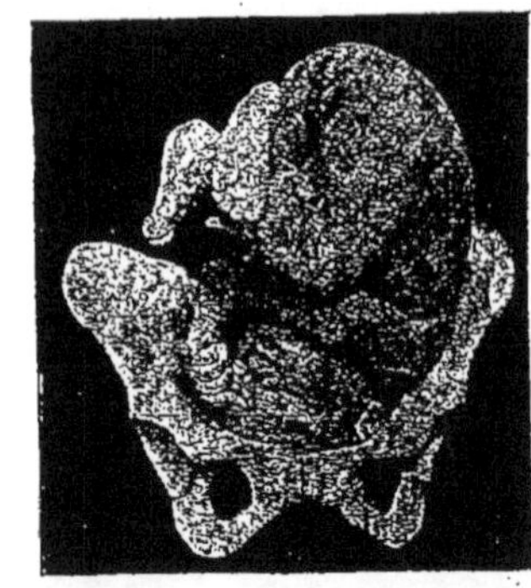

Fig. 24. — OIG postérieure.

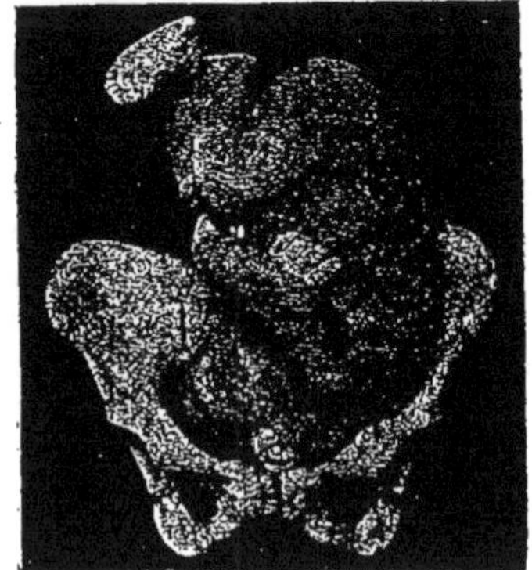

Fig. 25. — OIGT.

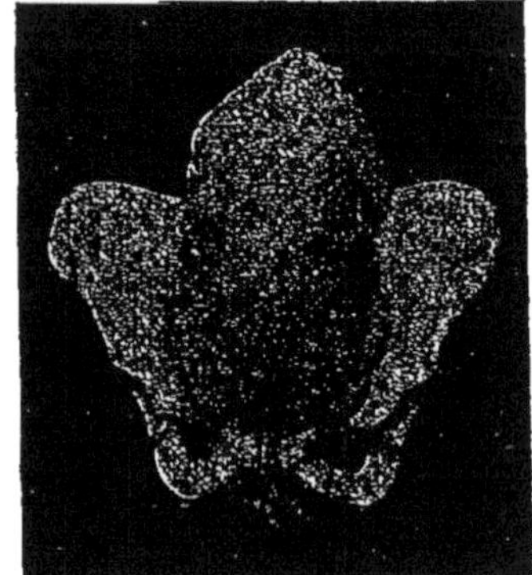

Fig. 26. — Occipito-pubienne : OP.

QUELQUES POSITIONS DE LA PRÉSENTATION DU SOMMET

PRÉSENTATIONS, POSITIONS ET VARIÉTÉS DE POSITIONS

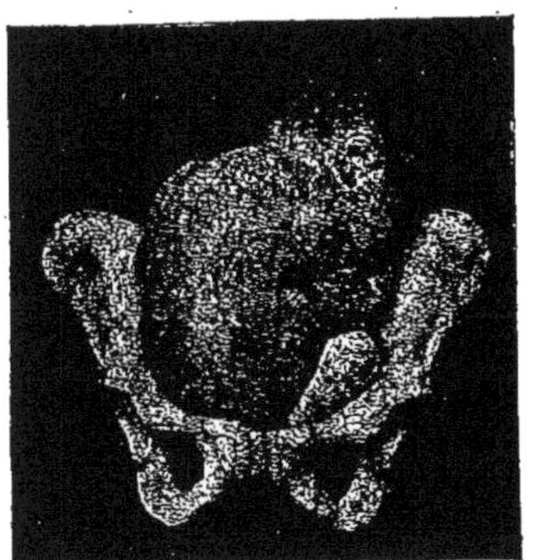

Fig. 27. — SID antérieure.

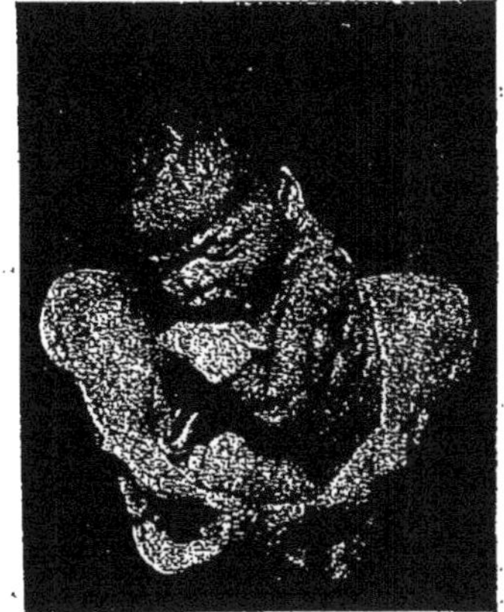

Fig. 28. — SIG postérieure.

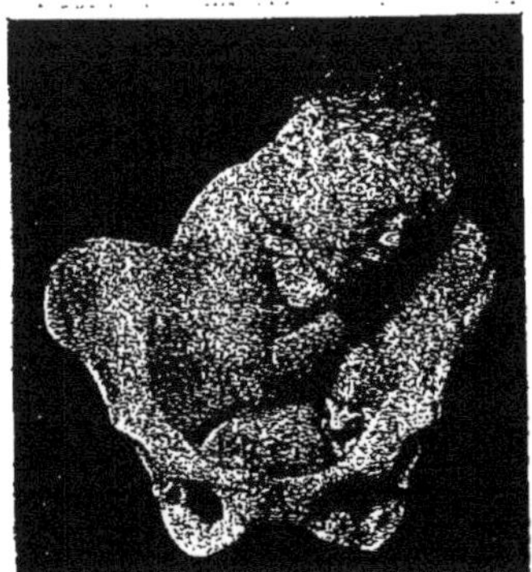

Fig. 29. — Sacro-iliaque droite postérieure.

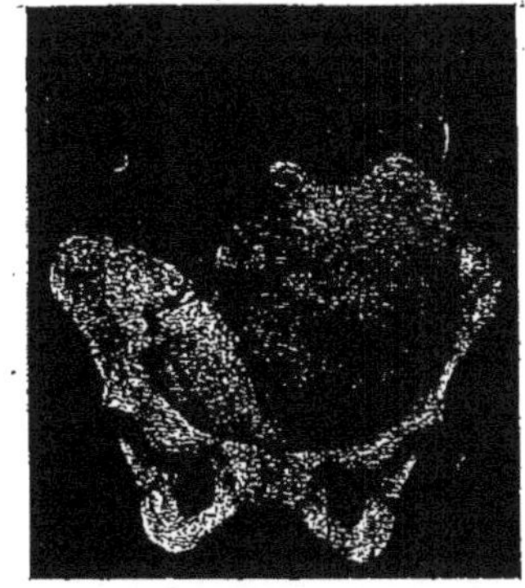

Fig. 30. — SIGA.

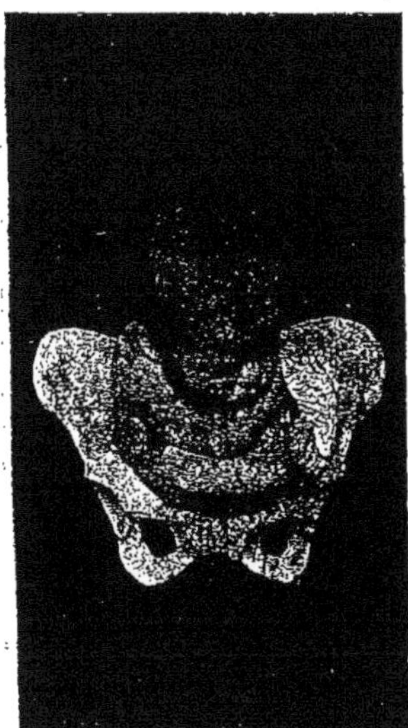

Fig. 31. — Présentation du siège
décomplété, mode des fesses en SIDP.

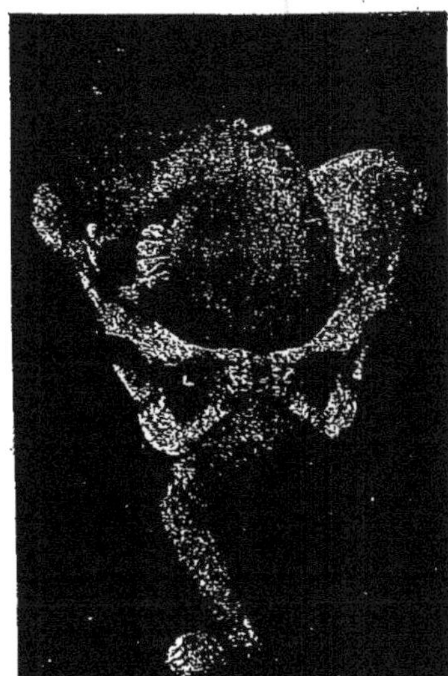

Fig. 32. — Accouchement par le siège décomplété,
mode d'un pied en SIGT.

PRÉSENTATIONS ET POSITIONS (Siège complet et décomplété)

PRÉSENTATIONS, POSITIONS ET VARIÉTÉS DE POSITIONS

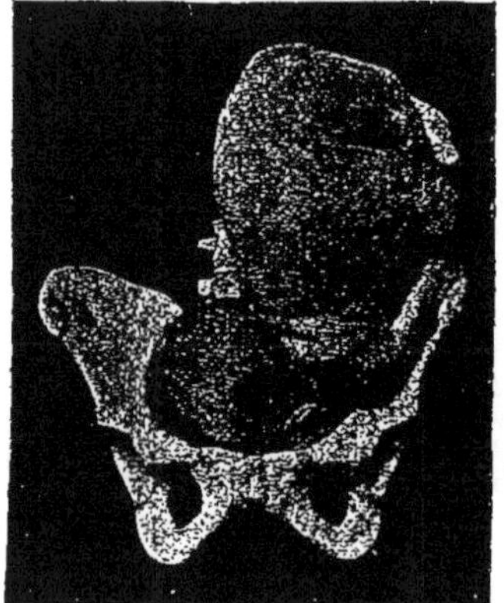

Fig. 33. — Présentation de la face en mento-iliaque gauche postérieure : MIGP.

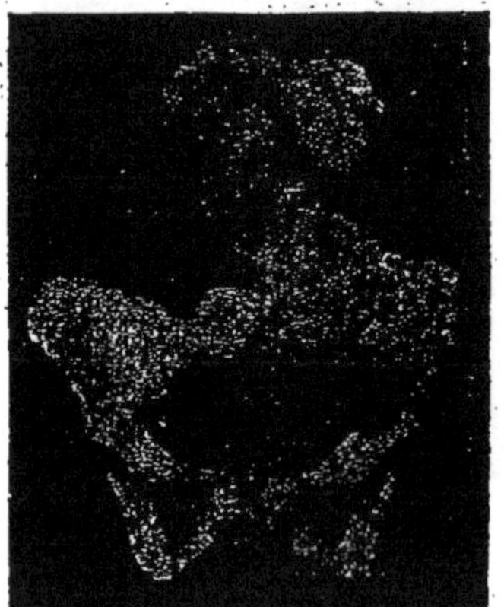

Fig. 34. — Face en MIG antérieure.

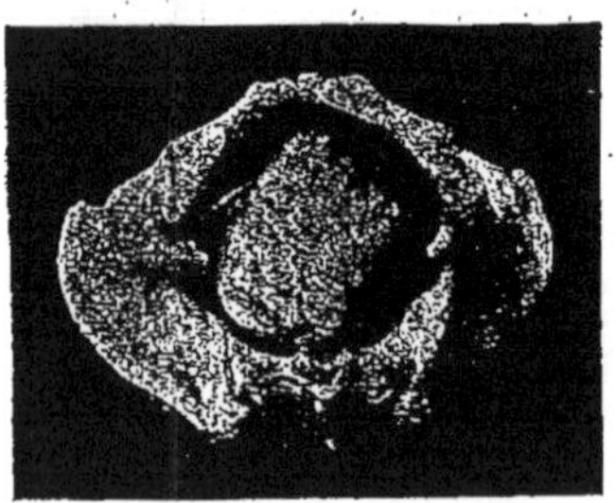

Fig. 35. — Face en MIDP.

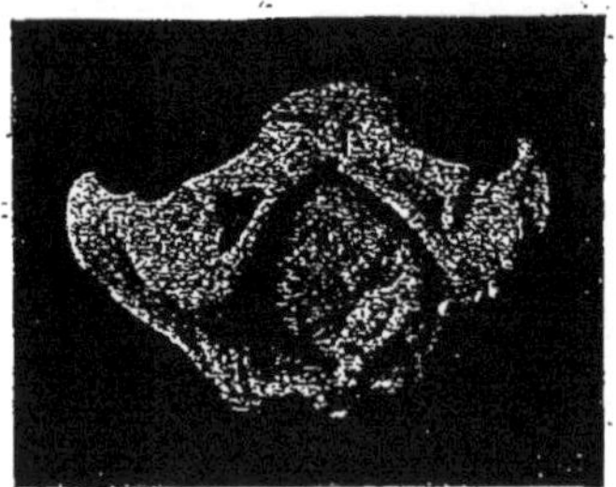

Fig. 36. — Face en MIGP.

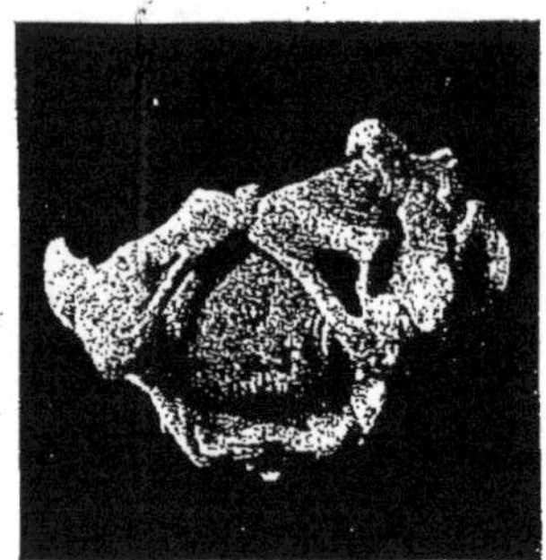

Fig. 37. — Face en MIGT.

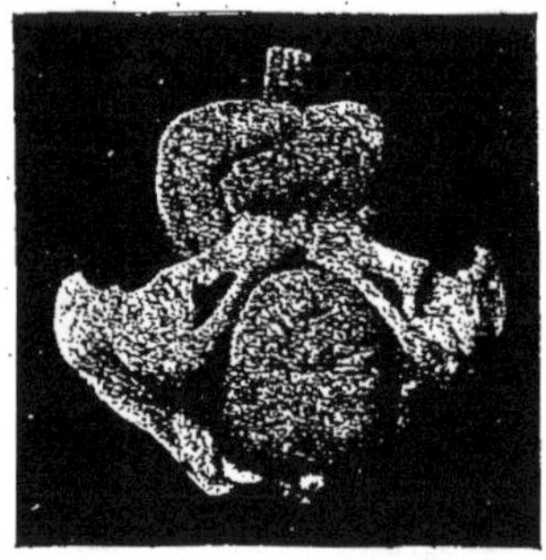

Fig. 38. — Face en mento-pubienne.

QUELQUES VARIÉTÉS DE POSITION DE LA PRÉSENTATION DE LA FACE

6. CAUSES ET PHÉNOMÈNES MÉCANIQUES DE L'ACCOUCHEMENT

DÉFINITION....... — Expulsion de l'œuf (fœtus et annexes)....
- 1. Avant 6 mois. | Avortement.
- 2. Entre 6 et 9 mois........ | Accouchement prématuré (enfant viable).
- 3. A 9 mois..... | Accouchement à terme.

CAUSES DÉTER-MINANTES. *Théorie très nombreuses.*
1. Fœtus actif : théorie la plus ancienne; n'est plus admise.
2. Dégénérescence graisseuse de la caduque, l'œuf se détache comme un fruit mûr (Nægelé, Schrœder).
3. Distension de la matrice (Mauriceau).
4. L'utérus se vide comme la vessie ou le rectum. C'est l'excitation du col utérin que détermine la contraction (Dubois, Pajot, Depaul).

CAUSES EFFICIENTES.

1° Contraction utérine.

1. Caractères...
- 1. Intermittente.
- 2. Douloureuse.
- 3. Involontaire.
- 4. Etendue normalement à tout l'utérus.

2. Mode d'action. | L'utérus se contracte comme un *muscle creux* qui tend à expulser son contenu.

3. Mensuration.
- 1. Première méthode (Poullet)..
  - 1. Mesure de la tension intra-utérine manométrique.
  - 2. Un ballon dans l'utérus mesure le total de la contraction utérine et abdominale.
  - 3. Un ballon rectal mesure la contraction abdominale seule.
- 2. Deuxième méthode.. { Mesure la force nécessaire pour amener la rupture des membranes par tension (Duncan-Ribemont).
- 3. Résultats.. | 10 kilos environ.

2° Contraction abdominale......
- 1. Contraction de la sangle abdominale, plus ou moins volontaire.
- 2. Intervient dans l'expulsion seule.

3° Contraction vaginale, tout à fait accessoire.

DIVISION DE L'UTÉRUS GRAVIDE EN

1. Segment supérieur, muscle épais, puissant, agent d'expulsion.

2. Segment inférieur, mince, organe de passage, voie génitale (fig. 39).
- 1. Pour Bandl et Braun, exclusivement par le col, le cercle utérin est l'ancien orifice interne.
- 2. Pour Bandl (2e opinion), en partie par le col, en partie par le corps.
- 3. Pour Waldeyer et Hoffmeier, exclusivement par le corps.
- 4. Pour Auvard.
  - 1. Par le corps, au début de la grossesse.
  - 2. Par l'isthme, à la fin de la grossesse.
  - 3. Par l'isthme et le col pendant le travail.

Il est constitué :
1. Le col, porte qui s'ouvrira pour laisser passer le fœtus.
2. Anneau de Bandl, à la limite du segment inférieur et du segment supérieur (cercle utérin).

EFFACEMENT ET DILATATION DU COL.

Le segment inférieur et le col ne font que laisser passer le fœtus, le segment supérieur l'expulse.

1° Pour laisser passer le fœtus........
- 1° Le col s'efface (fig. 40 et 41). { C'est-à-dire qu'il diminue de longueur, l'orifice interne venant se confondre avec l'orifice externe. *C'était un cylindre, ce n'est plus qu'un cercle.* Il s'amincit en même temps.
- 2° Le col se dilate (fig. 42)....... { C'est-à-dire qu'une fois réduit à un simple orifice, cet orifice augmente de diamètre jusqu'à venir toucher les parois de l'excavation.

2° L'effacement et la dilatation sont des phénomènes..
- 1° Actifs .... { Dus à la contraction utérine; les fibres longitudinales, plus fortes que les fibres circulaires du col, tirent sur le pourtour de l'orifice et le dilatent.
- 2° Passifs.......
  - 1. Le col cède aux efforts, à la pression de la *poche des eaux* (dilatation lente quand la poche des eaux se rompt trop tôt).
  - 2. Le col cède à la pression de la partie fœtale (la dilatation se fait mal quand la partie fœtale, élevée, n'appuie pas).

POCHE DES EAUX.

1° Constituée (fig. 43). | Par la partie des membranes découvertes et faisant hernie à l'orifice utérin.

2° Formes (fig. 44).
- 1. Plate......... | Dans les conditions favorables.
- 2. Saillante.....
  - 1. Hémisphérique.
  - 2. Cylindroïde......
  - 3. Pyriforme....... } Quand la partie fœtale, élevée, n'appuie pas.

Se tend pendant les contractions utérines et finit par *se rompre à dilatation complète.*

3° Rupture.......
- 1. Naturelle......
  - 1. En bloc, les trois membranes en même temps.
  - 2. Successive.
- 2. Artificielle, par l'accoucheur (doigt ou perce-membranes).
- 3. Tempestive (dilatation complète) ou prématurée (dilatation incomplète).

AMPLIATION DES VOIES GÉNITALES sous la poussée utéro-abdominale).....
1. Ouverture du col.
2. Distension du périnée, en long et en large (ouverture de l'anus).
3. Rétropulsion du coccyx.
4. Ouverture de la vulve.
5. Lubréfaction des voies génitales par les *glaires.*

PHÉNOMÈNES MÉCANIQUES DE L'ACCOUCHEMENT

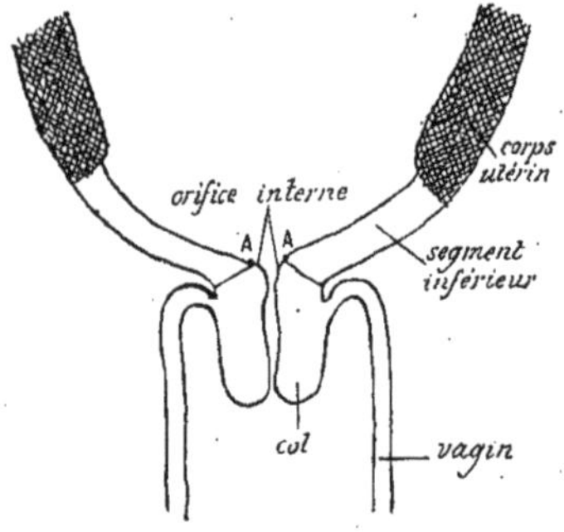

Fig. 39. — Voies génitales avant le travail.

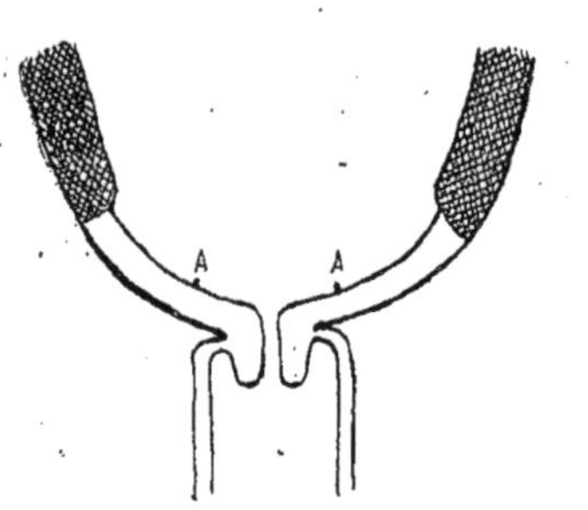

Fig. 40. — Début du travail : le col commence à s'effacer.

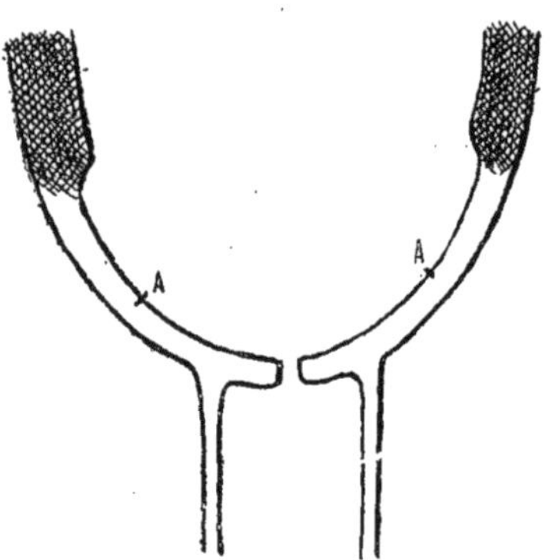

Fig. 41. — Travail. — Effacement complet du col.

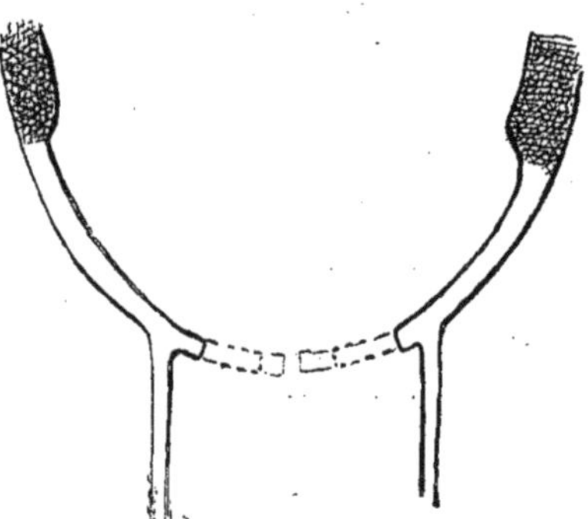

Fig. 42. — Dilatation progressive du col.

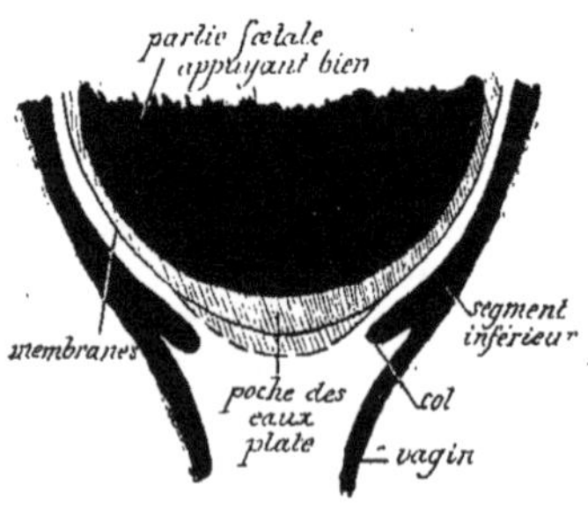

Fig. 43. — Formation de la poche des eaux.

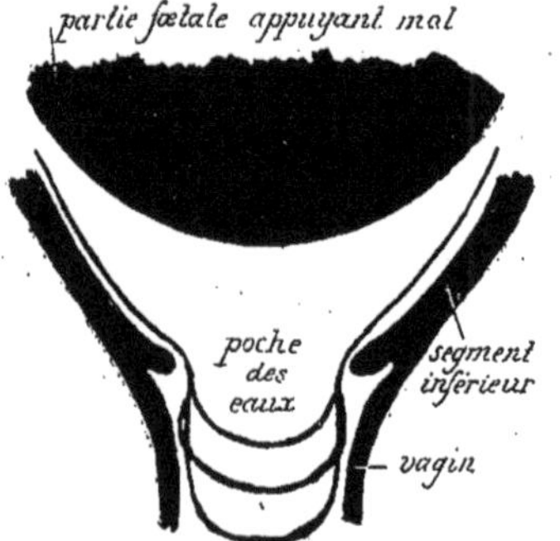

Fig. 44. — Variétés de forme de la poche des eaux
(pyriforme, cylindrique).

PHÉNOMÈNES PHYSIOLOGIQUES DE L'ACCOUCHEMENT

7. MÉCANISME DE L'ACCOUCHEMENT
DANS LES PRÉSENTATIONS DU SOMMET

(Diamètre du sommet : SOB = 9 1/2, Bi-pariétal = 9 1/4)

LA TÊTE.

1er temps. Flexion de la tête (fig. 45 et 46)....
1. Qui, au lieu de présenter à un des diamètres obliques du bassin (grands diamètres = 11 à 12 centimètres) son diamètre occipito-frontal = 12 centimètres, (fig. 45) présente maintenant le sous-occipito-bregmatique = 9 cent. 1/2.
2. La conséquence est l'*engagement*.
3. Le sous-occipito-bregmatique = 9 cent. 1/2 s'engage dans un des diamètres obliques.
4. Le bi-pariétal = 9 1/4 s'engage dans l'autre diamètre oblique (11 à 12 centimètres).

2e temps. Descente ....
Du détroit supérieur au détroit inférieur exclusivement, sans changement d'orientation.

3e temps. Rotation (fig. 47).
1. L'occiput, qui se trouvait devant l'éminence iléo-pectinée ou la symphyse sacro-iliaque, vient se placer derrière le pubis (rotation de 45° ou de 135°).
2. Le grand diamètre du sommet (SOB) quitte le diamètre oblique pour venir se superposer au grand diamètre du détroit inférieur, l'antéro-postérieur.

4e temps. La tête franchit le détroit inférieur (fig. 48).........
1° Engagement dans le détroit inférieur par simple *descente* ou progression.
La nuque vient se placer sous le pubis.
Le bregma devant le coccyx.
2° Sortie du détroit inférieur par *déflexion* de la tête.
Le front force, repousse le coccyx.
L'angle naso-frontal vient devant le coccyx.
La nuque reste sous le pubis.
Le sommet entr'ouvre la vulve.

5e temps. La tête franchit le périnée et la vulve par *déflexion* (fig. 49)..........
1. La face franchit le coccyx.
2. Le sommet s'engage dans le détroit vulvaire.
3. Sortie des bosses pariétales.
4. Le bregma apparaît à la fourchette.
5. Puis le front.
6. Puis la face.
7. Puis le menton.
La tête sortie, la vulve enserre le cou, la tête fait un mouvement de rotation qui tourne l'occiput à gauche dans les positions gauches, à droite dans les positions droites.

LES ÉPAULES.

1. Amoindrissement du diamètre bisacromial.........
1. Engagements dans le diamètre oblique perpendiculaire à celui où s'est fait l'engagement de la tête (diamètre oblique droit pour OIGA).
2. Se fait quand la tête approche du détroit inférieur.

2. Descente (fig. 50 et 51).

3. Rotation ....
Le diamètre bisacromial quitte le diamètre oblique pour s'orienter dans le diamètre antéro-postérieur (après la sortie de la tête).

4. Dégagement.....
1. L'épaule antérieure s'engage sous le pubis.
2. L'épaule postérieure force et franchit le coccyx, distend le périnée, franchit la vulve.

LE TRONC.........
1. Descente.
2. Inflexion latérale.

LE SIÈGE.
1. Réduction du diamètre bitrochantérien et engagement dans un diamètre oblique pelvien.
2. Descente de l'excavation.
3. Rotation au détroit inférieur, le bitrochantérien quitte le diamètre oblique pour se placer suivant le diamètre antéro-postérieur.
4. Passage du détroit inférieur.
5. La hanche antérieure engagée sous le pubis, la hanche postérieure, qui a franchi le coccyx, distend le périnée, franchit la vulve.
Ce mécanisme est celui que décrivent Farabeuf et Varnier.
Tous les classiques décrivent avant eux six temps à l'accouchement.

LES SIX TEMPS DE L'ACCOUCHEMENT CLASSIQUE....

1er temps........		Amoindrissement de la tête.
2e temps.........		Engagement.
3e temps........		Rotation interne de la tête.
4e temps........		Dégagement par déflexion.
5e temps........		Rotation extérieure de la tête ; intérieure du tronc.
6e temps........		Dégagement du tronc.

MÉCANISME IRRÉGULIER :

Dégagement en occipito-sacrée.
Quand la rotation (3e temps) se fait en arrière dans les positions postérieures, l'occiput vient devant le sacrum.

4e temps......... | Le diamètre SOB franchit le détroit inférieur.

5e temps. Dégagement....
α. On voit d'abord apparaître sous le pubis..
  1. La fontanelle antérieure.
  2. Puis le front.
β. Presque en même temps, l'occiput paraît et dépasse la commissure périnéale.
γ. La tête se dégage en arrière.
δ. Le menton sort le dernier sous le pubis (Crouzat).
Dégagement très long et très pénible.

MÉCANISME DE L'ACCOUCHEMENT DANS LES PRÉSENTATIONS DU SOMMET.
(Diamètres du sommet : SOB = 9 1/2 ; Bi-pariétal = 9 1/4)

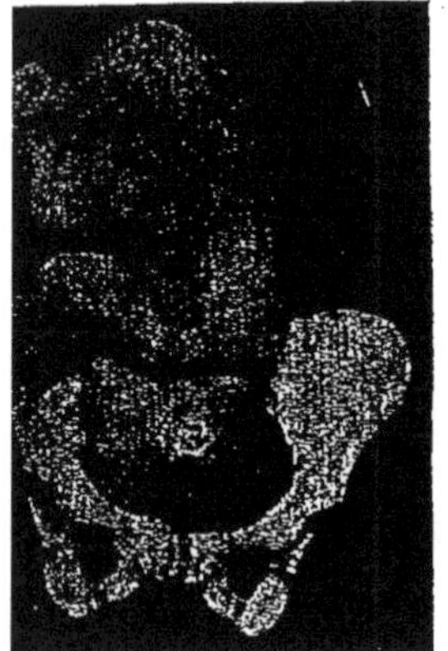

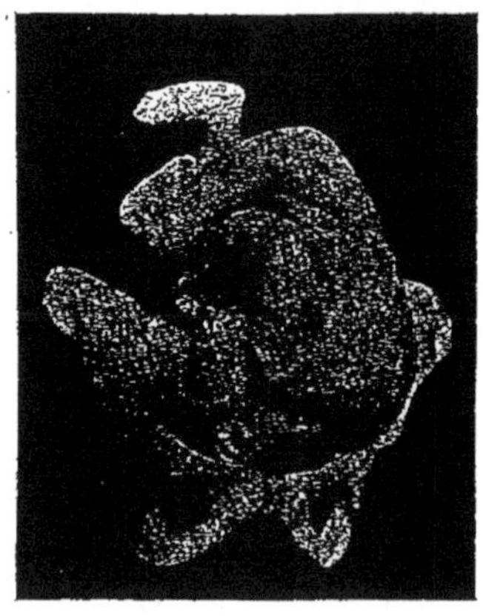

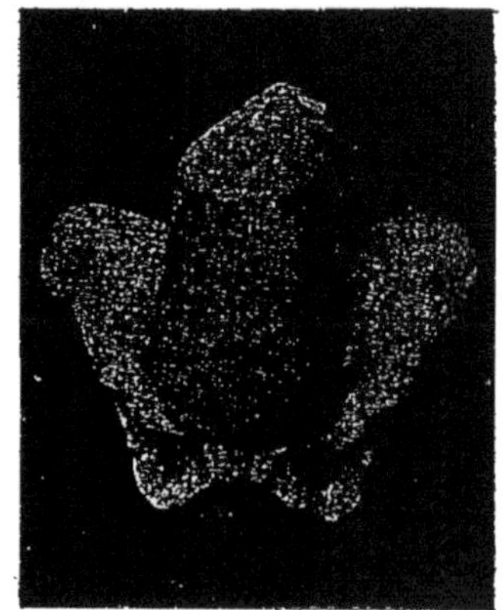

S. — Avant l'engagement : Tête en ide indifférente, mobile au-dessus du it supérieur.

Fig. 46. — Flexion de la tête et engagement en OIGA.

Fig. 47. — Rotation en OP après la descente en OIGA.

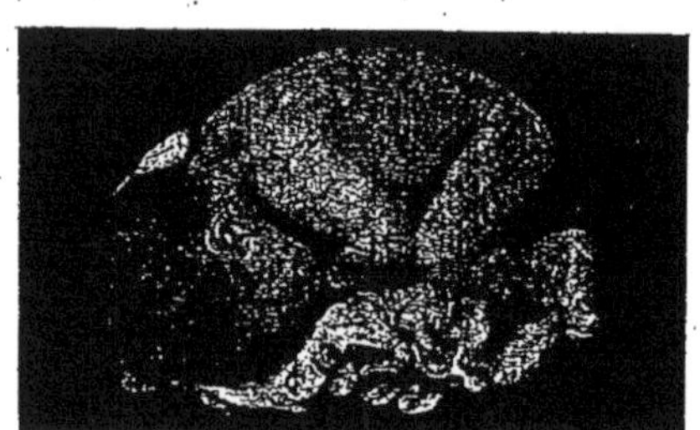

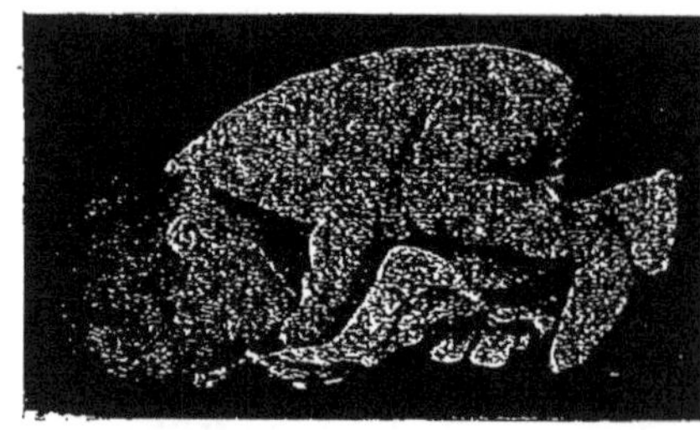

Fig. 48. — Tête au détroit inférieur en OP. Rétropulsion du coccyx.

Fig. 49. — Déflexion de la tête. (Le front a franchi le coccyx.) Expulsion de la tête.

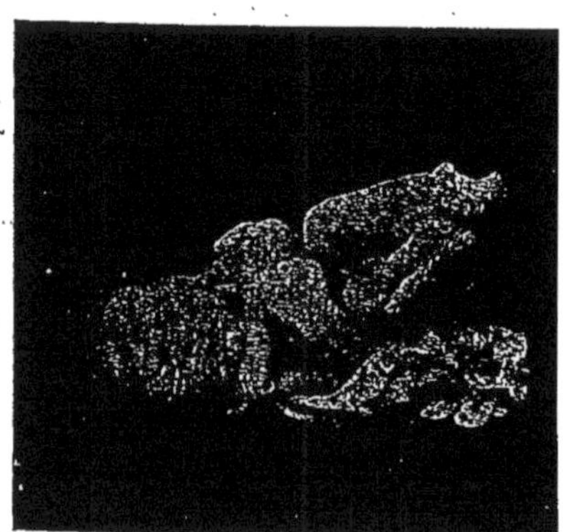

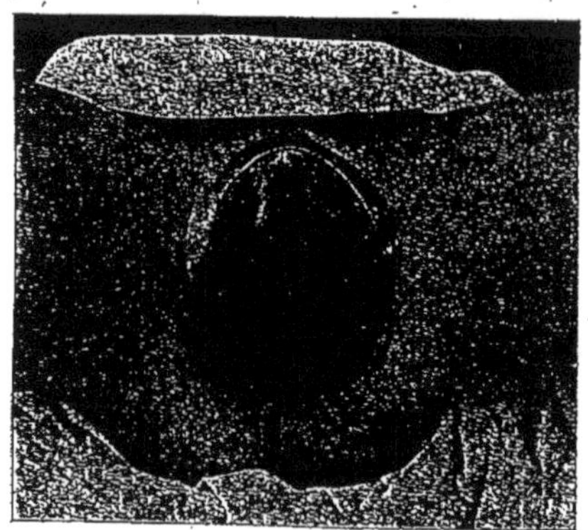

Fig. 50 et 51. — Rotation externe de la tête (dans un accouchement en OIDP), l'occiput regarde directement à droite ; les épaules descendent dans le diamètre oblique droit.

MÉCANISME DE L'ACCOUCHEMENT PAR LE SOMMET

8. MÉCANISME DE L'ACCOUCHEMENT
DANS LES PRÉSENTATIONS DE LA FACE

DIAMÈTRES DE LA FACE :
- 1° En long...... | Sous-mento-bregmatique = 9 1/2.
- 2° En large.... { Bi-malaire = 8. / Plus en arrière : bi-pariétal = 9 1/4.

LA TÊTE.

1er temps. Déflexion (fig. 52).

Avant l'engagement, la tête demi-défléchie présente plutôt le front que la face.

Son grand diamètre occipito-mentonnier = 13 1/2 est plus long que le diamètre oblique pelvien (11 à 12).

La tête se défléchit, le menton plonge dans le bassin, l'occiput se relève.

Conséquence : engagement.

Le grand diamètre de la présentation est maintenant le sous-mento-bregmatique = 9 1/2, qui s'engage dans un des diamètres obliques pelviens.

Suivant l'autre diamètre oblique pénètre le diamètre bi-malaire, petit.

2e temps. Descente.

1° Dans les positions mento-iliaques antérieures droite ou gauche. .... { Descente par simple progression jusqu'à ce que la face arrive sur le plancher périnéal.

2° Dans les positions mento-iliaques postérieures droite ou gauche.......

1re période : de descente par simple progression incomplète (fig. 53)...
1. Le menton placé au niveau de la symphyse sacro-iliaque a plus de chemin à faire pour arriver au détroit inférieur qu'en avant quand il est derrière l'éminence iléo-pectinée (mento antérieure). Or le *cou est trop court* pour permettre cette descente.
2. L'occiput appuyé contre le dos forme avec le thorax une masse dont le diamètre est trop grand pour s'engager.

Il faut donc un certain degré de :

2e période (fig. 54).
Rotation transformant la position postérieure en antérieure pour permettre la descente complète (l'accouchement ne peut se terminer sans cette rotation).

3e temps. Rotation (fig. 55). (Voy. aussi fig. 36 à 38.)

De 45° amenant le menton derrière le pubis, offrant le grand diamètre de la présentation (sous-mento-bregmatique = 9 1/2) au grand diamètre du détroit inférieur (antéro-postérieur = 8 à 11).

4e temps. Passage du détroit inférieur.

1° {
1. Engagement de la face par *simple progression.*
2. En avant, le menton est engagé sous la symphyse jusqu'au cou.
3. En arrière, le bregma est au niveau du coccyx.
}

2° {
1. Premier degré de flexion de la tête.
2. Le menton reste immobile sous le pubis.
3. L'occiput force le coccyx et le franchit.
}

5e temps. Passage du détroit vulvaire.

Par flexion de la tête (fig. 56) :

1° {
1. Engagement de la face jusqu'à la petite circonférence hyo-bregmatique.
2. Face et front sont dehors jusqu'au bregma.
}

2° { Sortie des bosses pariétales et de l'occiput, circonférence plus large.

ÉPAULE, TRONC, SIÈGE............. :
Comme dans l'accouchement par le sommet.
Ce mécanisme est celui que décrivent Farabeuf et Varnier.
Avant eux, tous les classiques décrivent 6 temps :

LES SIX TEMPS DE L'ACCOUCHEMENT CLASSIQUE.... :
1. Déflexion complète de la tête.
2. Engagement.
3. Rotation intérieure de la tête.
4. Dégagement de la tête par flexion.
5. Rotation intérieure des épaules.
6. Expulsion du tronc.

MÉCANISME DE L'ACCOUCHEMENT DANS LES PRÉSENTATIONS DE LA FACE

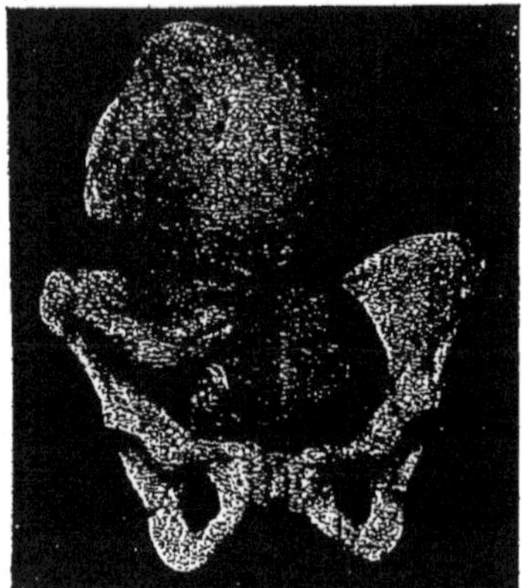

Fig. 52. — Déflexion de la tête qui s'engage en MIDP.

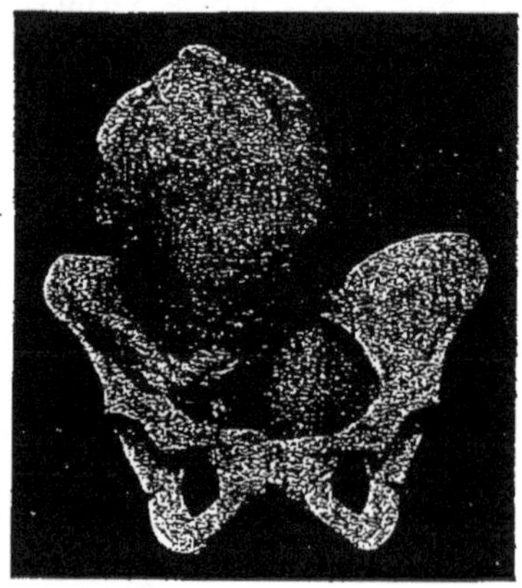

Fig. 53. — Descente incomplète de la présentation en MIDP.

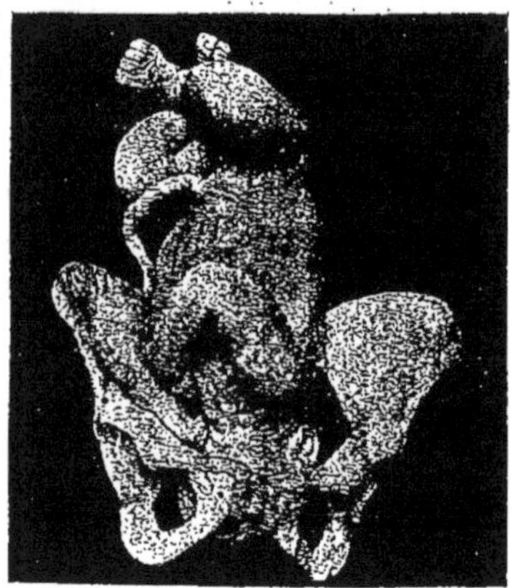

Fig. 54. — Rotation en MIDA, achèvement de la descente.

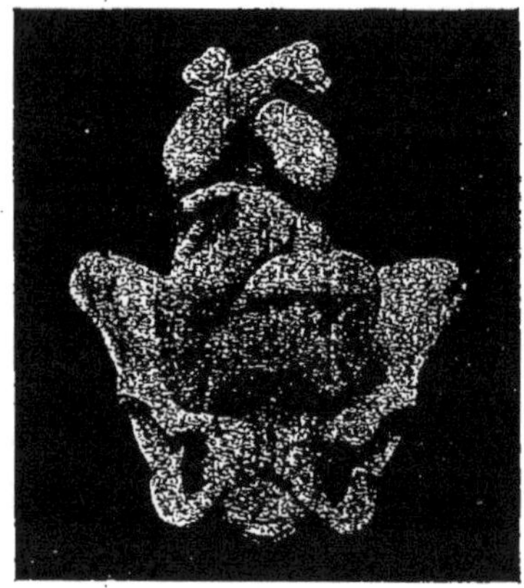

Fig. 55. — Rotation en mento-pubienne. L'expulsion se fera par flexion.

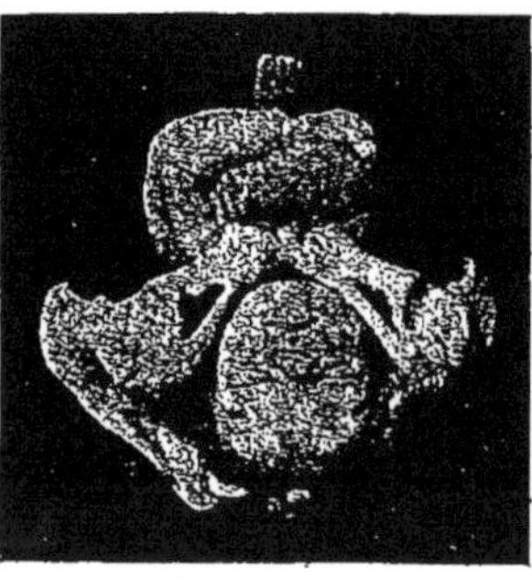

Fig. 56. — Expulsion par flexion de la tête autour du pubis.

ACCOUCHEMENT PAR LA FACE

9. MÉCANISME DE L'ACCOUCHEMENT DANS LA PRÉSENTATION DU SIÈGE (fig. 57 à 62. — Voy. aussi fig. 98 à 100).

SORTIE DU SIÈGE........

1er temps. Accommodation (fig. 57).
- Pelotonnement, tassement, dont le résultat est la diminution du diamètre sacro-tibial.
- Orientation du diamètre bitrochantérien suivant un des diamètres obliques.

2e temps. Descente (fig.58).
- Descente de toute la hauteur de l'excavation, sans changement d'orientation.

3e temps. Rotation...... (fig. 59 et 60).
- Le diamètre bitrochantérien, arrivé au détroit inférieur, quitte le diamètre oblique pour s'orienter suivant le grand diamètre du détroit inférieur, c'est-à-dire l'antéro-postérieur.
- Cette rotation se fait toujours par le plus court chemin.

4e temps. Passage du détroit inférieur.......
- La hanche antérieure descend, s'engage et se fixe sous la symphyse.
- La hanche postérieure repousse et franchit le coccyx.

5e temps. Passage du détroit vulvaire. (fig. 61)
- La hanche antérieure étant engagée sous la symphyse, grâce à une incurvation latérale du tronc, le siège pivote autour du pubis. La hanche postérieure progresse ainsi, distendant le périnée, ouvrant la vulve, la franchissant.

LE TRONC.........
Sort en s'incurvant, les bras croisés sur la poitrine sortent accolés au tronc..

LES ÉPAULES....

1. Orientation du diamètre bisacromial suivant le diamètre oblique qu'a choisi le bitrochantérien.
2. Descente de toute la hauteur de l'excavation.
3. Rotation..... — Le diamètre bisacromial se place suivant le diamètre antéro-postérieur.
4. Passage du détroit inférieur. — 1. L'épaule antérieure s'engage sous le pubis. 2. L'épaule postérieure repousse le coccyx et le franchit.
5. Passage du détroit vulvaire. — Sortie successive de l'épaule antérieure, puis de l'épaule postérieure.

SORTIE DE LA TÊTE DERNIÈRE.......

1° Amoindrissement........
- 1. Flexion de la tête, le menton se rapprochant du sternum, substituant au diamètre occipito-frontal trop grand un diamètre intermédiaire ou sous-occipito-frontal et au sous-occipito-bregmatique.
- 2. Orientation suivant un diamètre oblique.

2° Descente de l'excavation (fig. 62).

3° Rotation au détroit inférieur... | L'occiput vient derrière le pubis.

4° Passage du détroit inférieur.........
- 1. Sous-occiput fixe au pubis.
- 2. Flexion de la tête, le front repousse et franchit le coccyx.

5° Passage de la vulve.........
- Le sous-occiput restant fixé sous la symphyse, le menton, la bouche, le front, le bregma apparaissent successivement à la fourchette par flexion de la tête.

LES SIX TEMPS DE L'ACCOUCHEMENT CLASSIQUE.....

Ce mécanisme est celui que décrivent Farabeuf et Varnier. Avant eux, tous les classiques décrivent six temps :

1er temps....... | Pelotonnement du siège (fig. 57).
2e temps........ | Engagement (fig. 58).
3e temps....... | Rotation interne (fig. 59 et 60).
4e temps....... | Dégagement (fig. 61 et 62).
5e temps....... | Rotation interne de la tête.
6e temps....... | Dégagement de la tête.

PARTICULARITÉS ....

1° Siège décomplété, modes des fesses.... (fig. 31).
- Le mécanisme est le même, mais les membres inférieurs relevés forment au tronc une attelle qui gêne son inflexion latérale, son incurvation suivant la filière génitale.

2° Mode des genoux et mode des pieds (fig. 32).
- Mécanisme le même dans l'essence. C'est le diamètre bitrochantérien qui commande le mécanisme de l'accouchement par le siège.

3° Irrégularités.
- Relèvement des bras. Rares dans l'accouchement spontané par le siège sans tractions. Voir les extractions du siège dans la version.

MÉCANISME DE L'ACCOUCHEMENT DANS LA PRÉSENTATION DU SIÈGE

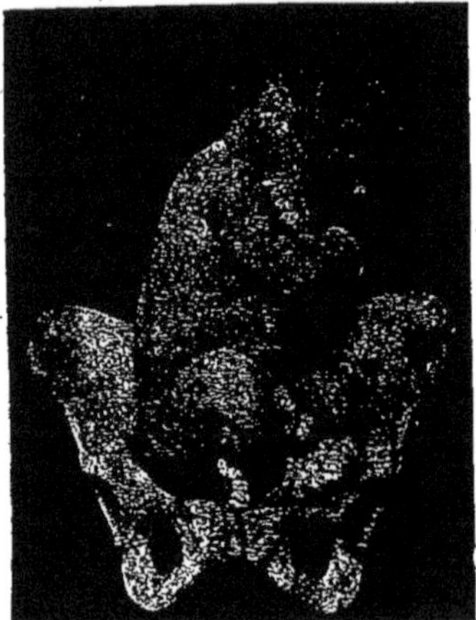

Fig. 57. — Présentation du siège complet non engagé en SIDP. Accommodation par pelotonnement.

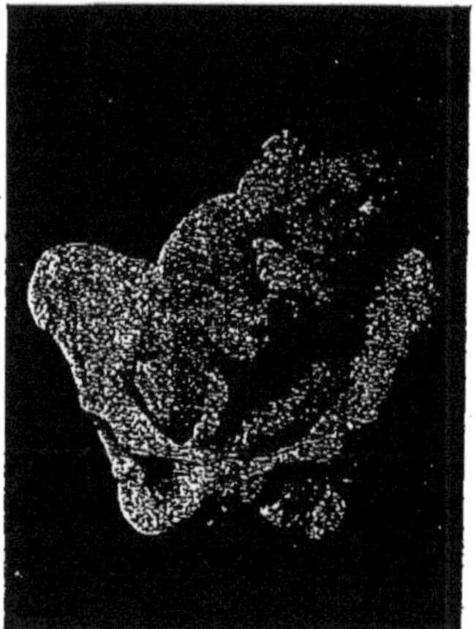

Fig. 58. — Engagement et descente en SIDP.

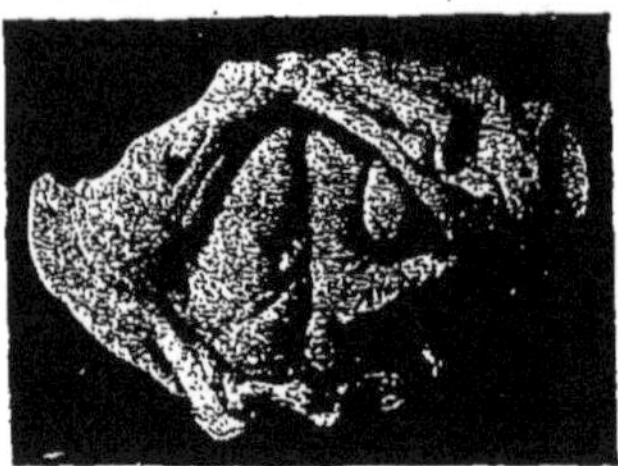

Fig. 59. — SIDP, à la fin de l'excavation. — Aspect des parties du fœtus accessibles au toucher.

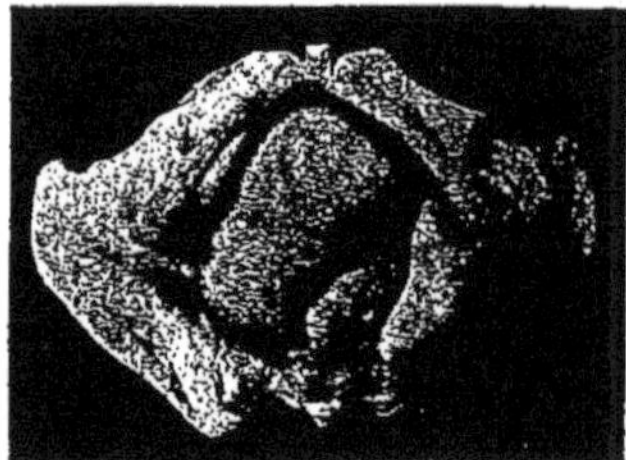

Fig. 60. — Rotation en SID transverse au détroit inférieur. — L'expulsion se fera en SIDT par inflexion latérale du tronc.

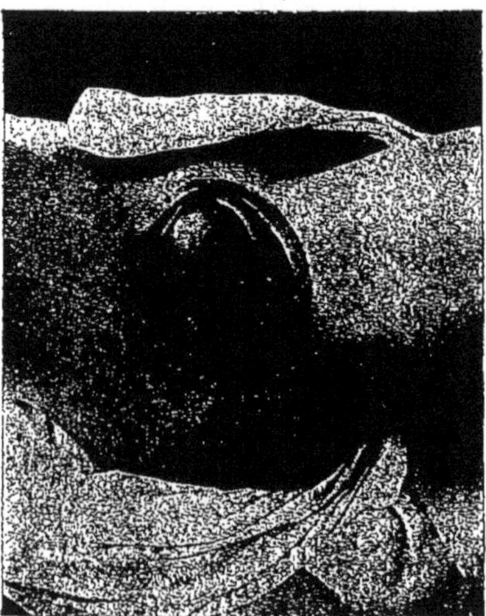

Fig. 61. — Le siège complet apparaissant à la vulve dans un accouchement en SI gauche.

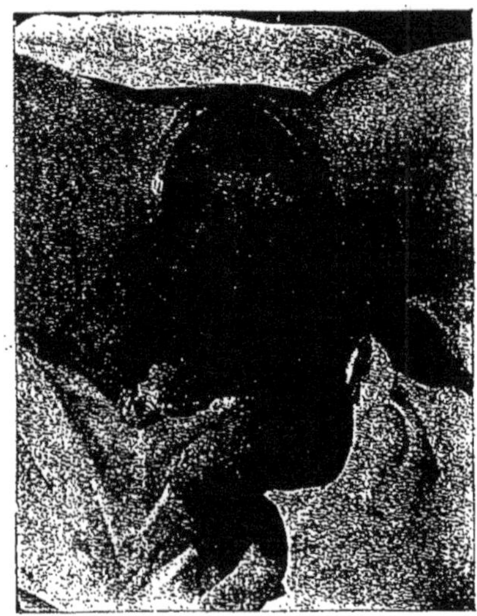

Fig. 62. — Expulsion du tronc et des épaules. — Tête dernière dans l'excavation en OIGA avant rotation en OP et expulsion.

SAULIEU et LEBIEF. — Obstétrique.   3

10. MÉCANISME DE L'ACCOUCHEMENT DANS LES PRÉSENTATIONS DE L'ÉPAULE

L'accouchement dans la présentation transversale se fait par :

INTERVENTION DE L'ACCOUCHEUR.
- Une présentation transversale (épaule, thorax, abdomen) ne doit jamais être abandonnée à elle-même.
- L'accouchement ne se terminerait pas.
- La mort de l'enfant serait fatale.
- L'accoucheur devra, chez la femme en travail, faire la version par manœuvres internes (Voy. *Version*).
- Cependant, dans certaines conditions, on a vu l'accouchement se terminer spontanément par.....
  1. Version spontanée.
  2. Évolution spontanée.
- Difficile. Transformation de la présentation transversale en présentation...................
  1. Du siège.
  2. Du sommet.

VERSION SPONTANÉE...
- Conditions : mobilité du fœtus......
  1. Début du travail.......
     1. Pas d'engagement.
     2. Contractions.
        1. Peu fréquentes.
        2. Peu énergiques.
  2. Pas d'engagement.
  3. Membranes intactes.
  4. Liquide amniotique en quantité suffisante.
  5. Fœtus petit.
- Sous l'influence de la contraction utérine, on a pu voir dans ces conditions le fœtus tourner et rapprocher du détroit supérieur la tête ou le siège.

ÉVOLUTION SPONTANÉE (fig. 65 à 68).....

1° Conditions...
1. Bassin large.
2. Fœtus petit.
3. Contractions énergiques.

2° Circonstances où on l'observe.
1. Extrêmement rare à terme.
   1. Travail extrêmement pénible.
   2. Mort du fœtus.
   3. Dennam et Dubois ont cité des cas où l'enfant a vécu.
2. On voit moins rarement l'expulsion du fœtus se faire par ce mécanisme dans...............
   1. L'avortement.
   2. L'accouchement prématuré.

3° Mécanisme ..

1er temps. Amoindrissement........
1. Tassement du fœtus ; la tête tend à se rapprocher du siège.
2. L'épaule fait saillie dans le détroit supérieur, semble s'y fixer.

2e temps. Engagement et descente.
1. L'épaule s'engage et descend.
2. La tête restant sur le bord du détroit supérieur, dans la fosse iliaque, l'épaule descend autant que le lui permet la longueur du cou distendu.

3e temps. Rotation interne....
La tête, située d'abord dans la fosse iliaque, vient se placer en avant sur le pubis ; le cou derrière le pubis, où l'excavation a sa hauteur minima.

4e temps. Dégagement du tronc..
Le cou du fœtus restant derrière la symphyse, chacune des parties du fœtus, thorax, abdomen, siège, membres inférieurs, descendent derrière lui, glissant le long du sacrum en s'infléchissant latéralement ; le tronc se dégage par un mouvement de déroulement.

5e temps........ Rotation interne de la tête.....
6e temps........ Dégagement de la tête........
Comme dans l'accouchement par le siège.

MÉCANISME DE L'ACCOUCHEMENT DANS LES PRÉSENTATIONS DE L'ÉPAULE

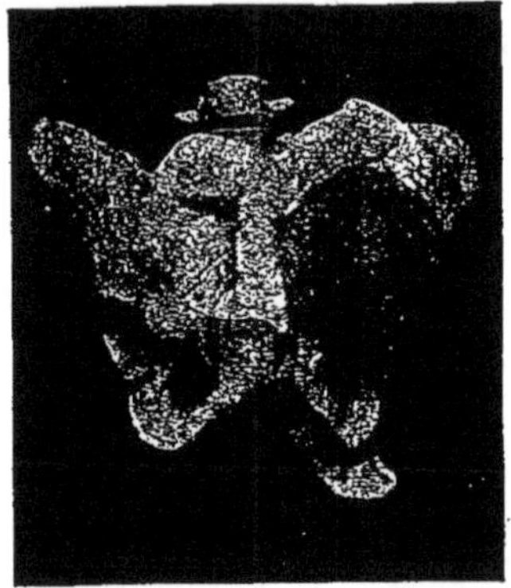

Fig. 63. — Présentation de l'épaule droite en acromio-iliaque gauche. — Orientation oblique du tronc.

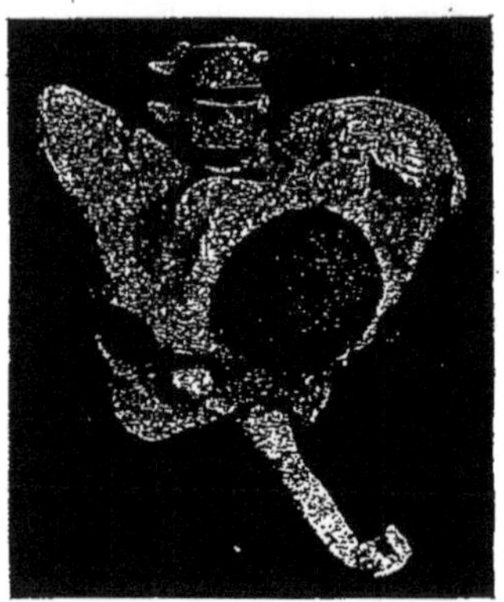

Fig. 64. — Inflexion du tronc et engagement de l'épaule.

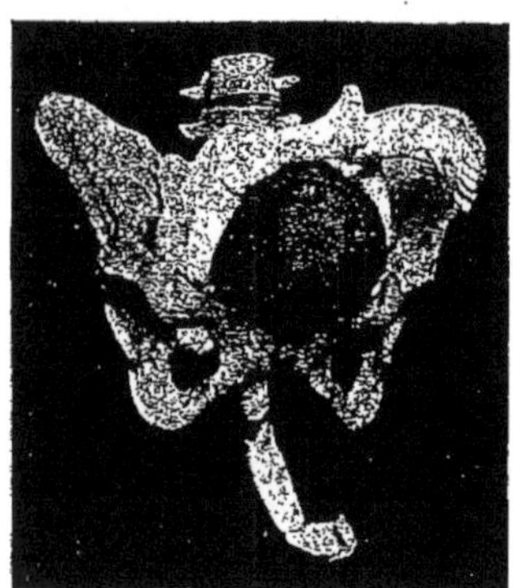

Fig. 65. — Rotation. La tête vient en avant sur le pubis.

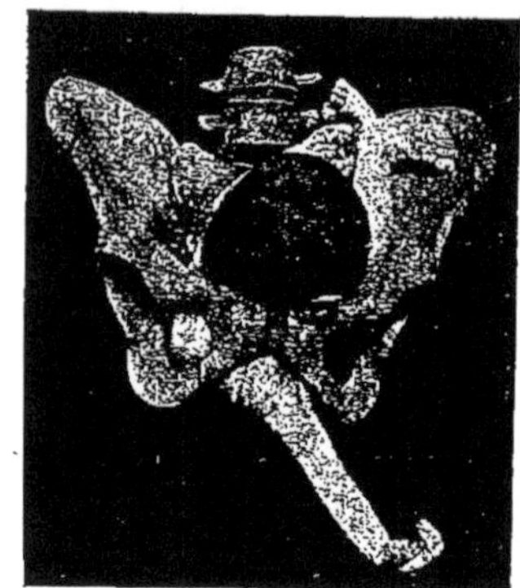

Fig. 66. — L'engagement s'accentue. Le tronc descend par enroulement.

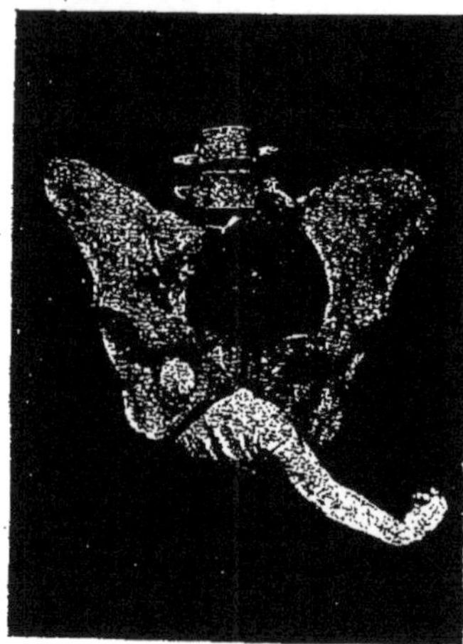

Fig. 67. — Expulsion. Sortie du tronc par déroulement.

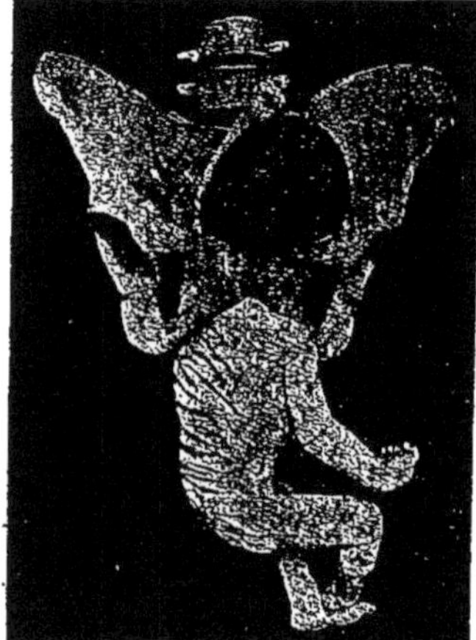

Fig. 68. — Expulsion du tronc et du siège. — Sortie de la tête dernière et du bras gauche relevé.

ÉVOLUTION SPONTANÉE

11. SIGNES DE LA GROSSESSE

DÉFINITION....... | Phénomènes d'après lesquels on peut conclure qu'une femme est enceinte.

MODIFICATIONS FONCTIONNELLES.

1° Menstruation... Suppression des règles........
- 1. Exceptions rares avec modifications.
- 2. Durée.
- 3. Quantité.
- 4. Qualité.

2° Système nerveux
1. Névralgies...
- 1. Dentaire.
- 2. Faciale.
- 3. Intercostale.
- 4. Lombo-abdominale.

2. Envies des femmes enceintes.

3° Digestion.......
- 1. Anorexie, nausées, vomissements.
- 2. Perversion de la fonction.
- 3. Constipation ordinaire.

4° Sécrétions......

1. Glande mammaire....
- 1. Élancements, picotements.
- 2. Gonflement.
- 3. Aréoles primitive et secondaire (fig. 69).

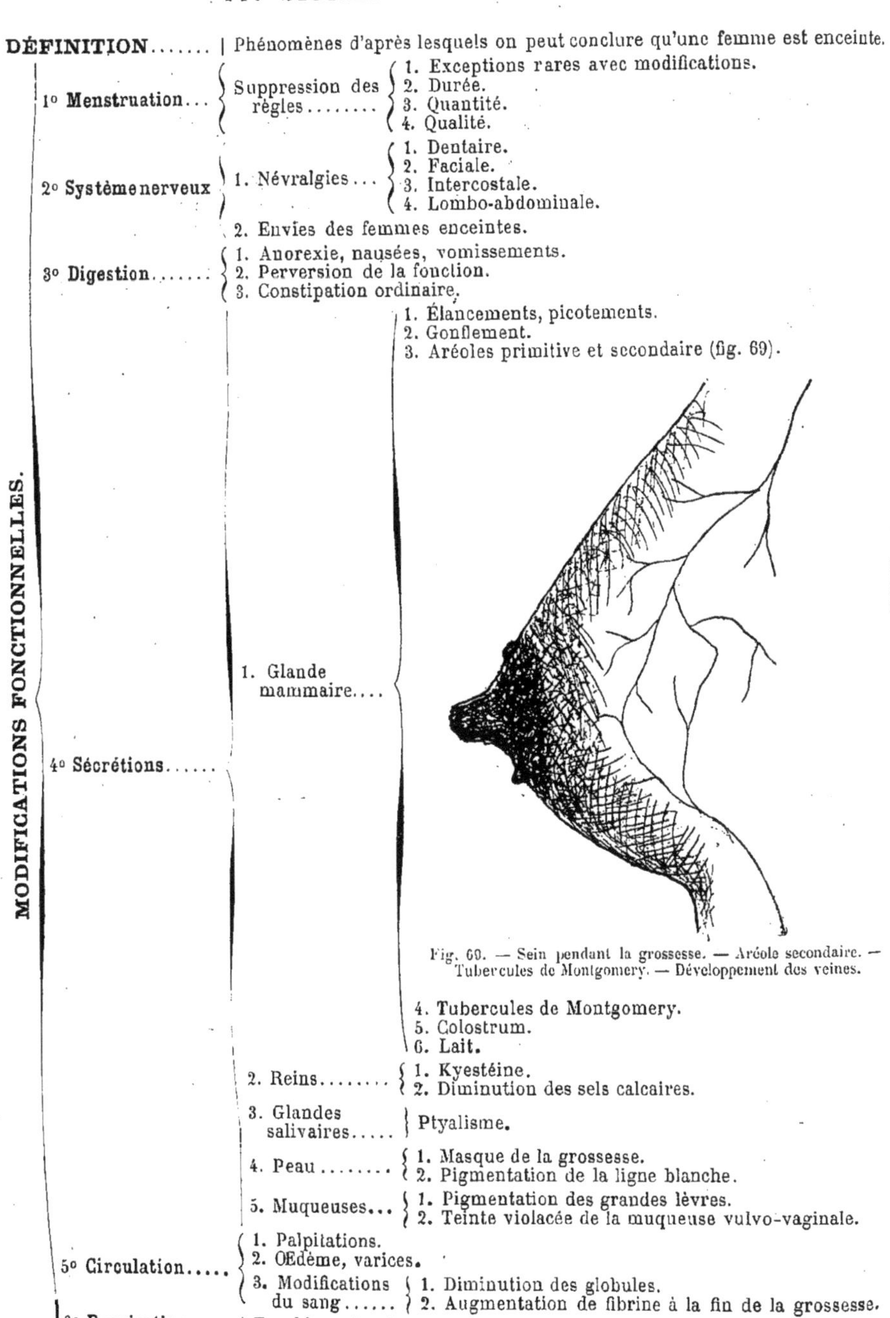

Fig. 69. — Sein pendant la grossesse. — Aréole secondaire. — Tubercules de Montgomery. — Développement des veines.

- 4. Tubercules de Montgomery.
- 5. Colostrum.
- 6. Lait.

2. Reins........
- 1. Kyestéine.
- 2. Diminution des sels calcaires.

3. Glandes salivaires..... Ptyalisme.

4. Peau ....
- 1. Masque de la grossesse.
- 2. Pigmentation de la ligne blanche.

5. Muqueuses...
- 1. Pigmentation des grandes lèvres.
- 2. Teinte violacée de la muqueuse vulvo-vaginale.

5° Circulation.....
- 1. Palpitations.
- 2. Œdème, varices.
- 3. Modifications du sang......
  - 1. Diminution des globules.
  - 2. Augmentation de fibrine à la fin de la grossesse.

6° Respiration..... | Troubles mécaniques.

PALPER ABDOMINAL.

1° Modus faciendi.

1. Femme —
  1. Vessie et rectum vides.
  2. Position horizontale, près du bord droit du lit.
  3. Tête légèrement inclinée sur poitrine.
  4. Jambes légèrement écartées et étendues, bras allongés.

2. Accoucheur —
  1. Approché vers le bord droit du lit.
  2. Faire le palper à l'aide des deux mains appliquée sur le ventre, qu'elles dépriment méthodiquement à l'aide de la pulpe des doigts.

2° Deux espèces de signes

1° Modifications de la partie supérieure de l'utérus

1. Volume —
  1. A trois mois.. — Partie supérieure du pubis; notablement au-dessus pour d'autres auteurs.
  2. A six mois.. — Un peu au-dessus de l'ombilic.
  3. A neuf mois.. — Épigastre.

2. Consistance..
  1. Diminuée.
  2. Elastique.

3. Forme —
  1. Sphéroïdale.
  2. Puis ovoïde.

4. Direction —
  1. De droite à gauche, de haut en bas.
  2. Rarement directement au centre ou de gauche à droite.

5. Position —
  1. Torsion sur son axe.
  2. La paroi latérale gauche devient un peu antérieure.

2° Mouvements fœtaux

1. Actifs —
  1. Mouvements de totalité ou de reptation.
  2. Mouvements partiels —
    1. Chocs.
    2. Coups secs.
  On les provoque en appliquant la main sur le ventre de la femme et en appuyant sur la partie fœtale.

2. Passifs —
  C'est le ballottement abdominal.
  1. Déprimer brusquement l'abdomen.
  2. Sensation analogue à celle qu'on éprouve en donnant un coup sec avec le doigt sur un morceau de glace flottant dans un verre d'eau.

3. Sensation —
  1. Double, ou choc en retour.
  2. Simple.

PERCUSSION — Indispensable dans les cas de grossesse douteuse.

AUSCULTATION.

1° Bruits maternels

1. Borborygmes intestinaux.
2. Bruits du cœur de la mère.
3. Souffle ou pulsations des gros troncs vasculaires —
  1. Du bassin.
  2. De l'artère épigastrique.

4. Souffle utérin.

1. Ses caractères.
  1. Isochronisme avec pouls maternel.
  2. A partir du quatrième mois.
  3. Siège —
    1. Partie inférieure et latérale du ventre.
    2. Un peu au-dessus du pubis.
    3. Mobilité, fugacité.
  4. Intensité — S'accroît jusqu'au huitième mois.
  5. Rythme —
    1. Intermittent.
    2. Simple.
    3. Continu.
  6. Timbre variable —
    1. Doux.
    2. Râpeux.
    3. Piaulement.

2. Ses causes —
  1. Théorie placentaire.
  2. Théorie iliaque.
  3. Théorie épigastrique.
  4. Théorie utérine, adoptée.

AUSCULTATION (*Suite*).

2° Bruits fœtaux...

1. Du cœur.....
   1. Tic-tac d'une montre.
   2. Apparition vers le quatrième mois.
   3. Intensité variable.
   4. Maximum change avec..
      1. Présentation.
      2. Position.
   5. Fréquence...
      1. 140 par minute.
      2. 108 minimum.
      3. 160 maximum.
   6. Pas de relation entre le nombre des battements et..
      1. Sexe du fœtus.
      2. Poids.

2. Souffle fœtal.
   1. Cardiaque ou intracardiaque.
   2. Ombilical ou funiculaire.

3. Mouvements actifs du fœtus — Chocs à l'auscultation.

TOUCHER VAGINAL.

1° Modus faciendi.

1. Femme dans la position horizontale, cuisses un peu fléchies sur le bassin, siège soulevé.
2. Pulpe de l'index dirigée verticalement en bas, entre les cuisses, appuyée sur rainure périnéale ; remonter, en glissant le doigt, jusqu'à fourchette périnéale, pénétrer en abaissant le coude sur le plan du lit ; le pouce est en extension, les autres doigts fléchis.
3. Suivre la paroi antérieure du vagin jusqu'au cul-de-sac antérieur.
4. Puis mouvements de circumduction.

2° Trois espèces de signes........

1. Vulve et vagin........
   1. Varices.
   2. Membrane hymen...
      1. Primipares.
      2. Multipares.

2. Utérus.......
   1. Col......
      1. Consistance..... — Ramollissement de haut en bas, graduel.
      2. Forme...
         1. Primipare...
            1. Cavité fusiforme.
            2. Orifice externe entr'ouvert.
         2. Multipare...
            1. Cavité en éteignoir.
            2. Orifice externe ouvert.
            3. Orifice interne fermé.
      3. Longueur. — Diminuée seulement dans les dernières semaines.
      4. Position.. — Le col est plus bas au commencement, plus élevé à la fin de la grossesse.
      5. Direction. — Incliné à gauche et en arrière.
   2. Corps ....
      1. Augmenté de volume.
      2. Ramolli.
      3. Sensation de caoutchouc.

3. Ballottement.
   1. Le doigt, placé dans le cul-de-sac antérieur, déprime légèrement la paroi utérine.
   2. Sensation d'un corps solide, mobile dans du liquide, avec choc en retour.

COMBINAISON DU PALPER HYPOGASTRIQUE ET DU TOUCHER VAGINAL........ Indispensable.

TOUCHER RECTAL........ .... Rarement employé.

12. MARCHE, DURÉE, TERME, HYGIÈNE DE LA GROSSESSE

MARCHE (fig. 70).

1er trimestre.......
1. Utérus peu développé.
2. Action réflexe.
  1. Troubles variés.
  2. Vomissements.
  3. Syncopes.
3. Signes incertains de grossesse.

2e trimestre.......
1. Arrêt des troubles précédents.
2. Sensation de bien-être.
3. Signes de certitude de la grossesse.

3e trimestre.......
Utérus volumineux, d'où troubles mécaniques.......
  1. Troubles gastriques.
  2. Troubles respiratoires.
  3. Compression.....
    1. Rectale.
    2. Vésicale.
  4. Gêne de la circulation.

DURÉE.

1° Définition...... Intervalle de temps qui s'écoule entre la fécondation et l'accouchement.

2° Durée réelle.... Inconnue. On ignore......
  1. Le jour de la fécondation.
  2. Le coït efficace.

3° Durée probable. 270 à 280 jours.

TERME.

1° Définition....... Date probable de l'accouchement.

2° Points de repère.
1. Époque du coït fécondant.
  1. Le terme oscille entre 274 à 280 jours.
  2. La loi admet 300 jours.
2. Dernière époque menstruelle........ Ajouter cinq jours à la date de la cessation des règles et reculer de trois mois.
3. Perception des premiers mouvements actifs du fœtus?

3° Grossesse prolongée.......
1. La fécondation n'a pas eu lieu au moment des dernières règles.
2. Il y a........
  1. Grossesse extra-utérine.
  2. Rétention du fœtus mort.
3. Obstacles au niveau du col.

HYGIÈNE DE LA GROSSESSE.

1° Examen des femmes enceintes.......
1. Rechercher rétrécissement du bassin, pour agir suivant son degré.
2. Diagnostiquer présentation et position, pour les transformer s'il y a lieu.
3. Analyser souvent les urines, pour prévenir l'éclampsie.

2° Vêtements......
1. Amples et assez chauds.
2. Suppression du corset.
3. Suppression des jarretières.
4. Ceinture hypogastrique chez les multipares à parois abdominales relâchées.

3° Alimentation...
1. Combattre constipation.
2. S'abstenir de tout purgatif drastique.
3. Choix des aliments......
  1. Si appétit faible.
  2. Si digestion difficile.

4° Exercice.......
1. Modéré.
2. Promenades à pied ou en voiture.
3. Eviter voyages et exercices fatigants.

5° Professions.....
1. Intoxication...................
  1. Pb.
  2. CS.
2. Machines à coudre.

6° Bains..........
1. De quinze à vingt minutes de durée.
2. Température : 33° centigrades.

7° Rapports sexuels........ Peuvent causer l'avortement.

8° Mamelles.......
1. Ne pas les comprimer.
2. Lotions avec alcool.

Fig. 70. — Situation abdominale; puis abdomino-pelvienne de l'utérus gravide ; descente du fond utérin après engagement.

13. DIAGNOSTIC DE LA GROSSESSE

DIAGNOSTIC POSITIF.

1° **Avant quatre mois et demi....** } Signes maternels, de probabilité.

2° **A partir de quatre mois et demi....** } Signes fœtaux, de certitude.

A. Interrogatoire.. { 1. Menstruation supprimée. | 3. Tendance au sommeil, etc. / 2. Nausées, vomissements. |

B. Inspection ....

1° **Face........** { 1. Pigmentation. / 2. Masque.

2° **Seins........** { 1. Aréole primitive et secondaire. / 2. Boursouflement de l'aréole, tubercules de Montgomery. / 3. Liquide lactescent.

3° **Ventre.......** { 1. Pigmentation, ligne brune. / 2. Vergetures rouges. / 3. Augmentation de volume.

4° **Membres inférieurs....** } Varices récentes.

C. Percussion...... { 1. Après miction. / 2. Matité hypogastrique.

D. Palpation....... { 1. Tumeur hypogastrique plus ou moins haut. | 4. Ballottement abdominal. / 2. Ovoïde. | 5. Mouvements actifs perçus par l'accoucheur. / 3. Durcissement parfois. Contractions indolores. |

E. Auscultation.... { 1. Souffle utérin. / 2. Mouvements actifs du fœtus. / 3. Battements du cœur fœtal. / 4. Souffle fœtal. | 1. Cardiaque. | 2. Ombilical.

F. Toucher....... {
1. Vulve........ | Coloration violacée.
2. Col utérin.... | 1. Ramolli. | 2. Évasé.
3. Ampliation du segment inférieur (fig. 71 et 72).

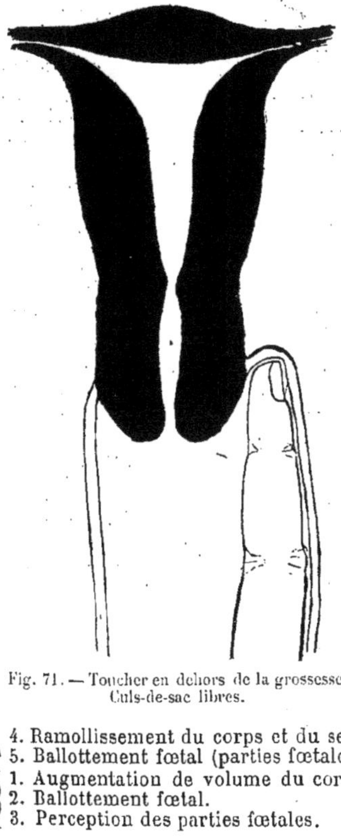

Fig. 71. — Toucher en dehors de la grossesse. Culs-de-sac libres.

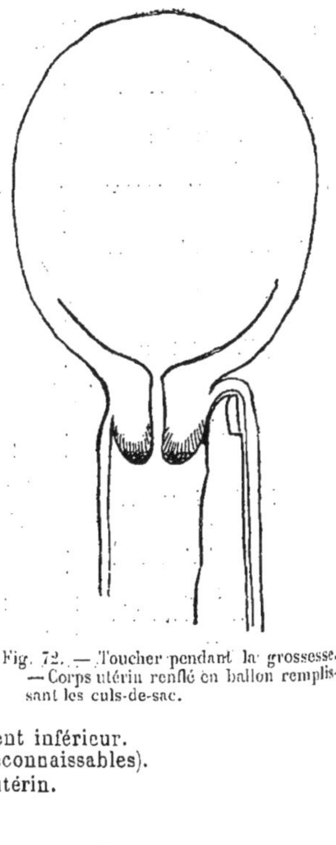

Fig. 72. — Toucher pendant la grossesse. — Corps utérin renflé en ballon remplissant les culs-de-sac.

4. Ramollissement du corps et du segment inférieur.
5. Ballottement fœtal (parties fœtales reconnaissables).

G. Palpation combinée avec le toucher...... { 1. Augmentation de volume du corps utérin. / 2. Ballottement fœtal. / 3. Perception des parties fœtales.

DIAGNOSTIC DIFFÉRENTIEL.

1º Tous les états qui augmentent le volume de l'utérus ......
1. Métrite.
2. Fibrome.
3. Hématométrie.
4. Congestion utérine.

2º Tous les états qui augmentent le volume du ventre ....
1. Fibrome.
2. Kyste de l'ovaire.
3. Ascite.
4. Péritonite tuberculeuse.
5. Météorisme.
6. Diathèse adipeuse.
7. Tumeurs de la rate.
8. Grossesse nerveuse ou par illusion pure.

AGE DE LA GROSSESSE....

1º Par règles ...
1. Ajouter cinq jours au dernier jour des règles et reculer de trois mois.
2. Compter neuf mois et ajouter cinq jours à dater de la fin de la dernière époque menstruelle.

2º Par volume de l'utérus...
1. Trois mois... | Un ou deux travers de doigt au-dessus du pubis.
2. Quatre mois.. | Égale distance du pubis et de l'ombilic.
3. Cinq mois.... | Un peu au-dessous de l'ombilic.
4. Six mois...... | Un peu au-dessus de l'ombilic.
5. Neuf mois.... | Épigastre.

GROSSESSE SIMPLE OU GÉMELLAIRE...

Si gémellité....
1. Signes de probabilité ..
1. Hérédité.
2. Ventre énorme.
3. Dépression qui sépare l'abdomen en deux éminences.
4. OEdème sus-pubien.

2. Signes de certitude.. ...
1. Trois extrémités par le palper.
2. Deux foyers d'auscultation avec pulsations différentes.

INTRA-UTÉRINE OU EXTRA-UTÉRINE ......
1. Le plus souvent tubaire.
2. Se confond avec salpingite kystique.

FŒTUS VIVANT OU MORT.....

Mort...........
1. Mouvements actifs non perçus par la mère.
2. Mouvements passifs non perçus par l'accoucheur.
3. Cessation des battements du cœur fœtal.
4. Palpation ... | Utérus mou.
5. Montée laiteuse.
6. Disparition des varices récentes.
7. *Ses causes.*....
1. Syphilis.
2. Albuminurie.
3. Intoxication par le plomb.
4. Fièvre.
5. Traumatisme.

DIAGNOSTIC DES PRÉSENTATIONS ET POSITIONS..
(Voy. tableau suivant.)

DIAGNOSTIC DES COMPLICATIONS.
1. Albuminurie.
2. Hémorragie..
1. Placenta prævia.
2. Décollement prématuré.
3. Tumeurs utérines.
3. Vomissements incoercibles.
4. Douleurs des articulations pelviennes.
5. Rétroversion de l'utérus gravide.
6. Hydramnios.
7. Leucorrhée.
8. Végétations de la vulve.
9. Prurit vulvaire.

14. SIGNES ET DIAGNOSTIC DES PRÉSENTATIONS ET POSITIONS PENDANT LA GROSSESSE

I. — PAR LE PALPER.

PRÉSENTATION.

1° Du sommet (fig. 73, 74, 75, 84, 85 et 86).

1° Explorer l'ouverture du bassin...

1. *Modus faciendi*... Placez les mains de chaque côté de l'hypogastre, à 6 centimètres de la ligne médiane ; avec la pulpe des doigts dirigée vers les plis génito-cruraux, appuyer et saisir la tête entre les deux mains (fig. 75).

2. *Caractères d'une tête*...
1. Tumeur sphérique.
2. Tumeur régulière.
3. Tumeur volumineuse.
4. Tumeur résistante.

2° Chercher l'autre extrémité, le siège, à la partie la plus élevée de l'utérus.

Caractères d'un siège. Masse...
1. Volumineuse. | 2. Arrondie.
3. Irrégulière.
4. Moins sphérique. | Que tête.
5. Moins dure. |

3° Palper les parties latérales de l'utérus...
1. Dos d'un côté (fig. 73)...
1. Large surface.
2. Plate dans le sens de la longueur.
3. Convexe dans le sens de la largeur.
2. Plan antérieur de l'autre côté caractérisé par pelotonnement des membres (fig. 74).

2° De la face......
1. Coup de hache entre l'occiput et le dos (fig. 77 et 101 ; voy. aussi fig. 33).
2. Très accessible du côté où se trouve l'occiput.
3. Saillie en fer à cheval constituée par le menton.
4. Dos profondément situé ; petites parties fœtales très superficielles (fig. 34).

3° Du siège........
1. Excavation vide.
2. Le siège repose sur le détroit supérieur Caractères du siège (fig. 91 et suiv.).
3. Tête au fond de l'utérus. Ballottement abdominal (fig. 76).

4 Du tronc........
1. Tête occupe l'un des flancs.
2. Siège occupe l'autre flanc.
3. Dos...
1. Facile à palper s'il est en avant.
2. Impossible à distinguer s'il regarde en arrière.

POSITIONS.........
1. L'orientation du dos, par rapport au bassin, indique la position de la présentation.
2. Dans la présentation du sommet...
1. La main la moins enfoncée dans l'excavation est arrêtée par le front (fig. 75).
2. La main la plus enfoncée est en rapport avec l'occiput.
3. Dans la présentation de la face, le menton regarde du côté opposé au plan dorsal.

II. — PAR L'AUSCULTATION.

PRÉSENTATION..

1° Sommet..... Le maximum se trouve au-dessous d'une ligne horizontale passant par l'ombilic.

2° Siège........ Maximum au niveau ou au-dessus de cette ligne.

3° Tronc........ Maximum au-dessous de l'ombilic, propagation horizontale.
Cette règle varie avec déplacements de la colonne vertébrale.

POSITION.

1° Sommet........
1. OIGA......... Maximum sur une ligne allant de l'ombilic à EIAS gauche.
2. OIGP......... Un peu à gauche ou en arrière de cette ligne.
3. OIDA......... Maximum sur la ligne médiane.
4. OIDP........ Sur une ligne allant de l'ombilic à EIAS droite.

2° Face............
1. MIGA......... Maximum sur la ligne blanche.
2. MIGP......... Sur une ligne qui va de l'ombilic à EIAI gauche.
3. MIDA.. ...... Sur une ligne allant de l'ombilic à EIAI droite.
4. MIDP ....
1. Très en arrière.
2. Deux maxima.

3° Siège........... Mêmes indications que pour la face.

4° Tronc...........
1. Maximum près de la ligne médiane......
1. Un peu à gauche, quand la tête est à gauche.
2. Un peu à droite, quand la tête est à droite.
2. Près du pubis quand l'épaule gauche se présente.
3. Près de l'ombilic quand l'épaule droite se présente.

SIGNES ET DIAGNOSTIC DES PRÉSENTATIONS ET POSITIONS PENDANT LA GROSSESSE

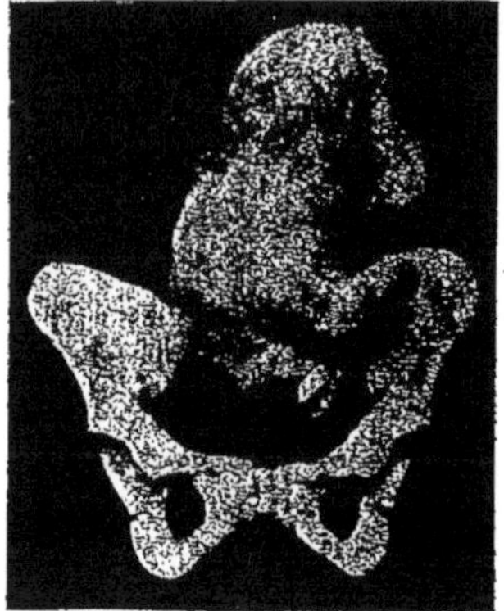

Fig. 73. — Sommet en position antérieure OIDA, plan résistant du dos en avant et à droite.

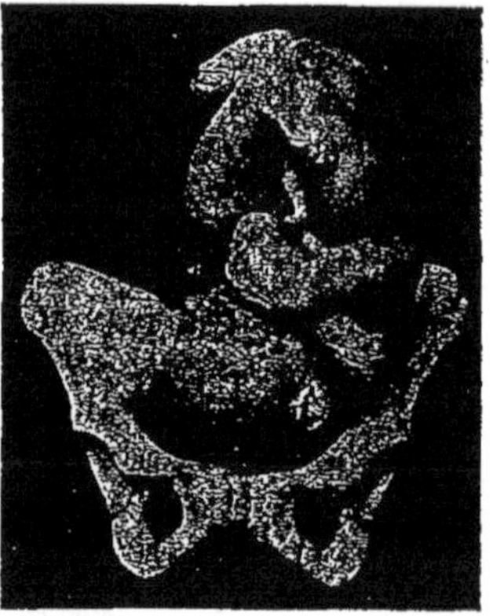

Fig. 74. — Sommet en position postérieure OIGP, parties fœtales multiples perçues en avant et à droite.

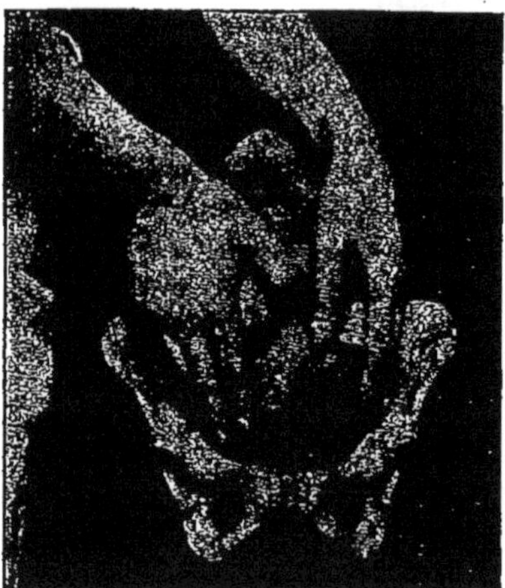

Fig. 75. — Présentation du sommet; palper de la tête au détroit supérieur, globe résistant; direction des mains; perception de la saillie du front.

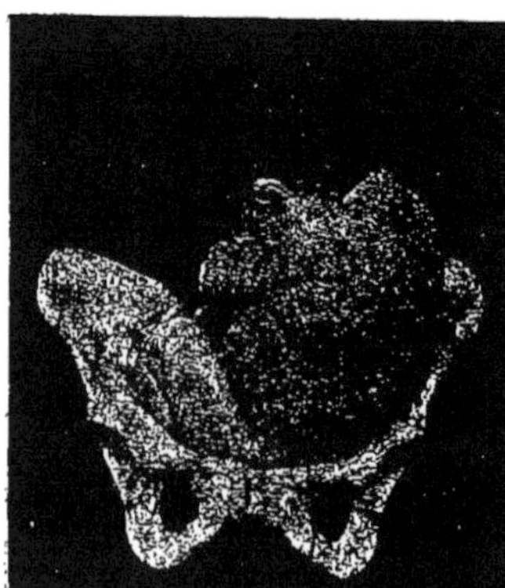

Fig. 76. — Présentation du siège; Le globe céphalique élevé ballotte au fond de l'utérus.

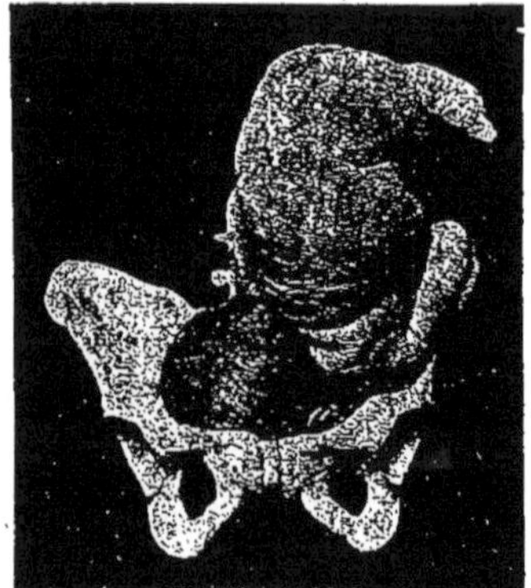

Fig. 77. — Présentation de la face; encoche de la nuque.

SIGNES DIAGNOSTIQUES DES PRÉSENTATIONS PENDANT LA GROSSESSE

15. TRAVAIL

DÉFINITION....... { Ensemble de phénomènes qui surviennent au terme de la grossesse et aboutissent à l'accouchement.

Cinq phénomènes physiologiques caractérisent le travail.

1ʳᵉ PÉRIODE

1° Contractions de l'utérus et des muscles abdominaux...........

- 1. Involontaires.
- 2. Progressives.
  - 1. De plus en plus fréquentes.
  - 2. De plus en plus intenses.
- 3. Douloureuses.
  - 1. Mouches.
  - 2. Douleurs......
    - 1. Préparantes.
    - 2. Expultrices.
    - 3. Conquassantes.
- 4. Intermittentes........
  - 1. Durée de trente, soixante, quatre-vingts secondes.
  - 2. Séparées par un intervalle..
    - 1. De vingt minutes.
    - 2. Puis de cinq minutes.

2° Effacement et dilatation du col (fig. 78 à 81)....

- 1. Effacement..
  - 1. De haut en bas.
  - 2. En sens inverse du ramollissement.
- 2. Dilatation....
  - 1. Progressive.
  - 2. Dimensions..
    - 1. 50 centimes.
    - 2. 1 franc.
    - 3. 2 francs.
    - 4. 5 francs.
    - 5. Petite et grande paume de main.
    - 6. Dilatation complète.

3° Formation de la poche des eaux (fig. 82 et 83)...

- 1. Deux états différents.....
  - 1. Tendue pendant les contractions.
  - 2. Flasque dans l'intervalle.
- 2. Forme.......
  - 1. Plate dans la présentation du sommet.
  - 2. Saillante.....
    - Dans présentations....
      - 1. Siège.
      - 2. Face.
      - 3. Tronc.
    - *Quatre variétés* .....
      - 1. Poche hémisphérique.
      - 2. Poche ellipsoïde ou ovoïde.
      - 3. Poche en boudin.
      - 4. Piriforme.
  - 3. Double parfois dans la grossesse gémellaire.
- 3. Sa rupture...
  - 1. Lorsque la dilatation est complète.
  - 2. Avec bruit quand elle est volumineuse.
  - 3. Rupture précoce, dangereuse........
    - 1. Accouchement prématuré.
    - 2. Putréfaction de l'enfant.
    - 3. Infection puerpérale.
  - 4. Rupture tardive.........
    - L'enfant peut naître coiffé par les membranes.

4° Écoulement des glaires et bouchon gélatineux.

5° Ampliation du vagin, du périnée, de la vulve.

2ᵉ PÉRIODE........ | C'est la période d'expulsion du fœtus.

DIAGNOSTIC DU TRAVAIL.....

- 1° Contractions douloureuses. } De plus en plus rapprochées et persistantes.
- 2° Le col s'efface. | Puis l'orifice se dilate progressivement.

TRAVAIL

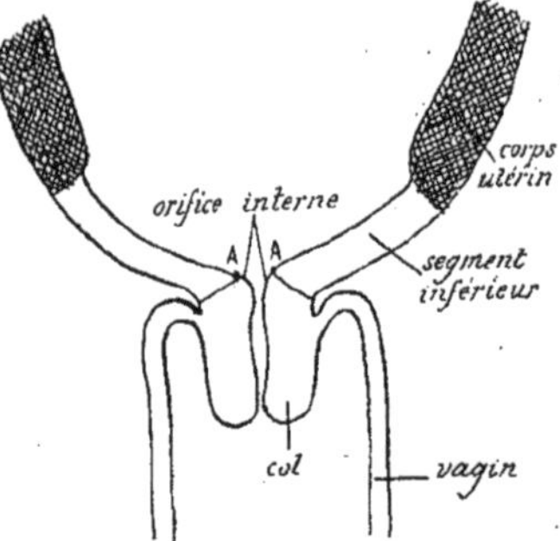

Fig. 78. — Voies génitales avant le travail.

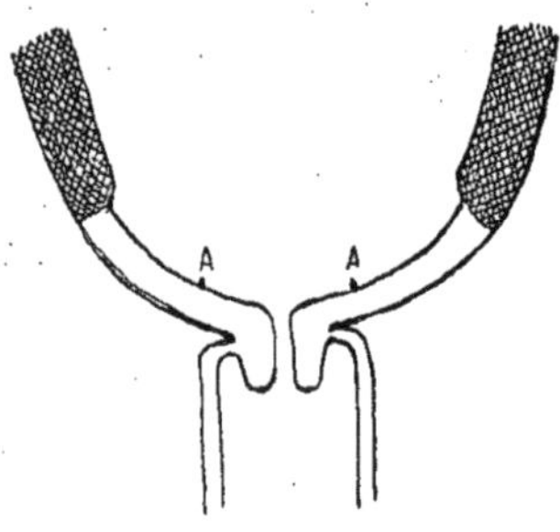

Fig. 79. — Début du travail : le col commence à s'effacer.

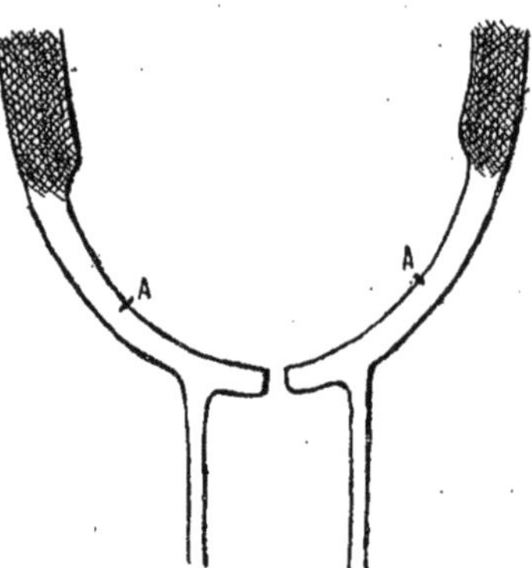

Fig. 80. — Travail : effacement complet du col.

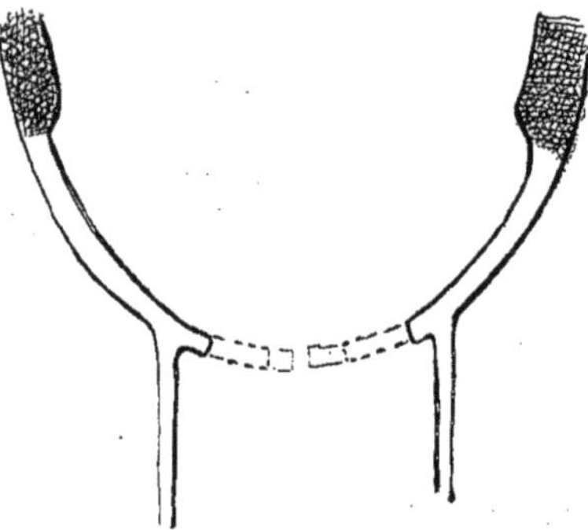

Fig. 81. — Dilatation progressive du col.

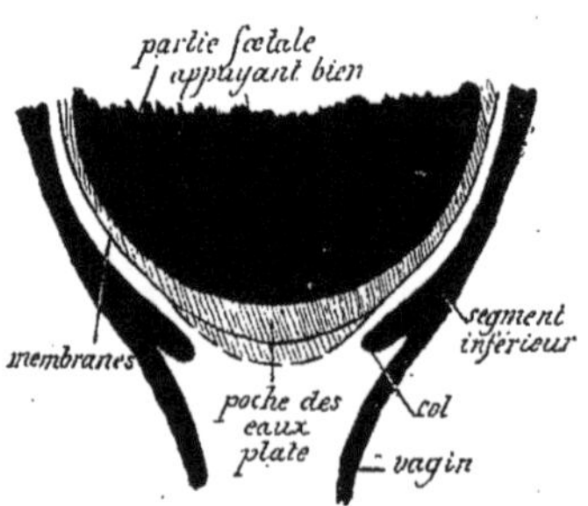

Fig. 82. — Formation de la poche des eaux.

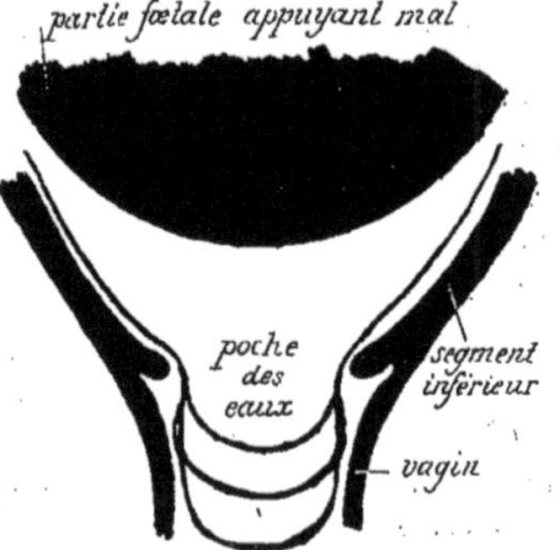

Fig. 83. — Variétés de forme de la poche des eaux
(pyriforme, cylindrique).

PHÉNOMÈNES PHYSIOLOGIQUES DE L'ACCOUCHEMENT

16. DIAGNOSTIC ET PRONOSTIC DES PRÉSENTATIONS ET POSITIONS PENDANT LE TRAVAIL

PAR LE TOUCHER VAGINAL.

SOMMET.

1° Présentation (fig. 87 à 90)...
- 1. Caractères d'une tête .... Tumeur .... 1. Dure..... / 2. Arrondie. / 3. Lisse .... Remplissent l'aire du petit bassin.
- 2. Fontanelles et sutures caractéristiques.
- 3. Difficultés....
  - 1. Tête élevée et mobile........ 1. La faire descendre. 2. La fixer.
  - 2. Bosse séro-sanguine...... Explorer le sommet au pourtour du bassin.

2° Position........
- 1. La fontanelle postérieure est le point de repère.
- 2. Reconnaître les fontanelles. L'index parcourra le plan résistant d'avant en arrière, rencontrera la suture sagittale, puis en la suivant atteindra une fontanelle.

FACE.

La pression du doigt peut produire... 1. Excoriations. 2. Phlyctènes.

Poche des eaux volumineuse.

1° Présentation (fig. 103 à 106); voy. aussi fig. 35 à 38............
- 1. *Caractères* ...
  - 1. Rebord saillant des orbites.
  - 2. Yeux qui donnent la sensation de tumeurs arrondies qui roulent sous le doigt.
  - 3. Nez avec sa forme pyramidale, difficilement infiltré.
  - 4. Bouche, mouvements de succion.
- 2. *Erreurs de diagnostic* ....
  - 1. Difficultés de l'exploration au début.
  - 2. Ne pas confondre........ 1. Front avec sommet. 2. Joues avec fesses. 3. Anus avec bouche. 4. Paupières avec organes génitaux.

2° Position........ 1. Le nez est le point de repère. 2. Direction du nez et de l'ouverture des narines.

SIÈGE.

1° Présentation (fig. 91 à 100)...
- 1° Signes de présomption.....
  - 1. Présentation élevée.
  - 2. Procidence d'un membre.
  - 3. Poche des eaux en boudin.
  - 4. Ecoulement de méconium.
- 2° Mode des fesses ....
  - 1. Tumeur volumineuse, mollasse, charnue.
  - 2. Sillon interfessier. Anus.
  - 3. Coccyx mobile.
  - 4. Sacrum.
  - 5. Parties génitales. Ne pas affirmer le sexe trop prématurément.
- 3° Mode des pieds........
  - Ce n'est pas une main .... 1. Angle droit avec jambe. 2. Orteils plus courts que doigts. 3. Pouce éloigné des doigts.
  - Est-ce le droit ou le gauche..... Chercher le bord interne du pied et placer son propre pied dans la situation de celui de l'enfant.
- 4° Genoux...... 1. Pli du jarret: 2. Tumeur arrondie, dure.
- 5° Siège complet...... 1. Caractères des fesses. 2. Caractères des membres inférieurs.

2° Position........ *Point de repère .* Sacrum et coccyx.

TRONC.

1° Présentation ...
- 1° *Procidence d'un membre supérieur* ..... 1. Reconnaître la main. 2. Remonter le long du bras jusqu'à l'aisselle.
- 2° *L'aisselle est le point de repère.* 1. Gril costal. 2. Ventre et cordon ombilical.

2° Position (fig. 111 à 114)...
- 1° *Procidence d'un bras* .....
  - 1. Est-ce la main droite ou gauche ?......... Superposer sa main à celle du fœtus.
  - 2. En déduire la position...... La main, étant en supination, est de même nom que la cuisse vers laquelle est tourné le pouce. Elle est aussi de même nom que l'épaule qui se présente.
- 2° *Il n'y a pas de procidence* ....
  - 1. La direction du creux de l'aisselle indique la situation de la tête.
  - 2. La colonne vertébrale et le scapulum indiquent le dos.

DIAGNOSTIC DES PRÉSENTATIONS ET POSITIONS PENDANT LE TRAVAIL

FIGURES 84, 85, 86. — RENSEIGNEMENTS FOURNIS PAR LE PALPER.

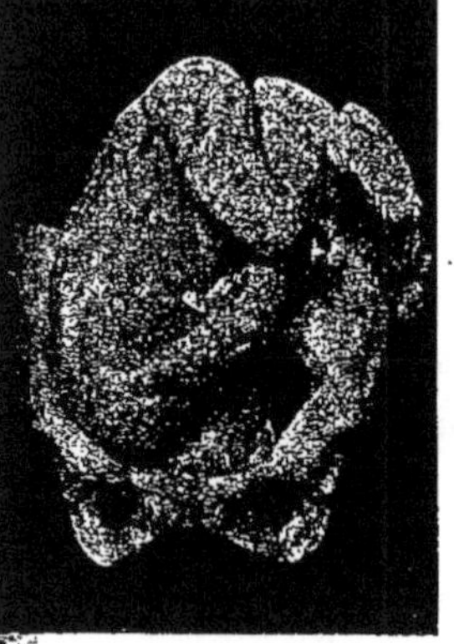

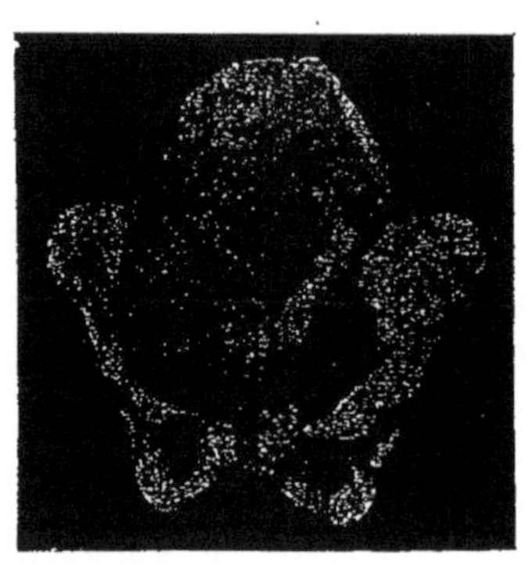

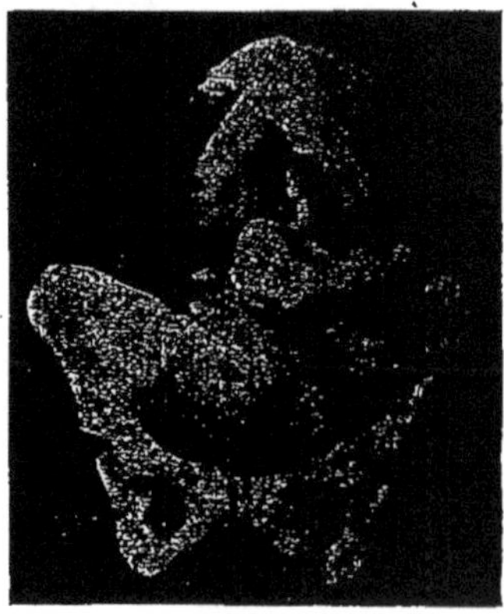

Fig. 84. — Position transverse, profondément engagée.

Fig. 85. — Position antérieure, profondément engagée.

Fig. 86. — Position postérieure (au début de l'engagement).

FIGURES 87, 88, 89, 90. — RENSEIGNEMENTS FOURNIS PAR LE TOUCHER, FONTANELLE POSTÉRIEURE ET SUTURES.

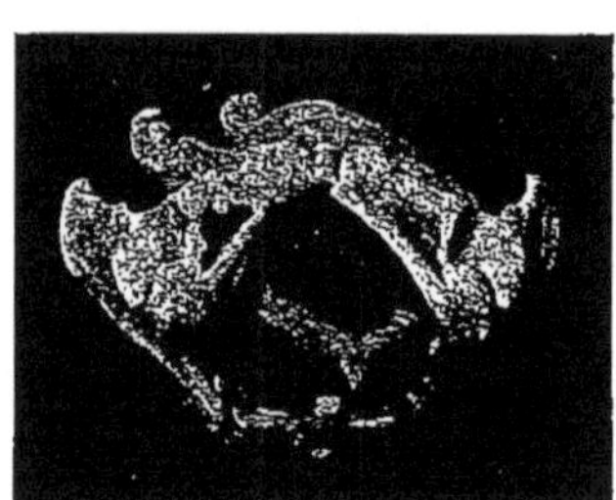

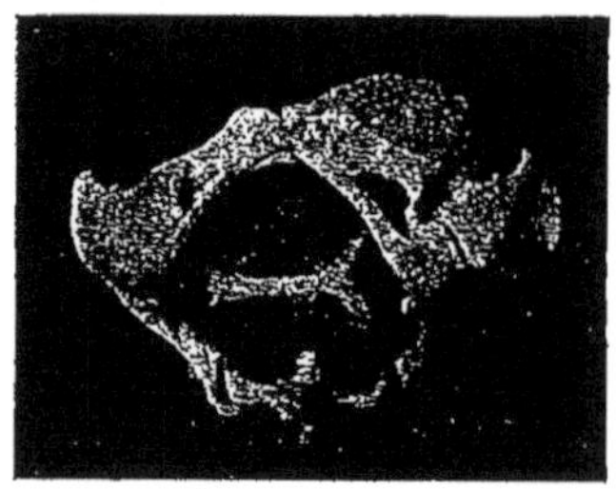

Fig. 87. — OIGP.

Fig. 88. — OIGT.

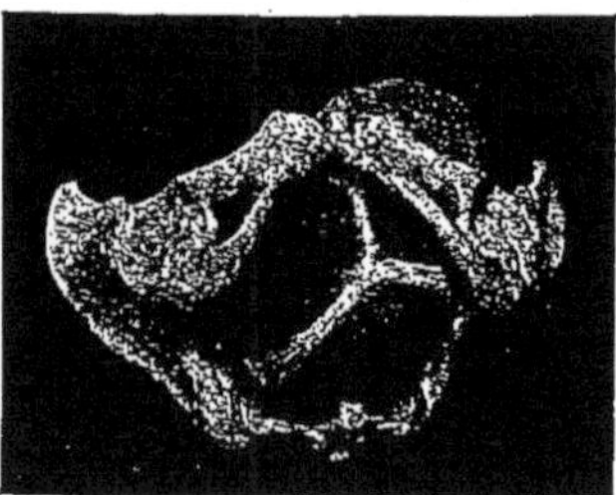

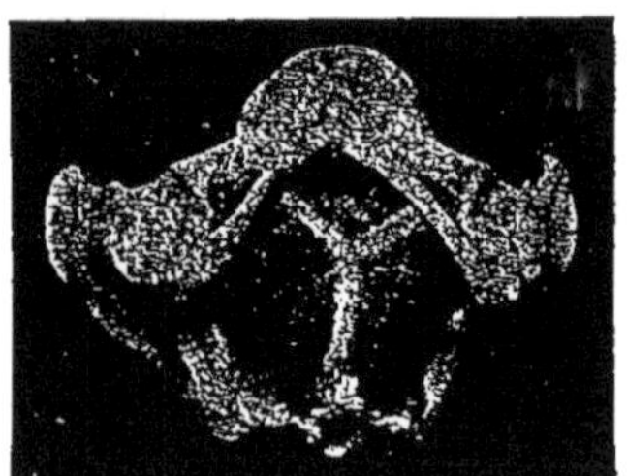

Fig. 89. — OIGA.

Fig. 90. — OP.

Évolution de la tête pendant la rotation de OIGP en OP.

PENDANT LE TRAVAIL

ACCOUCHEMENT PAR LE SOMMET

DIAGNOSTIC DES PRÉSENTATIONS ET POSITIONS PENDANT LE TRAVAIL

FIGURES 91, 92. — RENSEIGNEMENTS FOURNIS PAR LE PALPER DANS LA PRÉSENTATION DU SIÈGE.

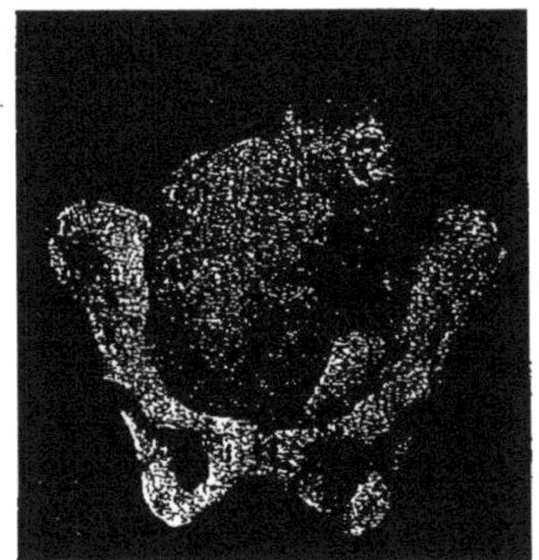

Fig. 91. — Sacro-antérieure (droite).

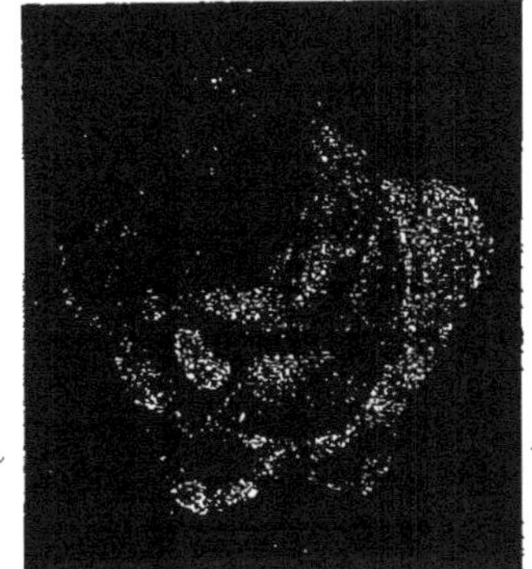

Fig. 92. — Sacro-postérieure (gauche).

FIGURES 93 A 97. — RENSEIGNEMENTS FOURNIS PAR LE TOUCHER DANS LES POSITIONS DU SIÈGE COMPLET

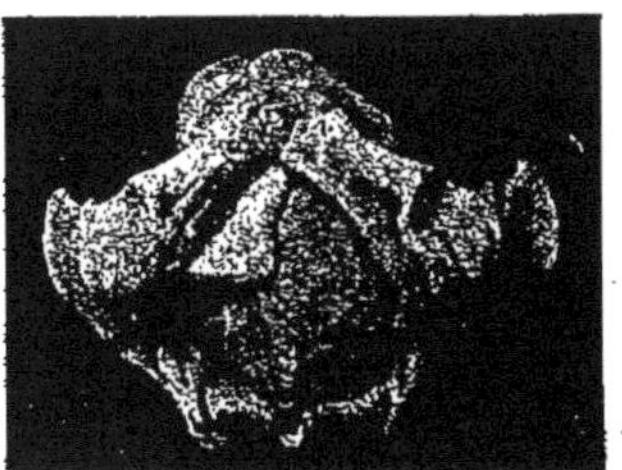

Fig. 93. — SIGP.

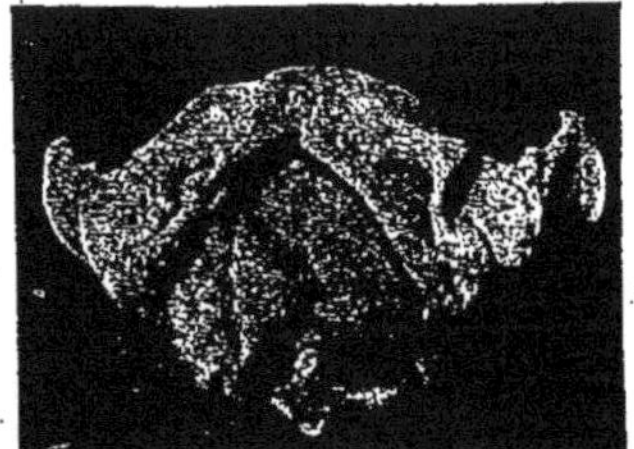

Fig. 94. — SIGT.

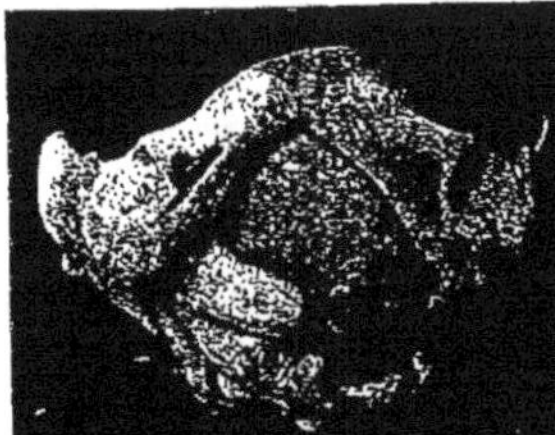

Fig. 95. — SIGA.

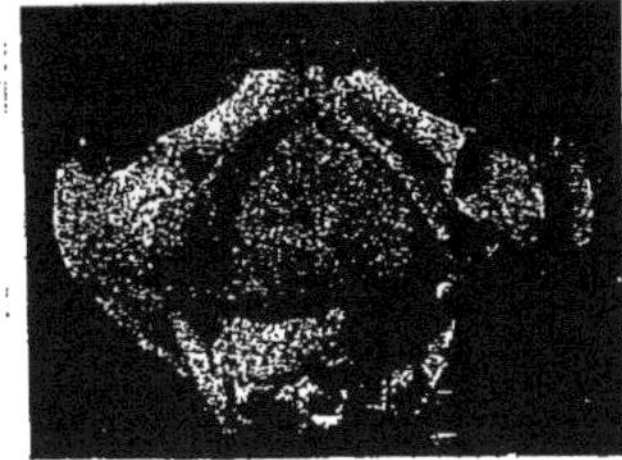

Fig. 96. — SP.

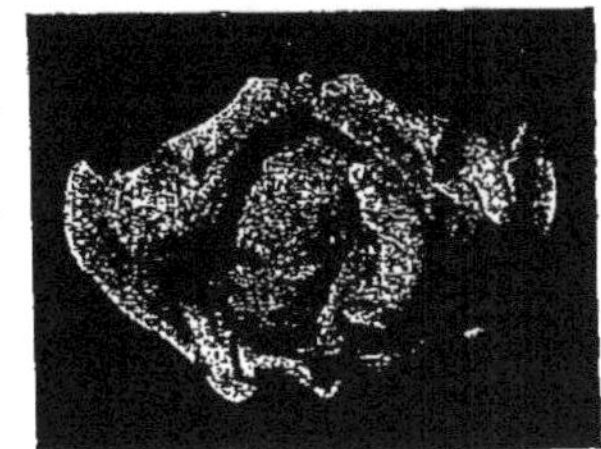

Fig. 97. — SIDT.

FIG. 98 A 100. — TROIS PHASES DE L'ACCOUCHEMENT DANS LA PRÉSENTATION DU SIÈGE EN POSITION SIGP.

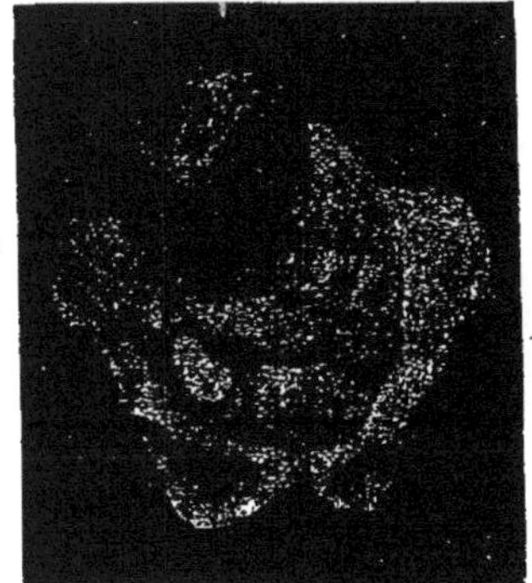

Fig. 98. — Engagement en SIGP.

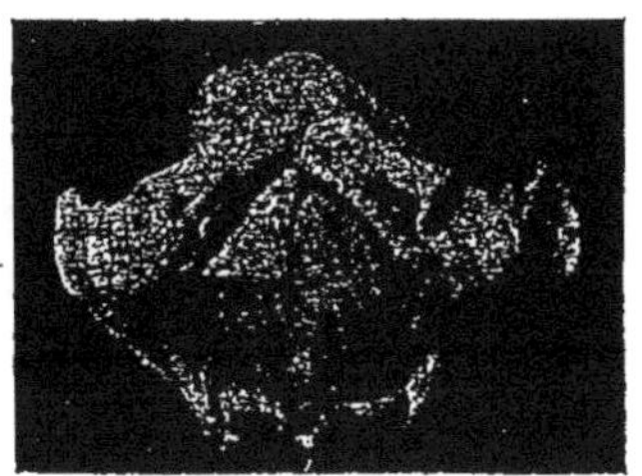

Fig. 99. — Siège descendu en SIGP.

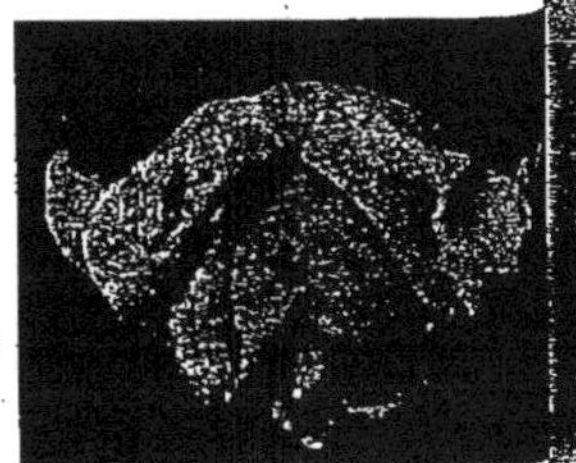

Fig. 100. — Rotation en SIGT avant l'expl

DIAGNOSTIC DES PRÉSENTATIONS ET POSITIONS PENDANT LE TRAVAIL

ACCOUCHEMENT PAR LA FACE — RENSEIGNEMENTS FOURNIS PAR LE PALPER

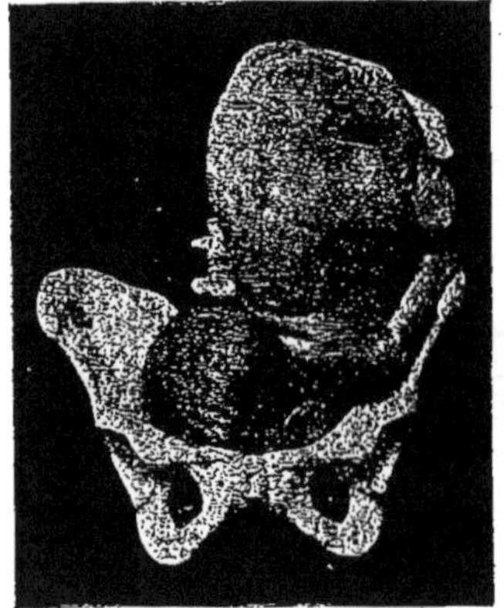

Fig. 101. — Mento postérieure gauche encoche de la nuque.

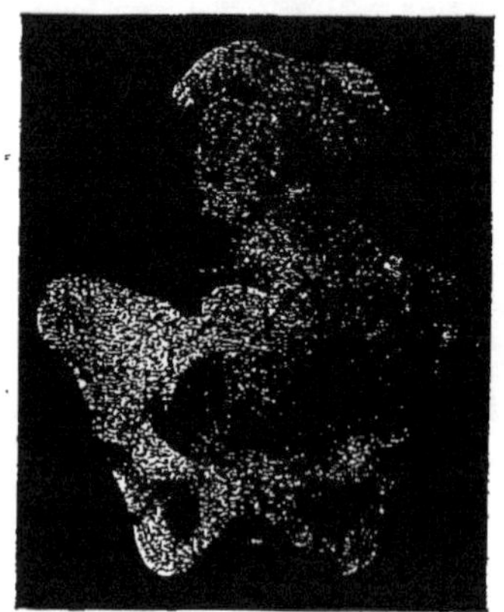

Fig. 102. — Mento antérieure (gauche)

RENSEIGNEMENTS FOURNIS PAR LE TOUCHER DANS LES PRÉSENTATIONS DE LA FACE

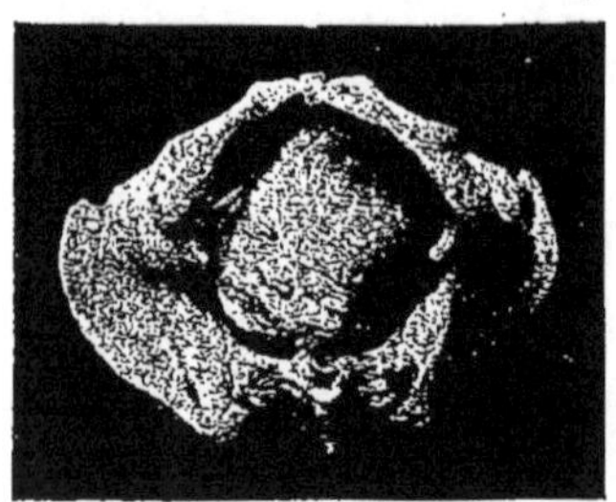

Fig. 103. — Mento IDP.

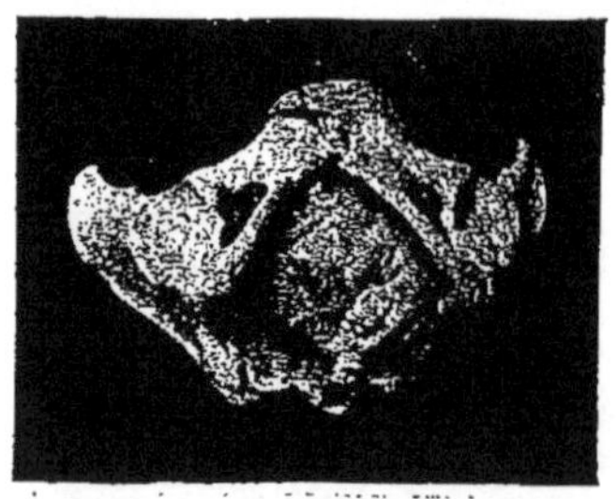

Fig. 104. — MIGP.

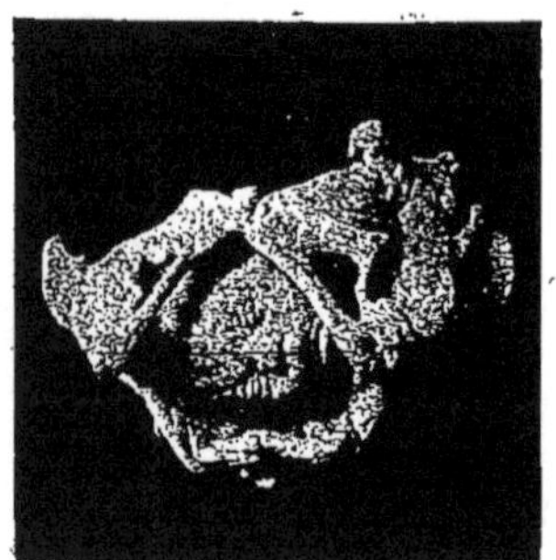

Fig. 105. — MIGT.

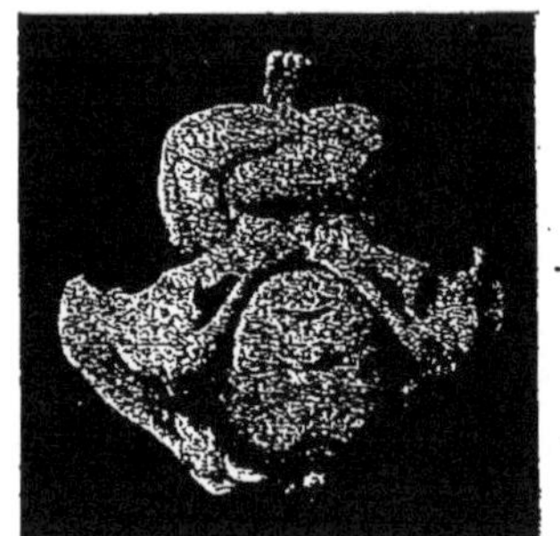

Fig. 106. — Mento-pubienne.

Phases successives de la rotation.

PENDANT LE TRAVAIL

Saulieu et Lebief — Obstétrique.

4

DIAGNOSTIC DES PRÉSENTATIONS ET POSITIONS PENDANT LE TRAVAIL

ACCOUCHEMENT PAR LA FACE EN MIGP.

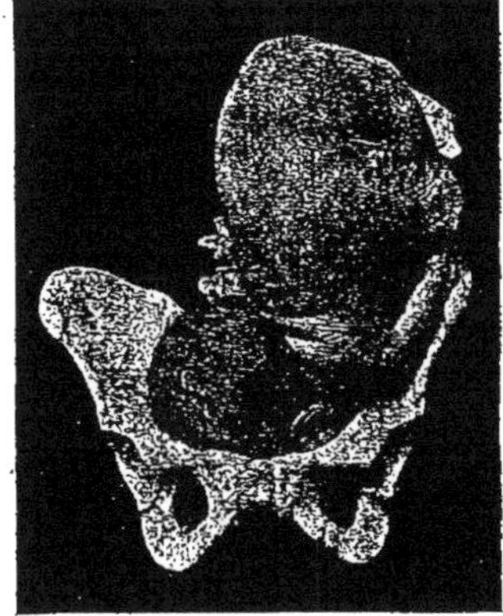

Fig. 107. — Engagement en MIGP.

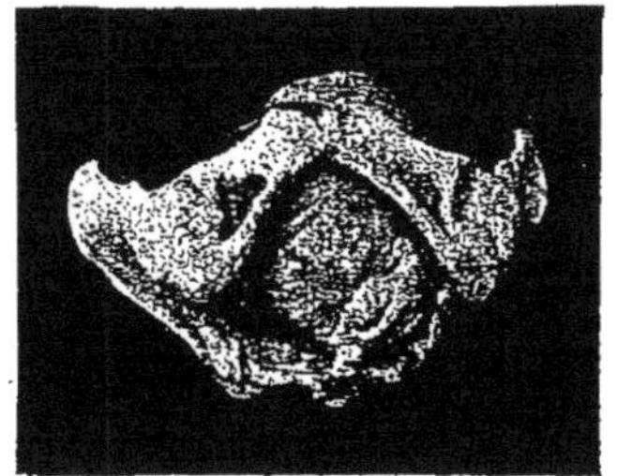

Fig. 108. — Descente incomplète en MIGP.

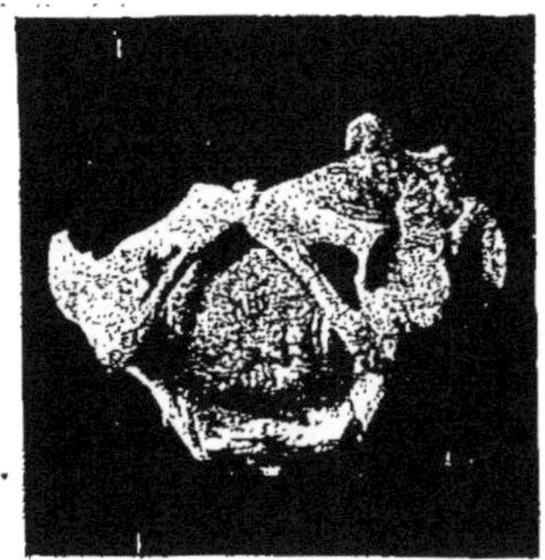

Fig, 109. — Rotation en transverse.

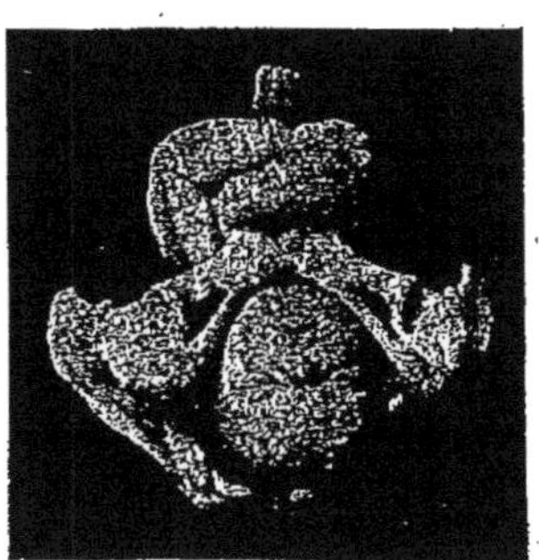

Fig. 110. — Rotation en MIGA.

DIAGNOSTIC DES PRÉSENTATIONS ET POSITIONS PENDANT LE TRAVAIL

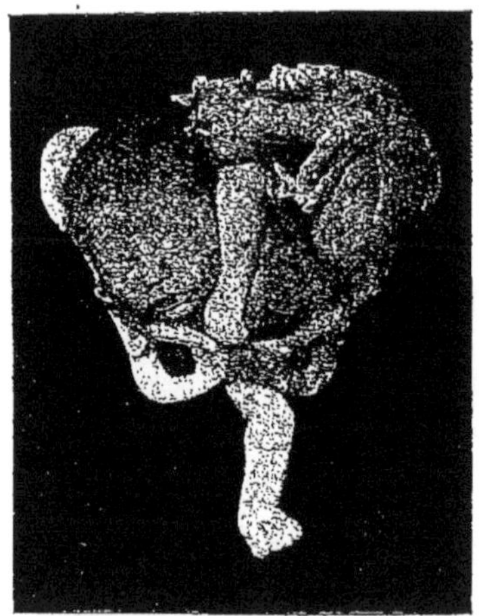

Fig. 111. — Présentation de l'épaule droite en acromio-iliaque droite ; dos en arrière : tête à droite, procidence du bras.

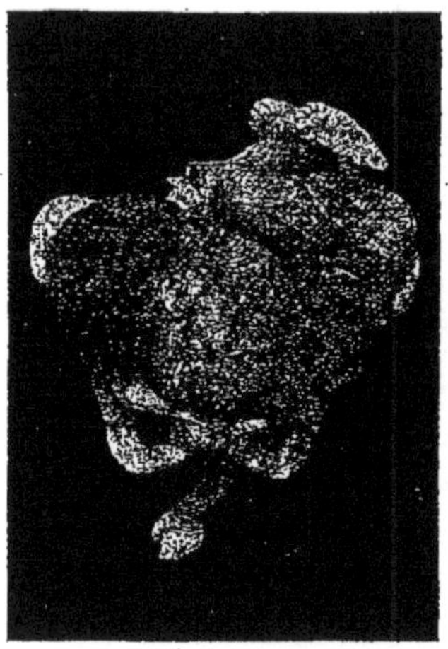

Fig. 112. — Présentation de l'épaule gauche en AID, dos en avant, tête à droite.

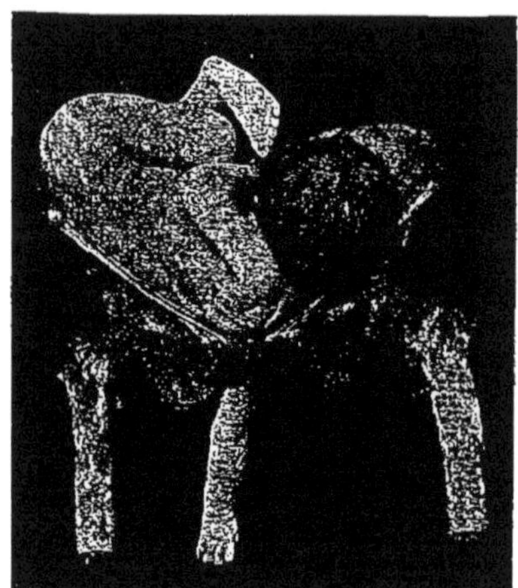

Fig. 113. — Présentation de l'épaule droite en AIG, dos en avant, tête à gauche.

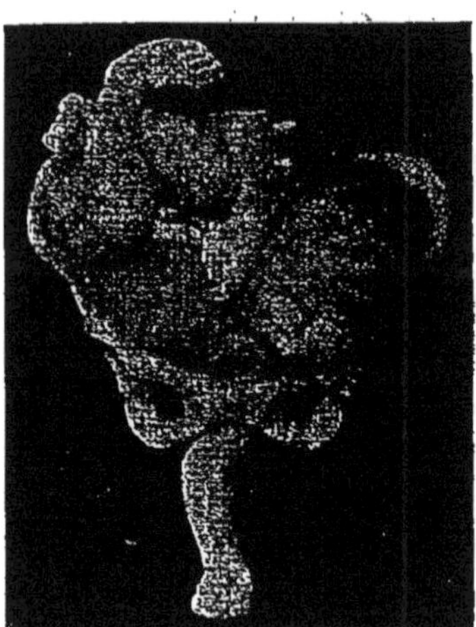

Fig. 114. — Présentation de l'épaule gauche en AIG, tête à gauche, dos en arrière.

PRONOSTIC DES PRÉSENTATIONS ET POSITIONS..

1° Sommet .....
- 1. Le plus favorable.
- 2. OS est plus sévère.
- 3. *Mortalité*.....
  - 1. 1 p. 100 pour le fœtus.
  - 2. 0,67 p. 100 pour la mère.

2° Face..........
- 1. Travail long et laborieux.
- 2. MP grave et souvent exige intervention.
- 3. *Mortalité*..... 5 p. 100 par compression......
  - 1. Du cou.
  - 2. Du cordon.

3° Siège........
- 1. Travail long, surtout si mode des fesses.
- 2. *Mortalité*..... | 1. p. 10 pour le fœtus.

4° Tronc.......
- 1. Pronostic grave.
- 2. Intervention indispensable.
- 3. *Mortalité*..... | 50 p. 100 pour le fœtus.

---

17. SOINS A DONNER A LA FEMME PENDANT L'ACCOUCHEMENT

TROIS QUESTIONS A RÉSOUDRE.....
- 1. La femme est-elle enceinte?
- 2. Est-elle à terme?
- 3. Est-elle en travail?

PRÉCAUTIONS D'ANTISEPSIE..
- 1. Désinfection des mains de l'accoucheur.
- 2. Lavage et antisepsie des organes génitaux externes, du vagin de la femme.
- 3. Ouate antiseptique au niveau de la vulve.
- 4. Désinfection des instruments.

CHAMBRE.........
- 1. Aérée.
- 2. Température de 15 à 18° C.

VÊTEMENTS......
- 1. Amples pendant la première période du travail.
- 2. Camisole et chemise quand la femme se met au lit.
- 3. Fourreaux de flanelle pour les jambes.

LIT................
- 1. Matelas de crin recouvert d'un drap.
- 2. Deux garnitures superposées contenant chacune ....
  - 1. Toile imperméable.
  - 2. Alèze pliée en plusieurs doubles.
- Enlever la garniture supérieure après la délivrance.

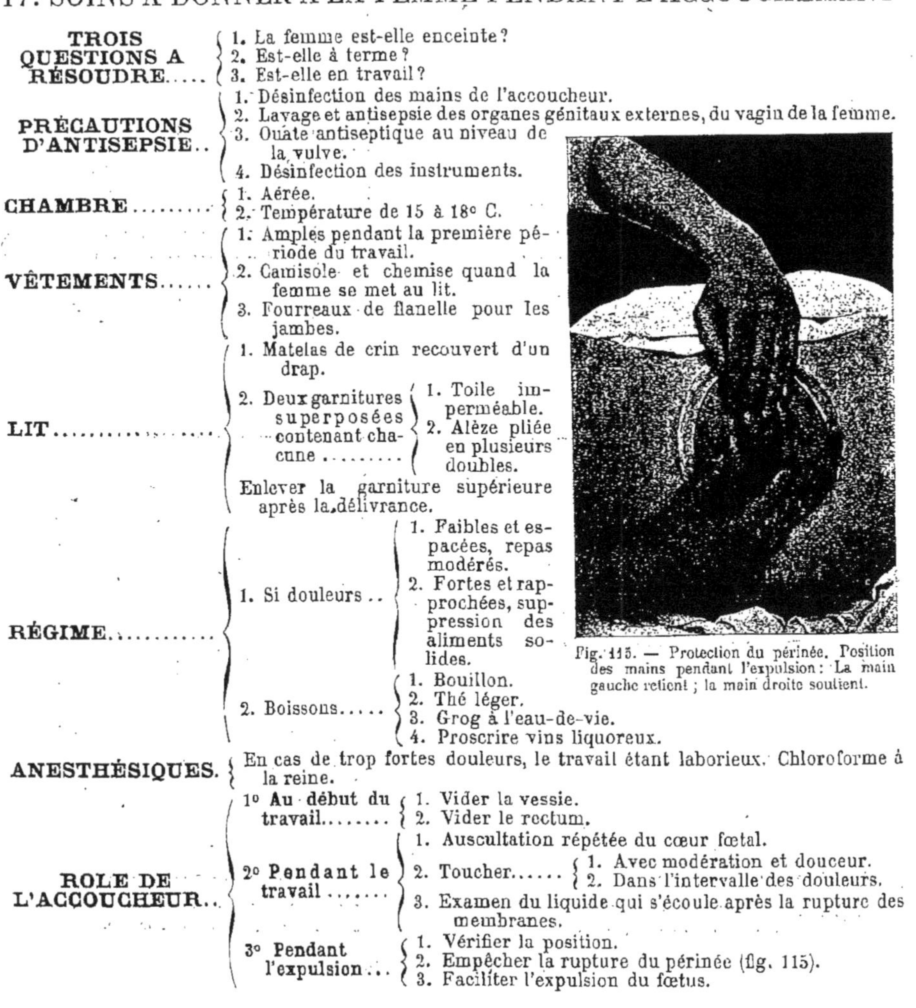

Fig. 115. — Protection du périnée. Position des mains pendant l'expulsion : La main gauche retient ; la main droite soutient.

RÉGIME.............
- 1. Si douleurs ..
  - 1. Faibles et espacées, repas modérés.
  - 2. Fortes et rapprochées, suppression des aliments solides.
- 2. Boissons.....
  - 1. Bouillon.
  - 2. Thé léger.
  - 3. Grog à l'eau-de-vie.
  - 4. Proscrire vins liquoreux.

ANESTHÉSIQUES. En cas de trop fortes douleurs, le travail étant laborieux. Chloroforme à la reine.

ROLE DE L'ACCOUCHEUR..
- 1° Au début du travail........
  - 1. Vider la vessie.
  - 2. Vider le rectum.
- 2° Pendant le travail ....
  - 1. Auscultation répétée du cœur fœtal.
  - 2. Toucher......
    - 1. Avec modération et douceur.
    - 2. Dans l'intervalle des douleurs.
  - 3. Examen du liquide qui s'écoule après la rupture des membranes.
- 3° Pendant l'expulsion ...
  - 1. Vérifier la position.
  - 2. Empêcher la rupture du périnée (fig. 115).
  - 3. Faciliter l'expulsion du fœtus.

---

18. CONDUITE A TENIR DANS LES PRÉSENTATIONS DU SOMMET

AU DÉBUT DU TRAVAIL.

- 1° *Par le toucher*, constater..........
  - 1. La présentation.
  - 2. La conformation du bassin.
  - 3. Le degré du travail.
- 2° *Par l'auscultation*, reconnaître l'état de santé de l'enfant.
- 3° *Précautions*.........
  - 1. S'assurer que le lit est bien garni.
  - 2. Grand lavement.
  - 3. Vider la vessie.
  - 4. Injection vaginale antiseptique tiède.
  - 5. Ouate antiseptique au niveau de la vulve.

PÉRIODE D'EFFACEMENT.......
- 1. La présence de l'accoucheur n'est pas nécessaire.
  - *Exceptions..*
    - 1. Fœtus très petit.
    - 2. Contractions intenses et rapprochées.
- 2. Toucher le moins possible.

PÉRIODE DE DILATATION.
- 1. Présence de l'accoucheur indispensable, si la dilatation atteint les dimensions d'une pièce de cinq francs.
- 2. Pratiquer fréquemment l'auscultation du cœur fœtal.
- 3. La femme restera couchée après la rupture de la poche des eaux.
- 4. Doit-on rompre artificiellement les membranes?
  - Dans trois cas.
    - 1.
      - 1. Tête engagée.
      - 2. Dilatation stationnaire.
      - 3. Poche des eaux tendue continuellement.
      - 4. Tension utérine par excès de liquide.
    - 2. Hémorragie.........
      - 1. Placenta prævia.
      - 2. Décollement placentaire prématuré.
    - 3. Dilatation bien complète.
  - *Instruments....*
    - 1. Avec l'ongle de l'index.
    - 2. Avec le perce-membranes.
  - *Modus faciendi.*
    - 1. Index et médius de la main gauche accolés et en contact avec les membranes.
    - 2. Avec la main droite, amener la pointe du perce-membranes en contact avec les membranes, en suivant la gouttière protectrice de l'index et du médius gauches.
    - 3. Ponction de la poche des eaux au moment d'une contraction; agrandir cette solution de continuité avec l'index.
  - S'assurer ensuite qu'il n'y a pas de procidence.

PÉRIODE D'EXPULSION.
- 1° S'assurer par le toucher de la dilatation complète.......
  - 1. Pour autoriser la femme à pousser.
  - 2. Pour connaître la durée de la période d'expulsion et faire une application de forceps si elle dure plus de deux heures sans progression de la tête.
- 2° Vérifier la position.
- 3° Auscultation toutes les cinq minutes, dans l'intervalle des contractions......................
  - 1. Pour savoir si le fœtus souffre et terminer, dans ce cas, l'accouchement par forceps.
  - 2. Pour connaître l'évolution du fœtus.
- 4° Vacuité de la vessie...........
  - Cathétérisme au besoin (nécessité de soulever la tête du fœtus pour permettre le cathétérisme).
- 5° Position de la femme...........
  - 1° En France ...
    - 1. Sur le bord du lit.
    - 2. Décubitus horizontal. Tête basse.
    - 3. Siège relevé par un drap plié.
    - 4. Membres inférieurs écartés et en flexion.
    - 5. Talons rapprochés des fesses et prenant un solide point d'appui sur le lit.
  - 2° En Angleterre. | Décubitus latéral.
- 6° L'accoucheur engage la femme.
  - 1. A pousser par en bas, comme pour aller à la garde-robe, et à fermer la bouche pendant les douleurs.
  - 2. A prendre point d'appui.
    - 1. Avec les pieds sur le plan du lit.
    - 2. Avec les mains aux barreaux du lit.
- 7° Conduite à suivre lorsque la tête distend le périnée, le coccyx ayant été refoulé......
  - 1. Vérifier la position.
  - 2. Empêcher la sortie brusque de la tête : avec les doigts de la main gauche rapprochés, on coiffe toute la partie visible de la tête, le talon de la main étant appuyé sur le pubis (fig. 116).
  - 3. Orienter cette tête suivant l'axe vulvaire : appuyer sur la tête avec le pouce jusqu'à l'apparition du front.
  - 4. Le bregma apparaît à la vulve.........
    - 1. Maintenir vigoureusement la tête au moment des contractions.
    - 2. Faire respirer largement la femme, la bouche ouverte.
    - 3. Engager la patiente à pousser dans l'intervalle des douleurs.
    - 4. Faciliter en même temps le mouvement d'extension de la tête : presser avec l'extrémité des doigts en soulevant la tête vers le pubis.
  - 5. Pendant ces manœuvres, soutenir le périnée.
    - La main droite, appliquée à plat de la vulve à l'anus, le bord radial vers la fourchette, exercera une pression sur le périnée (fig. 115).

MANŒUVRES ACCESSOIRES…
1. S'assurer du dégagement de l'occiput sous le pubis. Le faciliter avec le doigt.
2. On peut dégager avec le doigt la bosse pariétale la plus accessible.
3. *Manœuvre de Ritgen…*
   1. Un doigt, dans le rectum, presse sur la racine du nez pour hâter la déflexion de la tête.
   2. Inconvénients.
      1. Doigt souillé.
      2. Contusion de la paroi rectale.

CIRCULAIRES DU COU…
1. Les dégager…
   1. En les faisant glisser par-dessus la tête fœtale.
   2. En les faisant glisser au niveau des épaules.
2. Si circulaires très serrées… Couper le cordon entre deux pinces hémostatiques.

DÉGAGEMENT DES ÉPAULES…
1. Saisir la tête entre les mains (fig. 117).
2. La laisser s'orienter d'elle-même; ou bien tourner l'occiput du côté où il se trouvait avant la rotation interne du tronc…
   1. A gauche, si OIG.
   2. A droite, si OID.
3. Faire pousser la femme et tirer en bas et en arrière, pour dégager l'épaule antérieure sous l'arcade pubienne (fig. 117).
4. Dégagement de l'épaule postérieure…
   1. Relever fortement la tête en haut (fig. 118).
   2. Les deux bras se dégagent ; sinon les extraire en faisant moucher le fœtus.

EXTRACTION DU TRONC…
1. On tire en haut.
2. Sur la tête du fœtus (fig. 119).

LA CONDUITE A TENIR VARIE AVEC LA VARIÉTÉ DE POSITION…

OIA et OIT…
1. Suivre les préceptes précédents.
2. Favoriser les différents temps du mécanisme.

OS…
1. *Expectation.*
2. Ou bien.
   1. *Manœuvre de Tarnier..*
      1. Introduire l'index dans le sillon auriculo-temporal antérieur.
      2. Appuyer sur la tête avec le doigt (pendant les contractions.)
      3. L'occiput tournera d'arrière en avant.

      Inconvénients. Si la manœuvre est mal exécutée, on risque d'amener l'occiput directement en arrière.
   2. *Autre procédé…*
      1. Introduire la main en arrière de la tête.
      2. Amener la tête en transverse.
3. *Emploi du forceps…* Si la tête reste plus d'une heure et demie sans progresser, la dilatation étant complète.

ACCOUCHEMENT PAR LE SOMMET

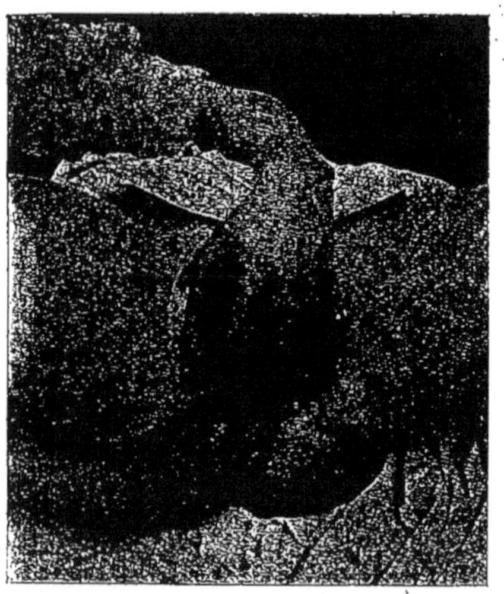

Fig. 116. — Sortie de la tête ; la main gauche retient
la tête, aide à la déflexion ; la droite soutient le périnée.

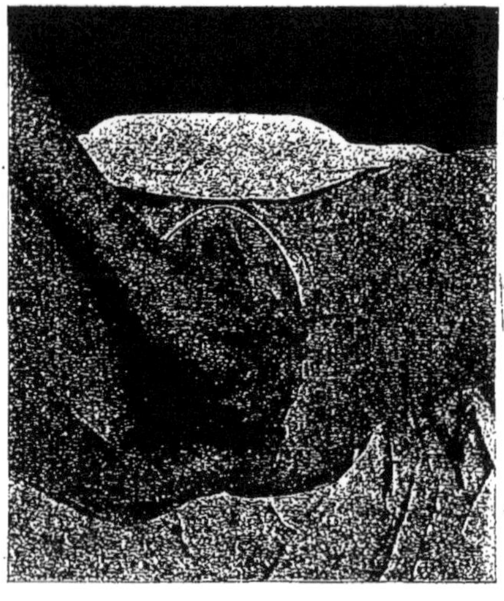

Fig. 117. — Rotation externe de la tête ; tractions en bas
pour dégager l'épaule antérieure.

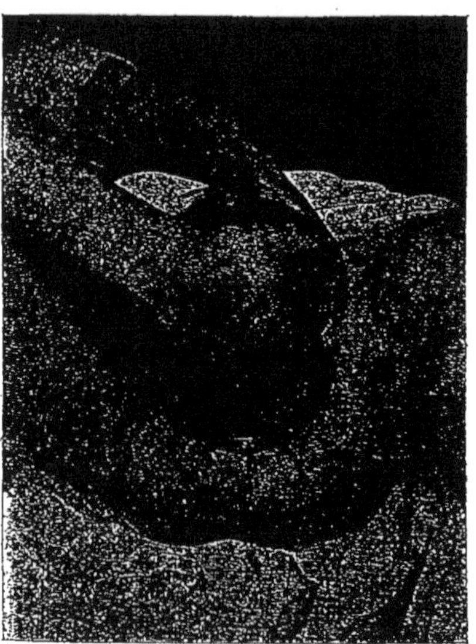

Fig. 118. — Tractions en haut pour dégager l'épaule
postérieure.

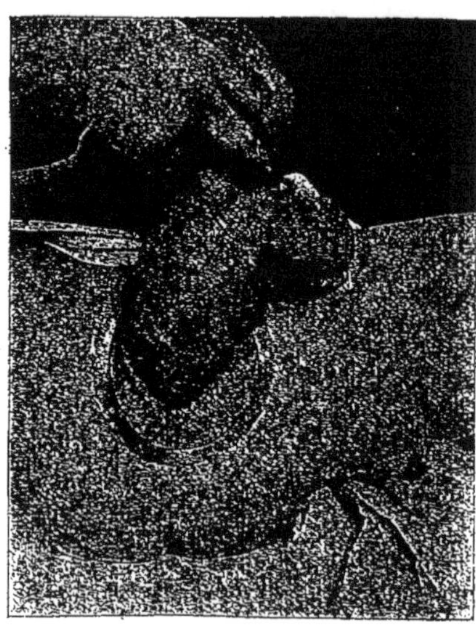

Fig. 119. — Dégagement du tronc et du siège.

19. CONDUITE A TENIR DANS LA PRÉSENTATION DU SIÈGE

I. — SIÈGE COMPLET.

SOINS PRÉLIMINAIRES.
1. Asepsie de la vulve et du vagin.
2. Surveiller les battements du cœur fœtal.
3. Préparer tout ce qu'il faut pour ranimer l'enfant.

INTERVENTION.. Deux conditions.
1. Le fœtus souffre.
2. Expulsion trop lente avec siège descendu et ne pouvant plus augmenter la dilatation.

DANGER DES TRACTIONS SUR LES MEMBRES INFÉRIEURS...
1. Déflexion de la tête.
2. Relèvement des bras sur les côtés de la tête.

PÉRIODE D'EXPULSION.

1º Préliminaires...
1. Femme en travers du lit.
2. Position obstétricale.
3. Antisepsie des organes génitaux externes.
4. L'accoucheur a les avant-bras entièrement découverts.

2º Le siège est à la vulve........... Si les pieds se dégagent difficilement......
1. En dégager un.
2. N'exercer aucune traction sur lui.

3º Une fois les hanches dégagées. Aller à la recherche du cordon et faire une anse pour éviter (fig. 124)......
1. Désinsertion du cordon au niveau de l'ombilic.
2. Décollement prématuré du placenta.
3. Inversion utérine.

4º Le tronc se dégage.........
1. Le soutenir.
2. Le relever vers le pubis.

5º Dégagement des épaules et des bras.........

1. Dégagement spontané des épaules l'une après l'autre.
1. Tantôt épaule antérieure en 1er lieu.
2. Tantôt épaule postérieure en 1er lieu.

2. Si membres supérieurs retenus......

1. Non défléchis. Introduire la main dans le vagin et entraîner au dehors la main du fœtus.

2. Défléchis, relevés le long de la tête (fig. 128 et 129).

 1. Cause habituelle... Tractions intempestives sur le tronc, dans l'intervalle des contractions utérines.

 2. Règle de conduite.. Il faut dégager le membre supérieur le plus accessible, le postérieur en général.

 3. *Modus faciendi* (Voy. *Version*)......
  1. Introduire la main dans le vagin....... Le bras sera toujours saisi à l'aide de la main homonyme.
  2. 3 doigts, pouce, index, médius, le long de l'humérus, font attelle.
  3. Abaisser doucement le bras en faisant moucher le fœtus.
  4. Abaisser l'autre bras avec l'autre main.

6º Expulsion de la tête.............

1. Peu volumineuse . Expulsion assez rapide.

2. Volumineuse : manœuvre de Mauriceau (fig. 126 et 127).
1. Fœtus à cheval sur la face antérieure de l'avant-bras qui répond au plan ventral du fœtus.
2. Index et médius dans la bouche du fœtus (fig. 126).
3. Partie postérieure du cou entre index et médius de l'autre main.
4. Fléchir la tête.
5. Amener le menton en arrière sur la ligne médiane.
6. Tractions synergiques avec les 2 mains jusqu'à ce que la partie postérieure de l'occiput soit appliquée derrière la symphyse pubienne.
7. Relever le fœtus avec l'avant-bras et dégager, sans précipitation, le menton, la bouche, le nez, le front.

EXTRACTION DU SIÈGE

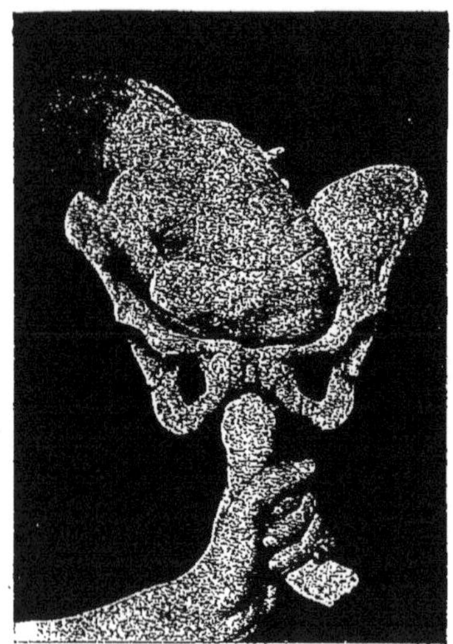

Fig. 120. — Tractions sur le pied postérieur (mauvais pied); la hanche antérieure assise sur le détroit supérieur empêche l'engagement.

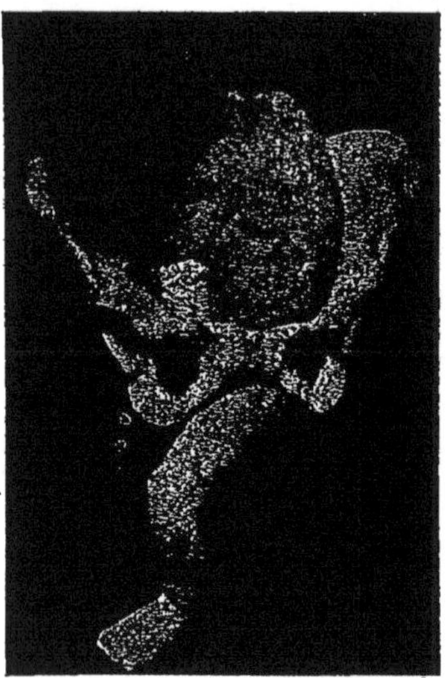

Fig. 121. — On a tiré sur le pied antérieur ; l'engagement se fait sans obstacle en SIGP.

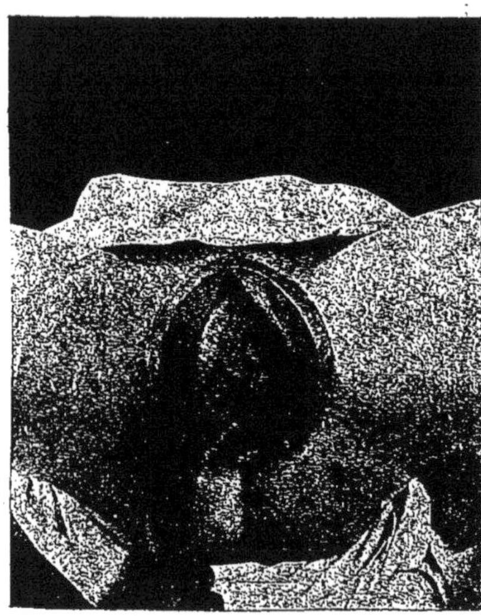

Fig. 122. — Extraction du siège en SIGT, tractions en bas sur le pied antérieur pour dégager la hanche antérieure.

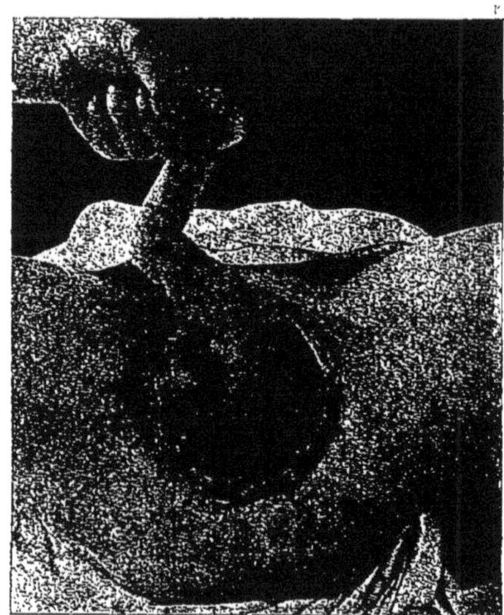

Fig. 123. — Dégagement de la hanche postérieure.

EXTRACTION DU SIÈGE

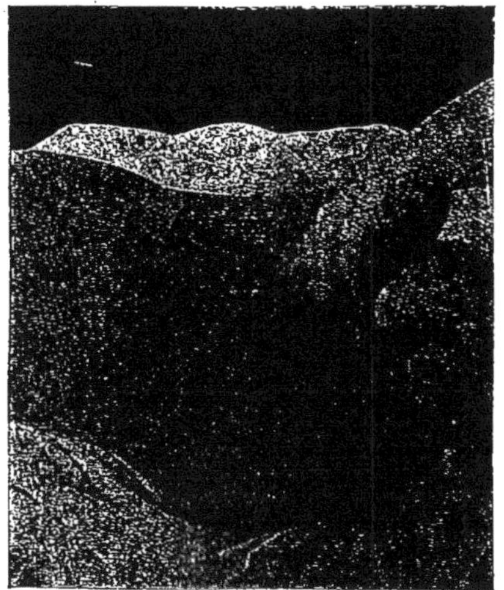

Fig. 124. — Anse au cordon.

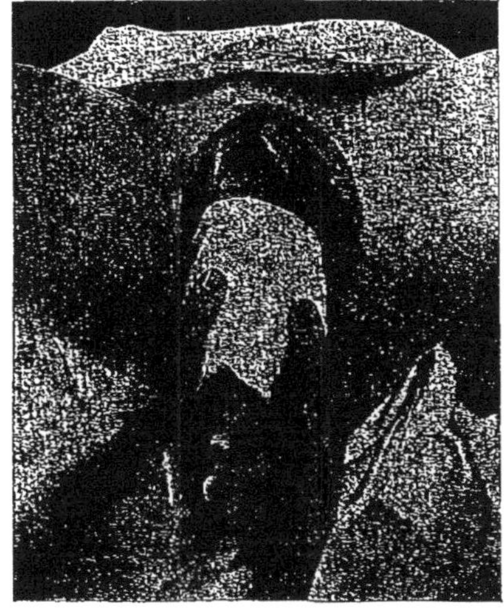

Fig. 125. — Tractions en bas sur le siège entouré de compresses.

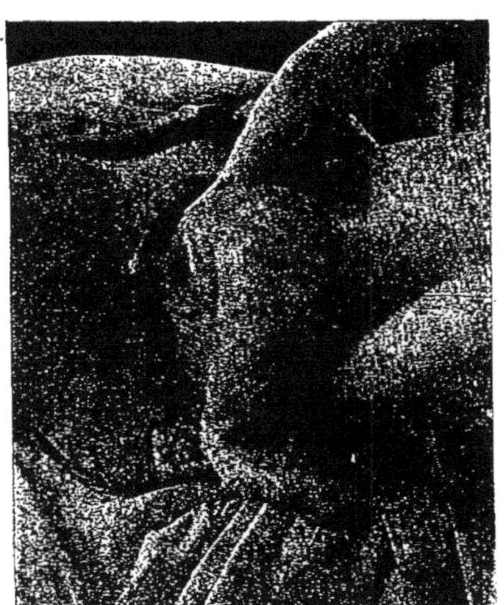

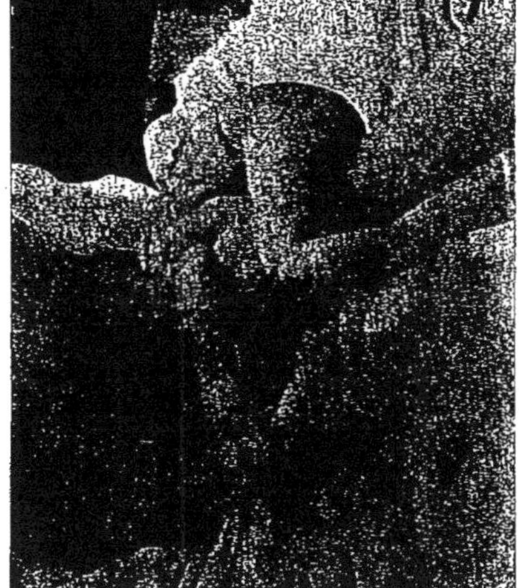

Fig. 126 et 127. — Manœuvre de Mauriceau.

EXTRACTION DU SIÈGE

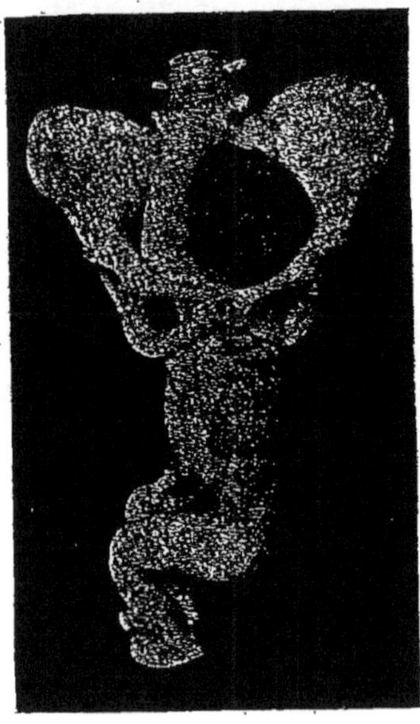

Fig. 128. — Bras antérieur relevé au-devant
de la tête.

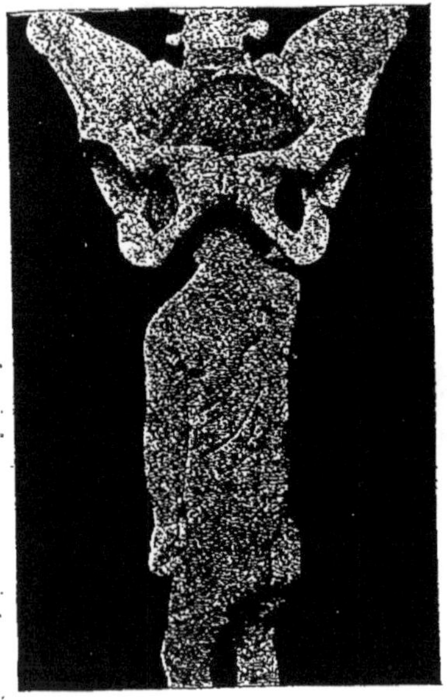

Fig. 129. — Bras postérieur relevé.

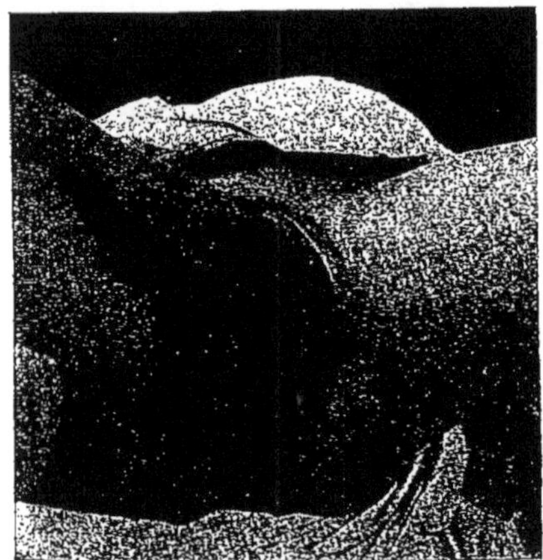

Fig. 130. — Tractions inguinales (siège décomplété, mode
des fesses profondément engagé).

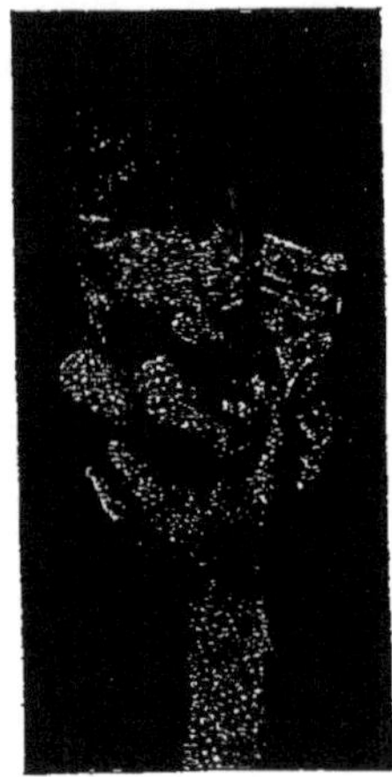

Fig. 131. — Abaissement prophylactique du pied anté-
rieur dans le siège décomplété mode des fesses.

ABAISSEMENT DU PIED ANTÉRIEUR ...

Indications ..... — 1. Dilatation complète. — 2. Siège .... — 1. Resté au détroit supérieur. / 2. Immobilisé dans l'excavation.

Ne pas saisir les deux pieds ... — La dilatation des parties molles serait insuffisante.

Quel pied faut-il saisir? .... — Le pied antérieur (fig. 120 et 121).

Achever l'extraction du siège (fig. 121 et suiv.) si... — 1. Souffrance du fœtus. — 2. Inertie utérine.

II. — SIÈGE DÉCOMPLÉTÉ. MODE DES FESSES.

PENDANT LE TRAVAIL .....

1. Dilatation par trop avancée ..... — 2. Poche des eaux intacte .... — Version par manœuvres externes.

Précaution ...... — Éviter avec soin la rupture de la poche des eaux.

LE SIÈGE APPARAIT A LA VULVE...

1° Dégager le membre inférieur antérieur.....
1. Glisser deux ou trois doigts le long de la cuisse antérieure en formant attelle.
2. Porter la cuisse en abduction.
3. La jambe se fléchit, le pied tombe dans la main de l'accoucheur.
4. Dégagement du membre inférieur.

2° Dégager le membre inférieur postérieur.

3° Le reste de l'accouchement est comme pour siège complet.

1° Siège décomplété arrêté au niveau du détroit supérieur ....

1. Attendre la dilatation complète.

2. Abaisser le pied antérieur.
— 1. En allant le chercher.
— 2. En pressant sur le creux poplité et en produisant l'abduction de la cuisse (fig. 131).

3. Ne pas procéder à l'extraction immédiate.

2° Siège décomplété retenu dans l'excavation .....

Instruments. .....
— 1. Moyens dangereux.... — 1. Lacs. / 2. Crochets.
— 2. Forceps...... — 1. Application délicate. / 2. Dérape facilement.

Bonne méthode..
1. Aller chercher un pied et l'extraire.
2. Ou bien tractions avec les doigts sur le pli de l'aine (fig. 130)......
— 1. Index dans le pli de l'aine antérieure.
— 2. Tractions pour abaisser la hanche antérieure.
— 3. Index et médius de l'autre main dans l'aine postérieure.
— 4. Traction en haut et en avant pour abaisser la hanche postérieure.
— 5. Puis tirer avec les deux mains pour achever l'extraction de l'extrémité pelvienne.

ANOMALIES.

20. CONDUITE A TENIR DANS LA PRÉSENTATION DE LA FACE ET DANS LA PRÉSENTATION DE L'ÉPAULE

I. — PRÉSENTATION DE LA FACE.

AU DÉBUT DU TRAVAIL

Transformer la présentation de la face en présentation du sommet.

Conditions :
1. Extrémité céphalique élevée.
2. Enfant volumineux.
3. Menton en arrière.

Modus faciendi :
1. *Manœuvre de Schalz* :
   1. Soulever le fœtus par les épaules.
   2. Une main pousse la tête vers le plan sternal du fœtus.
   3. Un aide s'applique à engager la tête fléchie en repoussant le siège du fœtus du même côté que la tête.
2. *Manœuvre de Pinard* :
   1. Deux doigts ou la main dans le vagin. Les appliquer sur la fontanelle antérieure.
   2. L'autre main est appliquée sur la région occipitale, à travers la paroi abdominale.
   3. *Pressions.*
      1. De bas en haut sur le front, avec les doigts.
      2. De haut en bas sur l'occiput, à travers la paroi abdominale.

PENDANT LA DILATATION.
1° Ne pas toucher trop souvent :
   1. Phlyctènes.
   2. Excoriations.
2° Même position de la femme que pour la présentation du sommet.

PENDANT L'EXPULSION.
1° Il faut que le menton tourne en avant pour que la tête puisse se dégager :
   1. Spontanément.
   2. Artificiellement :
      1. Avec doigt appliqué sur une apophyse malaire ou dans la bouche.
      2. Si échec.
         1. Tête élevée.
            1. Version pelvienne.
            2. Forceps.
               1. Application délicate.
               2. Peut déraper.
         2. Tête engagée.
            1. Enfant vivant.
               1. Forceps.
               2. Symphyséotomie.
            2. Fœtus mort... Basiotripsie.
2° Se conduire ensuite comme pour le sommet :
   1. La *main droite* empêche le dégagement trop brusque des régions :
      1. Frontale.
      2. Bregmatique.
      3. Occipitale.
   2. La *main gauche* soutient le périnée.

II. — PRÉSENTATION DE L'ÉPAULE

Impossibilité habituelle de l'évolution spontanée.

PENDANT LA GROSSESSE. Version céphalique par manœuvres externes (Voy. *Version*).

PENDANT LE TRAVAIL
1° Membranes intactes :
   1. Dilatation incomplète :
      1. Version céphalique ou pelvienne par manœuvres externes.
      2. Si échec, attendre.
   2. Dilatation complète :
      1. Rupture des membranes.
      2. Version podalique par manœuvres internes.
2° Membranes rompues :
   1. Dilatation incomplète :
      1. Version par manœuvres externes.
      2. Version combinée de Braxton Hicks.
      3. Si échec, attendre dilatation complète.
      4. Si dilatation tarde trop, dilatation artificielle.
   2. Dilatation complète :
      1. Version podalique par manœuvres internes.
      2. Si contre-indication absolue : embryotomie.

21. SOINS A DONNER AUX NOUVEAU-NÉS, DÉFORMATIONS SUBIES PAR LE FŒTUS

I. — SOINS A DONNER AUX NOUVEAU-NÉS.

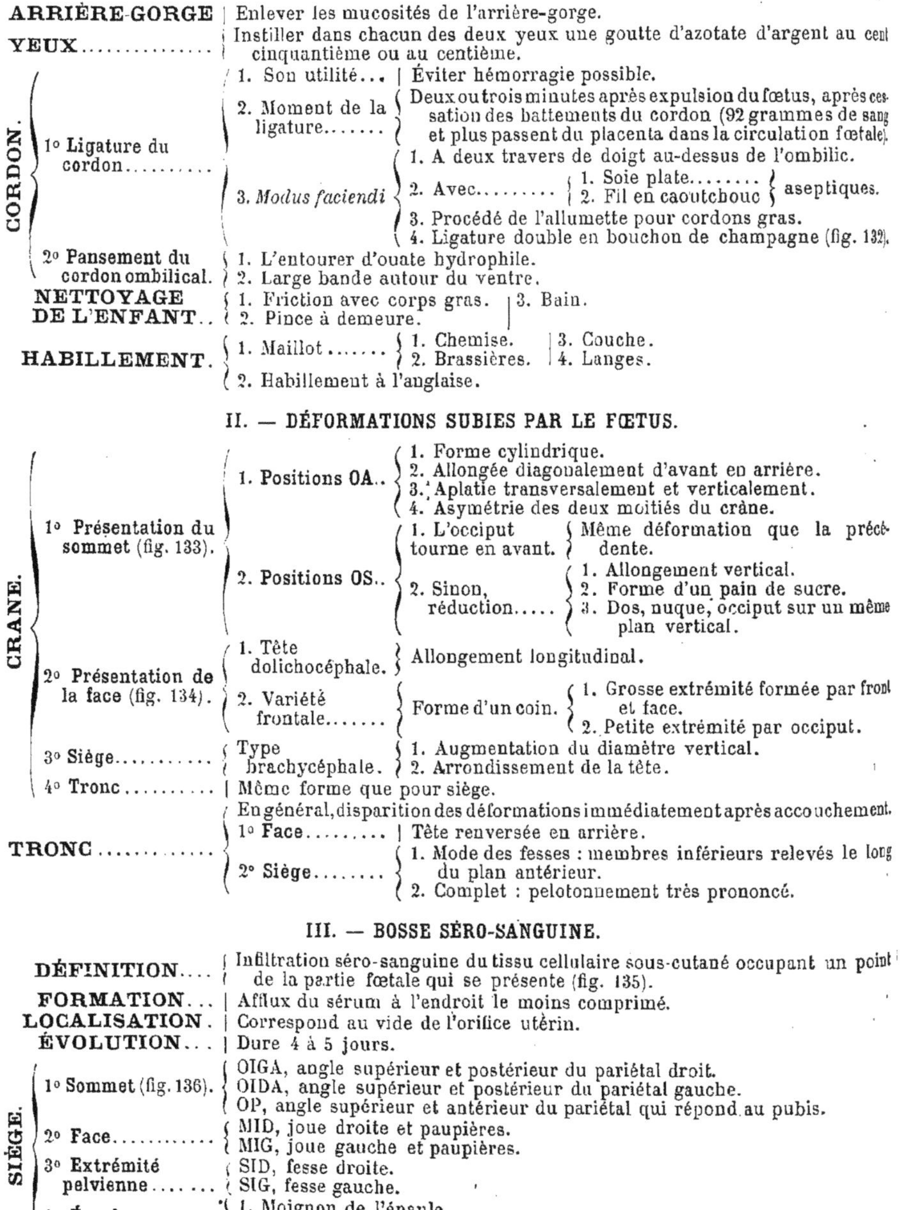

ARRIÈRE-GORGE | Enlever les mucosités de l'arrière-gorge.

YEUX............ | Instiller dans chacun des deux yeux une goutte d'azotate d'argent au cent cinquantième ou au centième.

CORDON.

1° Ligature du cordon.........
- 1. Son utilité... | Éviter hémorragie possible.
- 2. Moment de la ligature....... : Deux ou trois minutes après expulsion du fœtus, après cessation des battements du cordon (92 grammes de sang et plus passent du placenta dans la circulation fœtale).
- 3. *Modus faciendi* :
  - 1. A deux travers de doigt au-dessus de l'ombilic.
  - 2. Avec......... { 1. Soie plate........ / 2. Fil en caoutchouc } aseptiques.
  - 3. Procédé de l'allumette pour cordons gras.
  - 4. Ligature double en bouchon de champagne (fig. 132).

2° Pansement du cordon ombilical.
- 1. L'entourer d'ouate hydrophile.
- 2. Large bande autour du ventre.

NETTOYAGE DE L'ENFANT..
- 1. Friction avec corps gras. | 3. Bain.
- 2. Pince à demeure.

HABILLEMENT.
- 1. Maillot....... { 1. Chemise. | 3. Couche. / 2. Brassières. | 4. Langes. }
- 2. Habillement à l'anglaise.

II. — DÉFORMATIONS SUBIES PAR LE FŒTUS.

CRANE.

1° Présentation du sommet (fig. 133).
- 1. Positions OA..
  - 1. Forme cylindrique.
  - 2. Allongée diagonalement d'avant en arrière.
  - 3. Aplatie transversalement et verticalement.
  - 4. Asymétrie des deux moitiés du crâne.
- 2. Positions OS..
  - 1. L'occiput tourne en avant. } Même déformation que la précédente.
  - 2. Sinon, réduction.....
    - 1. Allongement vertical.
    - 2. Forme d'un pain de sucre.
    - 3. Dos, nuque, occiput sur un même plan vertical.

2° Présentation de la face (fig. 134).
- 1. Tête dolichocéphale. } Allongement longitudinal.
- 2. Variété frontale....... Forme d'un coin. { 1. Grosse extrémité formée par front et face. / 2. Petite extrémité par occiput. }

3° Siège.......... Type brachycéphale. { 1. Augmentation du diamètre vertical. / 2. Arrondissement de la tête. }

4° Tronc......... | Même forme que pour siège.

TRONC..........
- En général, disparition des déformations immédiatement après accouchement.
- 1° Face......... | Tête renversée en arrière.
- 2° Siège........ { 1. Mode des fesses : membres inférieurs relevés le long du plan antérieur. / 2. Complet : pelotonnement très prononcé. }

III. — BOSSE SÉRO-SANGUINE.

DÉFINITION.... | Infiltration séro-sanguine du tissu cellulaire sous-cutané occupant un point de la partie fœtale qui se présente (fig. 135).

FORMATION... | Afflux du sérum à l'endroit le moins comprimé.

LOCALISATION. | Correspond au vide de l'orifice utérin.

ÉVOLUTION... | Dure 4 à 5 jours.

SIÈGE.

1° Sommet (fig. 136).
- OIGA, angle supérieur et postérieur du pariétal droit.
- OIDA, angle supérieur et postérieur du pariétal gauche.
- OP, angle supérieur et antérieur du pariétal qui répond au pubis.

2° Face........... { MID, joue droite et paupières. / MIG, joue gauche et paupières. }

3° Extrémité pelvienne....... { SID, fesse droite. / SIG, fesse gauche. }

4° Épaule......... { 1. Moignon de l'épaule. / 2. Main et avant-bras, si procidence du membre supérieur. }

DÉFORMATIONS SUBIES PAR LE FŒTUS

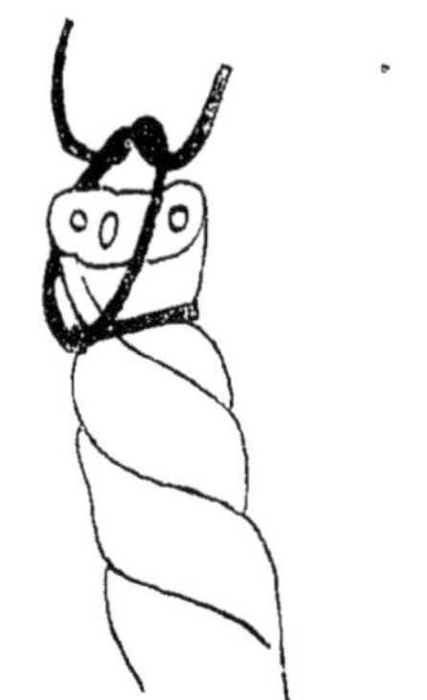 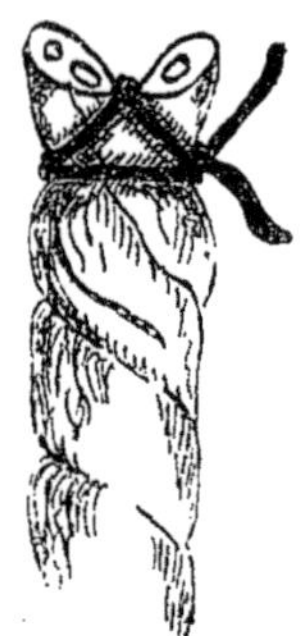

Fig. 132. — Ligature du cordon en bouchon de champagne.

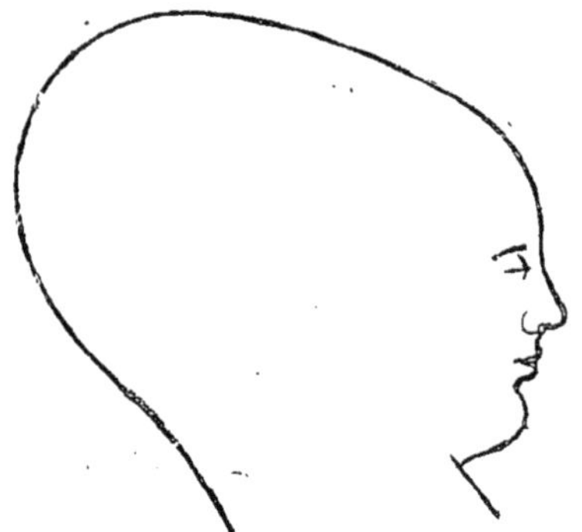

Fig. 133. — Déformation de la tête dans l'accouchement par le sommet.

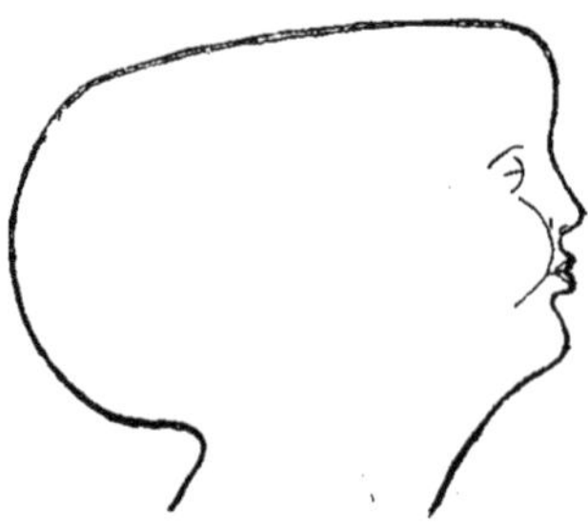

Fig. 134. — Déformation de la tête dans l'accouchement par la face.

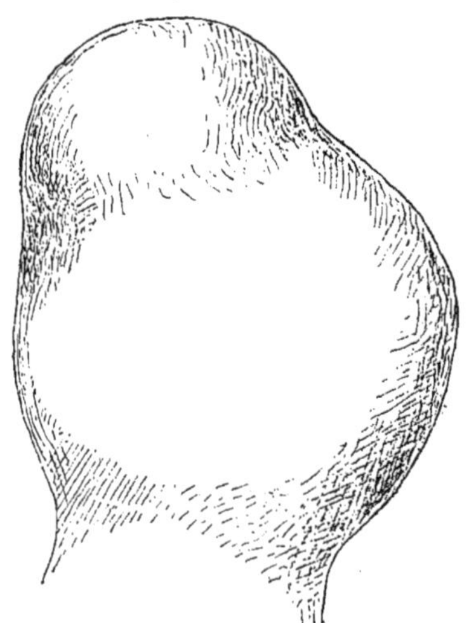

Fig. 135. — Bosse séro-sanguine volumineuse.

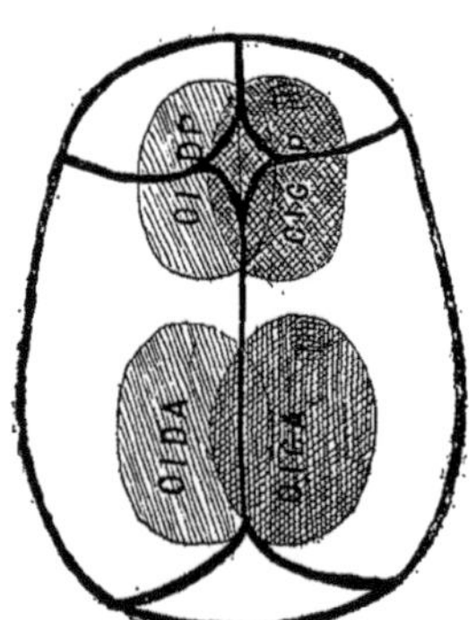

Fig. 136. — Sièges différents de la bosse séro-sanguine suivant la position dans la présentation du sommet.

SOINS A DONNER AU NOUVEAU-NÉ — DÉFORMATIONS DE LA TÊTE

22. DÉLIVRANCE NATURELLE

DÉFINITION ... | Expulsion du placenta et de ses annexes.

MÉCANISME ......

1er temps :
Décollement du placenta ....
1. Rétractilité et contraction de l'utérus après l'accouchement.
2. Tiraillement et déchirure des liens utéro-placentaires.

2e temps :
Passage du placenta de l'utérus dans le vagin...
1. Par les contractions utérines.
2. Grâce à l'ouverture de l'orifice interne du col.
3. Durée de 20 à 30 minutes.

3e temps :
Expulsion hors des voies génitales..........
1. Une à deux heures après la naissance de l'enfant.
2. Exceptionnellement, expulsion rapide.

CONDUITE A TENIR.

3° Extraction du délivre.

1° Règle générale.
Ne pas extraire le placenta avant qu'il soit complètement décollé et passé en partie dans le vagin.

2° Moyen de s'en assurer.........
1. Douleurs survenant 20 à 30 minutes après l'expulsion fœtale.
2. Utérus rétracté et diminué de volume.
3. Toucher vaginal en suivant le cordon, on doit arriver facilement sur l'insertion placentaire.

1re méthode :
Tractions sur le cordon..
1. Main droite saisit le cordon.
2. Tractions dirigées ......
  1. En bas et en arrière (poulie de renvoi avec le médius et l'index de main gauche) (fig. 139).
  2. Horizontalement.
  3. En haut et en avant.

2e méthode :
Expression utérine ou méthode de Credé.......
Main sur utérus pour (fig. 137).
  1. Frictionner dans l'intervalle des contractions.
  2. Exercer pression graduelle et persistante pendant les contractions.
Avantages......
  1. Pas de traction sur le cordon.
  2. Pas de rupture du cordon.
  3. Pas d'inversion utérine.
Inconvénients ...
  1. Douleurs.
  2. Endolorissement consécutif.
  3. Rétentions de membranes.

3e méthode : Méthode mixte (fig. 140).....................
1. Traction sur le cordon.
2. Expression du fond de l'utérus (fig. 137).

Une fois le placenta hors de la vulve......................
Le saisir à pleine main et tordre les membranes (fig. 138).

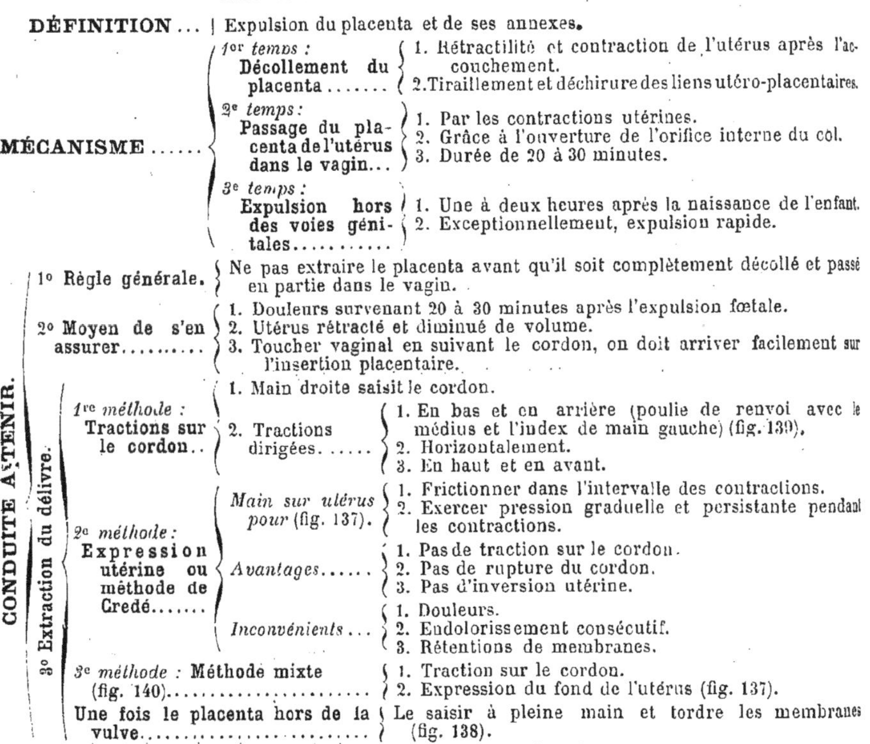

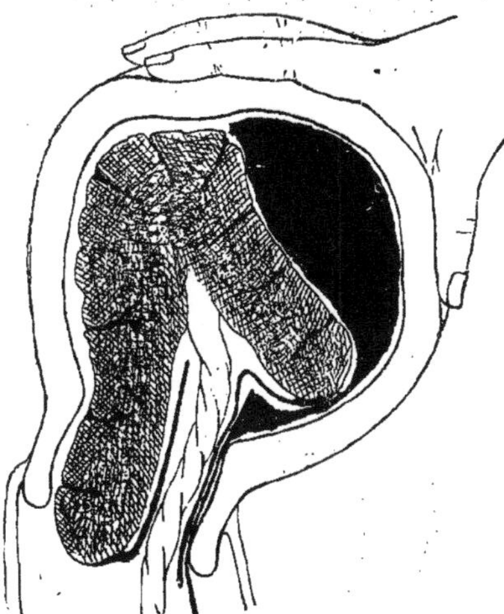

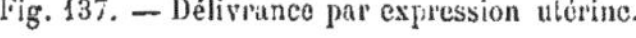

Fig. 137. — Délivrance par expression utérine.

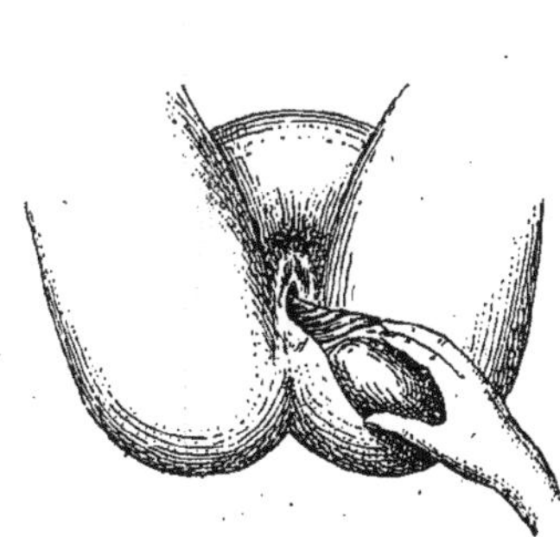

Fig. 138. — Torsion des membranes, encore adhérentes, après expulsion du placenta.

HÉMORRAGIE ..
1. Quelques gouttes de sang quelquefois.
2. 600 à 700 gr. de caillots...
  1. Au moment des tractions.
  2. Après la sortie du placenta.

EXAMEN DU DÉLIVRE .....
1° Cordon.
2° Placenta (fig. 141 et 142)....... | 1. Face utérine. | 2. Face fœtale.
3° Membranes

DÉLIVRANCE

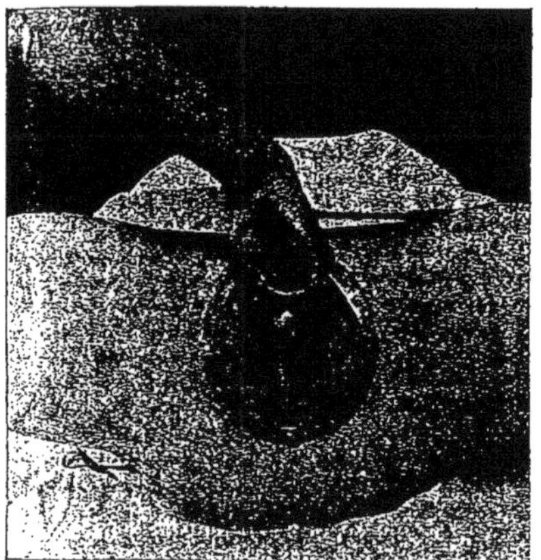

Fig. 139. — Délivrance par tractions sur le cordon ;
l'index faisant poulie de renvoi.

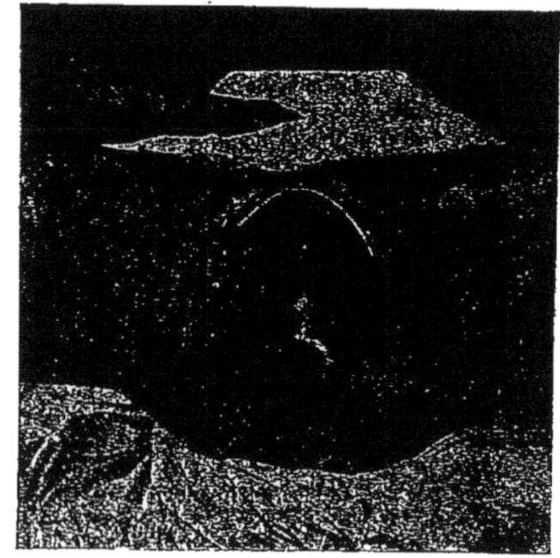

Fig. 140. — Traction et expression combinées.

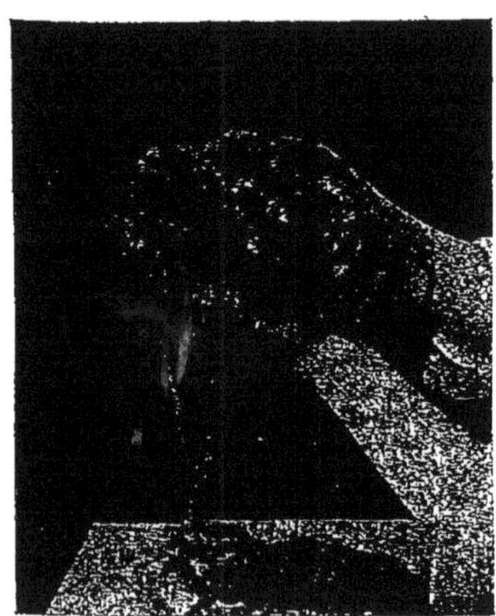

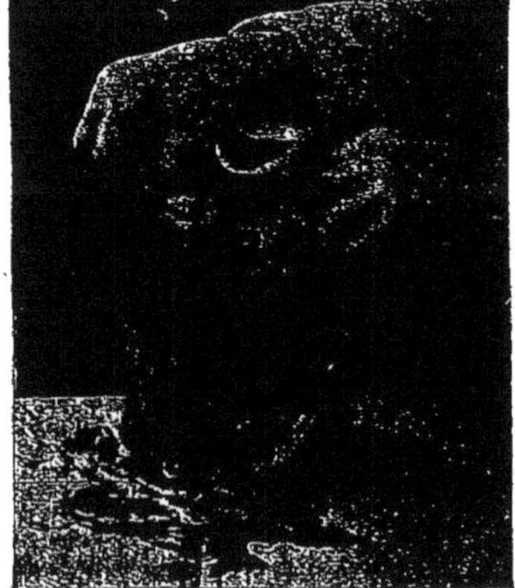

Fig. 141 et 142. — Examen du placenta et des membranes.

DÉLIVRANCE ET EXAMEN DU PLACENTA

23. POST PARTUM OU SUITES DE COUCHES

DÉFINITION ... État puerpéral physiologique, d'une durée d'un à trois mois pendant lequels l'organisme revient à l'état normal.

I. — RÉGRESSION DES ORGANES GÉNITAUX.

ORGANES GÉNITAUX EXTERNES....

1° Douleur.....
- 1. Vulvaire.
- 2. Anale.
- 3. Coccygienne.

2° Déchirures de la vulve......
- 1. Commissure antérieure.
- 2. Urètre.
- 3. Grandes lèvres.
- 4. Petites lèvres.
- 5. Commissure postérieure.
- 6. Caroncules myrtiformes.

VAGIN....... Raccourcissement et rétrécissement à sa partie inférieure.

UTÉRUS.

1° Corps..........

1. *Volume......*
- *Pour l'apprécier*, vider la vessie, sinon le segment inférieur se déplisse et fait remonter le fond de l'utérus
- 1er jour, un travers de doigt au-dessus de l'ombilic.
- 3e jour, un peu au-dessous de l'ombilic.
- 5e jour, 2 travers de doigt au-dessous de l'ombilic.
- 8e jour, 3 travers de doigt au-dessus du pubis.
- 12e jour, au niveau du pubis.
- Subinvolution et superinvolution.

2. *Poids........*
- 1. Après la délivrance. | 900 à 1500 grammes.
- 2. 2 jours après........ | 750 grammes.
- 3. Après 15 jours.. ... | 375 —
- 4. Au bout de 2 mois.. | 40 à 60 grammes.

3. *Histologie....*
- 1° Séreuse......
  - 1. Atrophie.
  - 2. Aspect normal ensuite.
- 2° Musculeuse..
  - 1. Dégénérescence graisseuse de fibres musculaires anciennes.
  - 2. Formation de nouvelles fibres musculaires.
- 3° Muqueuse....
  - 1. Dégénérescence graisseuse et expulsion de ses éléments.
  - 2. Régénération.
- 4° Vaisseaux normaux au bout de six semaines.

2° Col.............
- 1. Longueur....
  - 7 centimètres après l'accouchement.
  - 3 centimètres le 12e jour.
- 2. Épaisseur... | Augmente progressivement.
- 3. Orifices...... | Se referment.
- 4. État normal.. | Onze semaines après accouchement.

ANNEXES....
- 1. Même régression.
- 2. Retour de couches......
  - 1. 6 ou 7 semaines après accouchement.
  - 2. L'allaitement le retarde.

TRANCHÉES UTÉRINES.

1° Définition...... Coliques utérines douloureuses et intermittentes, analogues à celles du travail, moins intenses.

2° Début.......... Après la délivrance.

3° Étiologie........
- 1. Multipares.
- 2. Excitations mécaniques...
  - 1. Matières fécales dans rectum.
  - 2. Rétention d'urine.
  - 3. Succion du mamelon.
- 3. Rétention....
  - 1. De caillots utérins.
  - 2. De débris placentaires ou de membranes.

4° Symptômes.....
- 1. Intensité et fréquence progressive.
- 2. Durcissement de l'utérus.
- 3. Douleurs utérines avec irradiations vers lombes, aines, cuisses.
- 4. Intermittences.
- 5. Flux lochial à la fin de chaque tranchée.
- 6. Absence de fièvre.

5° Durée.......... 3 ou 4 jours.

6° Complications...
- 1. Endolorissement du ventre.
- 2. Métrite.

7° Traitement.....
- 1. Préventif....
  - 1. Proscription de l'ergot de seigle.
  - 2. Friction et massage de l'utérus.
- 2. Curatif.......
  - 1. Lavements avec XX gouttes de laudanum.
  - 2. *Viburnum prunifolium.*

LOCHIES.

1° **Définition** — Liquides qui s'écoulent par les parties génitales pendant les suites de couches.

2° **Caractères** —
1. Sanguinolentes pendant les 15 premières heures.
2. Séro-sanguinolentes jusqu'au 6ᵉ jour.
3. Séreuses pendant quelques heures.
4. Purulentes, puriformes du 6ᵉ au 15ᵉ jour.

3° **Prolongation due à** —
1. Défaut d'involution utérine.
2. Métrite.

4° **Abondance** —
1. Très variable.
2. 1485 grammes pendant les 8 premiers jours.

5° **Odeur** —
1. Fade.
2. Fétide en cas d'infection.

6° **Marche** —
1. Moins abondantes pendant établissement de sécrétion laiteuse.
2. Quelques taches seulement, au bout de 10 à 12 jours.

7° **Composition chimique** —
1. Réaction d'abord alcaline.
2. Albumine au début.

8° **Caractères microscopiques** —
1. Débris de la caduque.
2. Produits utéro-vaginaux.
3. Épithélium.
4. Leucocytes.
5. Cristaux de cholestérine.

II. — MODIFICATIONS DES ORGANES EXTRAGÉNITAUX.

ÉTAT GÉNÉRAL.
1. Travail rapide — Sensation de bien-être.
2. Travail pénible —
   1. Grande fatigue.
   2. Profond sommeil ou agitation.
   3. Parfois frisson violent sans gravité.

CIRCULATION.
1. Ralentissement du pouls.
2. Augmentation de fibrine et de globules blancs.

SÉCRÉTIONS.

1° **Urinaire** —
1. Polyurie.
2. Glycosurie, granulations graisseuses.

2° **Laiteuse.**

1° **Apparition.**
1. Fin du 2ᵉ jour.
2. Exceptionnellement au delà du 7ᵉ jour.

2° **Phénomènes locaux** —
1. Accroissement du volume des mamelles.
2. Consistance peu dure.
3. Colostrum.
4. Lait.
   1. Densité : 1025 à 1036.
   2. Alcalinité.
   3. Analyse pour 1000 parties.. — 889 d'eau. 111 parties solides..
      1. Caséine, 39,24.
      2. Beurre, 26,66.
      3. Sucre de lait, 43,64.
      4. Sels inorganiques, 1,38.

3° **Phénomènes généraux** —
1. Fièvre laiteuse ?
2. Si température atteint 38°, il y a infection.

24. ALLAITEMENT

ALLAITEMENT MATERNEL.

1° Règle générale. { Toute femme, en bonne santé, doit nourrir son enfant, et l'allaitement sera exclusif jusqu'à six mois.

2° Hygiène.
- 1. Vie........ | Calme et régulière.
- 2. Exercice..... | Modéré.
- 3. Aliments..... | De facile digestion.
- 4. Boissons..... { 1. En quantité modérée. 2. Abstention d'alcool et d'excitants.
- 5. *Seins*..... { 1. Soutenir sans compression. 2. Lavés avant et après la tetée. 3. Etoffe fine pour les protéger.

3° Époque de la première tetée.. { 1. Au bout de quelques heures. 2. Ne rien donner auparavant.

4° Nombre des tetées.......... { 1. Toutes les deux ou trois heures pendant le jour. 2. Deux fois la nuit. 3. Après six mois, seulement six tetées.

5° Quantité de lait en 24 heures....
- 1. 1er jour...... | 30 grammes.
- 2. 1er mois..... | 60 grammes par tetée.
- 3. 2e et 3e mois. | 70 — —
- 4. 6e mois...... | 120 — —
- 5. 7e mois...... | 150 — —

6° L'allaitement est-il suffisant ?.
- 1. Déglutition après cinq ou six mouvements de succion.
- 2. L'enfant, satisfait, s'endort après la tetée.
- 3. Durée de la tetée : dix, quinze, vingt minutes.
- 4. Garde-robes.. { 1. D'un jaune clair. 2. Sans odeur.
- 5. Pesées périodiques (fig. 143)...... { 1. Diminution de 90 à 200 grammes dans les deux premiers jours. 2. Poids primitif vers le 8e jour.

7° Obstacles à l'allaitement...

1° **Provenant de l'enfant.......** { 1. Réplétion de l'intestin. Administrer un lavement. 2. Aphtes. 3. Bec-de-lièvre. 4. Tumeur sublinguale. 5. Paralysie faciale, paralysie des lèvres.

2° **Provenant de la mère......**
- 1. Mamelons.... { 1. Brièveté, ombilication (employer le bout de sein). 2. Gerçures et crevasses (orthoforme; teterelle bi-aspiratrice).
- 2. Seins........ { 1. Lymphangite. } Supprimer le sein 2. Abcès........ } malade.
- 3. Menstruation. { Peut ne pas obliger à supprimer l'allaitement.
- 4. Grossesse.... | Interrompre l'allaitement.
- 5. Maladies aiguës...... { 1. De nature contagieuse. 2. Puerpérale.
- 6. Maladies chroniques ... { 1. Phtisie, cachexie, épilepsie, folie. 2. Affections cardiaques.

La syphilis rend l'allaitement maternel obligatoire.

ALLAITEMENT PAR UNE NOURRICE.....

8° **Anomalies......**
- 1° **Quantité de lait..........** { 1. Agalatie...... { 1. Primitive. 2. Secondaire. 2. Galactorrhée.
- 2° **Composition chimique.....** { 1. Pauvreté en principes solides. 2. Richesse en principes solides.

Examen complet...... { 1. De la nourrice (syphilis). 2. De son enfant.

SEVRAGE..........
- 1. Brusque.
- 2. Graduel, de préférence.
- 3. Époque...... { 1. De un an à dix-huit mois. 2. Après l'éruption d'un groupe de dents. 3. Au printemps ou en automne.

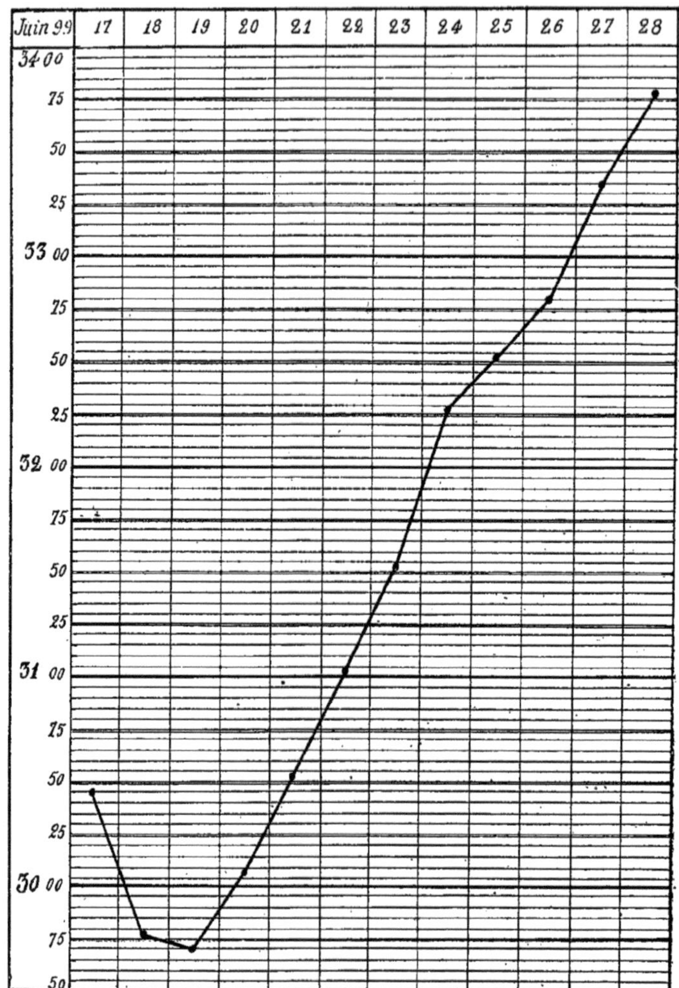

Fig. 143. — Courbe normale du poids d'un nouveau-né bien portant.

<table>
<tr><td rowspan="15">ALLAITEMENT ARTIFICIEL.</td><td colspan="3">Valeur. . . . .</td><td colspan="2">Le plus mauvais et le plus dange-
reux des modes d'allaitement. . . .</td><td colspan="2">1. Rachitisme.
2. 30 p. 100 de mortalité dans la
1re année.</td></tr>
</table>

	Valeur.	Le plus mauvais et le plus dangereux des modes d'allaitement. . . .	1. Rachitisme. 2. 30 p. 100 de mortalité dans la 1re année.

ALLAITEMENT ARTIFICIEL.

1° **Direct**. . . . .
- 1. *Origine*. . . . . . | 1. Chèvre. | 2. Anesse.
- 2. *Avantages*. . . | 1. Lait pur. | 2. Température constante.
- 3. *Inconvénients*. { 1. Coupage impossible. 2. Danger de blessure pour le nourrisson.

2° **Indirect.**
- 1. Lait trait et consommé sur place.
- 2. *Conservation.* { 1. Basse température. 2. Ebullition. | 3. Bicarbonate de soude.
- 3. *Coupage*. . . { 1. Une partie de lait pour trois d'eau pendant la 1re semaine. | 3. Deux parties de lait pour deux d'eau jusque vers deux mois. 2. Une partie de lait pour deux d'eau pendant la 2e semaine. | 4. Arriver au lait pur vers six mois.
- 4. *Température.* | 37°.
- 5. *Appareils*. . . { 1. Timbale ou verre. 2. Cuiller. | 3. Biberon sans tube.
- 6. Réglementation des repas.

ALLAITEMENT MIXTE.

25. MALADIES GÉNÉRALES DE LA GROSSESSE

I. — MALADIES FÉBRILES.

DANGERS.......... | 1. Altérations du sang transmises de la mère au fœtus. | 2. Hyperthermie.

RÉSULTATS....... | 1. Sur la femme enceinte. | 2. Sur le fœtus.

II. — MALADIES NON FÉBRILES.

INTOXICATIONS.

1° Saturnine....
- 1. *Influence* désastreuse.
- 2. Père et mère malades, 94 p. 100 d'enfants atteints.
- 3. Mère seule malade, 92 p. 100.
- 4. Père seul malade, 63 p. 100.

2° Tabac....... | Mortalité considérable des nouveau-nés.

III. — SYPHILIS ET GROSSESSE.

INFLUENCE DE LA GROSSESSE SUR LA SYPHILIS... (Aggravation)
- 1. Influence débilitante.
- 2. Anémie propre.
- 3. Papules muqueuses de la vulve........ { 1. Exubérance. | 2. Forme végétante et hypertrophique. | 3. Résorption difficile.
- 4. Syphilides ulcéreuses.... { 1. Violacées. | 2. Creuses. | 3. Persistantes.

INFLUENCE DE LA SYPHILIS SUR LA GROSSESSE.

1° Père seul syphilitique.
- 1. L'enfant peut devenir syphilitique sans que la mère soit infectée.
- 2. L'enfant peut naître exempt de syphilis.
- 3. Plus la syphilis est ancienne, plus la transmissibilité héréditaire diminue.

2° Mère seule syphilitique.
- 1. Transmissibilité non douteuse de la syphilis.
- 2. Si l'infection remonte aux premiers mois de la grossesse, syphilis du nouveau-né.
- 3. Si l'infection a lieu près du terme, le nouveau-né peut être indemne.
- 4. Syphilis par conception.... { 1. Le père, seul syphilitique, communique la syphilis à l'enfant qui contamine sa mère. | 2. Pas d'accident initial. | 3. Syphilis décapitée.

3° Père et mère syphilitiques..... | Syphilis probable de l'enfant.

MARCHE DE LA GROSSESSE ...
- 1. Avortement.
- 2. Accouchement prématuré.
- 3. Hydramnios.. | Le foie de l'enfant est malade.... { 1. Troubles de la circulation de la veine ombilicale. | 2. Transsudation du sérum.
- 4. Macération et mort......... { 1. Parfois toujours à la même époque de la grossesse. | 2. C'est la mort habituelle du fœtus.

FŒTUS VIVANT A TERME....
- 1. Malade, chétif, malingre, mort rapide.
- 2. Syphilitique avec pemphigus (fig. 144), plaques muqueuses, etc.
- 3. Sain, et la syphilis apparaîtra quelques jours après la naissance.
- 4. Sain, et la syphilis apparaîtra beaucoup plus tard : hérédo-syphilis tardive.

ACCOUCHEMENT ....
- 1. Induration scléreuse du segment inférieur de l'utérus (intervention parfois).
- 2. Œdème des grandes et petites lèvres.

ALTÉRATIONS DU PLACENTA...

1° Macroscopiques........ { 1. Volume augmenté. | 2. Disproportion entre son poids trop élevé et celui du fœtus.

2° Microscopiques........ { 1. Hypertrophie du tissu conjonctif intervilleux. | 2. Altérations vasculaires. { 1. Endartérite. | 2. Endophlébite.

TRAITEMENT.

1° 1° Femme enceinte .... { Traitement mercuriel et ioduré.

1° 2° Femme accouchée...
- 1. Mère et enfant syphilitiques. { 1. La mère doit allaiter. | 2. Sinon. { 1. Nourrice syphilitique. | 2. Allaitement artificiel.
- 2. Mère syphilitique, enfant sain. | Mêmes indications pour l'allaitement.
- 3. Mère saine, enfant syphilitique .... { 1. Loi de Colles. | 2. Mêmes indications pour allaitement.

2° Mort habituelle du fœtus; avortements fréquents................. { Instituer le traitement, même si les accidents ne sont pas manifestes.

3° Traitement de l'enfant..... { 1. Frictions avec onguent mercuriel. | 2. Liqueur de Van Swieten. | 3. Plus tard, sirop de Gibert.

Fig. 144. — Pemphigus plantaire syphilitique.

26. ÉCLAMPSIE PUERPÉRALE

DÉFINITION.... Manifestation de l'auto-intoxication gravidique, caractérisée par une série d'accidents convulsifs.

FRÉQUENCE ...
1. 1 sur 350 accouchements.
2. Primipares.
3. Saison froide.
4. Albuminurie.

Ordre de fréquence..
1. Après le sixième mois.
2. Pendant le travail.
3. Pendant les suites de couches.

SYMPTOMES.

1° Symptômes prodromiques...

1° Céphalée.....
1. Plus accentuée le matin, au réveil.
2. Intensité variable.
3. Constriction au niveau des tempes.

2° Troubles de la vue........
1. Brouillard, cercles devant les yeux.
2. Vertiges, sensation de vide.
3. Rétinite albuminurique.
4. Cécité complète.

3° Douleur épigastrique..
1. Brûlure, poids.
2. Inappétence.
3. Nausées, vomissements...
    1. Alimentaires.
    2. Bilieux.

4° Dyspnée.

5° Œdème......
1. Fréquent.
2. Localisé aux malléoles.
3. Envahit......
    1. Membres inférieurs.
    2. Vulve.
    3. Paroi abdominale.
    4. Paupières.
    5. Face dorsale des mains et des doigts.

6° Troubles du système nerveux.........
1. Insomnie, agitation.
2. Lassitude.
3. Bourdonnements d'oreilles.
4. Embarras de la parole.
5. Caractère maussade.
6. Manie.
7. Apathie.

7° Urines.......
1. Volume diminué.
2. Albumine.

2° Attaque d'éclampsie......

1re période : Invasion ....
1. Face......... Contractions fibrillaires et mouvements convulsifs.
2. Front........ Se plisse et se déplisse.
3. Paupières.... S'abaissent et se relèvent.
4. OEil.........
    1. Le globe roule dans l'orbite.
    2. Pupille.
        1. Attirée en haut et à gauche.
        2. Insensibilité à la lumière.
5. Langue...... Contractions fibrillaires.
6. Durée .... Une demi-minute.

2e période : Convulsions toniques ...
1. Face.........
    1. Immobile.
    2. Regarde à gauche.
2. Tête........ Renversée en arrière.
3. Membres supérieurs....
    1. Extension.
    2. Collés aux corps.
    3. Avant-bras en pronation.
    4. Main fermée, pouce en dedans.
4. Membres inférieurs..... En extension.
5. Diaphragme et thorax.....
    1. Arrêt de respiration.
    2. Cyanose.
6. Langue......
    1. Projetée entre les dents.
    2. Déchirée sur les bords.
    3. Ecume sanguinolente.
Durée .... 15 à 20 secondes.

3e période : Convulsions cloniques...
1. Secousses brusques et rythmées.
2. Alternatives de contraction et de détente.
3. Émission involontaire.
    1. Des urines.
    2. Des matières fécales.

FIN DE LA CRISE.
- 1° Retour ..... | 1. De la sensibilité. | 2. De l'intelligence.
- 2° Ou période de coma
  - 1. Résolution complète.
  - 2. Respiration stertoreuse.
  - 3. Pupille dilatée.
  - 4. Sensibilité ... | 1. Diminuée. | 2. Ou abolie.

MARCHE......
- 1. Deux jours ou plus.
- 2. Nombre des accès variables, jusqu'à cent.
- 3. Température.
  - 1. Élevée.
  - 2. Au-dessus de 39° dans l'intervalle des accès.
- 4. Urines....... | Toxicité urinaire diminuée.

PRONOSTIC.... | La mort ou l'expulsion du fœtus sont favorables.

TERMINAISON..
- 1° Guérison.
- 2° Mort........
  - 1° Mère........
    - 1. Dans 30 p. 100 des cas.
    - 2. Par asphyxie.
    - 3. Troubles de l'hématose ; congestion cérébrale.
    - 4. Hémorragie de la langue.
  - 2° Fœtus....... | 32 p. 100.

DIAGNOSTIC.
- 1° Pendant la période prodromique....
  - 1. OEdème.
  - 2. Urines rares, albumineuses.
  - 3. Céphalalgie, douleurs épigastriques.
  - 4. Troubles de la vue.
- 2° Pendant l'accès. — Ne pas confondre avec..........
  - 1. *Épilepsie.....*
    - 1. Commémoratifs.
    - 2. Aura.
    - 3. Cri initial.
  - 2. *Hystérie .....*
    - 1. Pas de morsure de la langue.
    - 2. Pas de coma.
  - 3. *Épilepsie saturnine.....*
    - 1. Profession.
    - 2. Liséré plombique des gencives.
  - 4. *Tétanos......* | Pas de convulsions cloniques.
- 3° Pendant le coma, avec.......
  - 1. Ivresse.......
    - 1. Odeur de l'haleine.
    - 2. Vomissements.
  - 2. Coma de l'épilepsie.
  - 3. Hémorragie cérébrale.....
    - 1. Hémiplégie.
    - 2. Pas de période convulsive.
    - 3. Peut compliquer l'éclampsie.
  - 4. Urémie........ | Abaissement de la température.
- 4° Diagnostic rétrospectif...
  - 1 Albuminurie.
  - 2. Morsure de la langue. | 3. Hébétude ou coma.

PATHOGÉNIE...
- 1° Théories anciennes....
  - 1. Théorie nerveuse.
  - 2. Théorie rénale.
- 2° Théories modernes ....
  - 1. Théories microbiennes....
    - 1. Microbe non défini.
    - 2. Microbe non isolé.
  - 2. Théories de l'auto-intoxication.........
    - 1. Insuffisance rénale......
    - 2. Insuffisance hépatique ..
    - d'où rétention dans le sang de matières toxiques.

TRAITEMENT.
- 1° Médical ....
  - 1. Prophylactique........
    - 1. Régime lacté absolu.
    - 2. Chloral.
  - 2. Au moment de l'accès....
    - 1. Chloroforme dès le début.
    - 2. Compresse entre les arcades dentaires.
  - 3. Dans l'intervalle des accès.
    - 1. Lavement purgatif. I goutte d'huile de croton. | 2. Lavement de chloral. | 3. Saignée.
- 2° Obstétrical .....
  - 1° La femme n'est pas en travail. | Ne pas provoquer l'accouchement.
  - 2° L'éclamptique est en travail.
    - 1. Avant dilatation complète.
      - 1. Pas d'opération.
      - 2. Écarteur Tarnier (2 branches).
      - 3. Dilatation manuelle.
    - 2. Dilatation complète .....
      - 1. Enfant vivant ..... | On peut appliquer forceps.
      - 2. Enfant mort. | Craniotomie.
  - 3° Délivrance rapide ....
    - 1. Expression utérine.
    - 2. Délivrance artificielle, si elle tarde à se faire.

27. MALADIES DES DIFFÉRENTS ORGANES

I. — MALADIES DE L'APPAREIL DIGESTIF.

I. — PTYALISME.

DÉBUT....... | Premiers temps de la grossesse.

TERMINAISON.. | 4e mois et davantage.

INTENSITÉ.... { 1. Divers degrés.
{ 2. Peut atteindre un litre par jour.

DIAGNOSTIC... { 1. Dyspepsie avec métrite chronique.
{ 2. Stomatite mercurielle.
{ 3. Jaborandi.

PRONOSTIC.... { 1. Bénin.
{ 2. Mauvaises digestions.
{ 3. Affaiblissement général.

TRAITEMENT... { 1. Inefficace.
{ 2. Régime lacté.

II. -- GINGIVITE.

III. — ODONTALGIE.

IV. — VOMISSEMENTS INCOERCIBLES.

SYMPTOMES...

1re période..... { 1. Amaigrissement.
{ 2. Vomissements incoercibles.
{ 3. Rejet de tous les aliments.
{ 4. Ptyalisme.
{ 5. Urines rares.
{ 6. Pas de fièvre.

2e période ..... { 1. Fièvre et accélération du pouls.
{ 2. Vomissements.
{ 3. Fétidité de l'haleine.
{ 4. Albuminurie.

3e période...... { 1. Accidents cérébraux .... { 1. Troubles de l'ouïe.
{ 2. Troubles de la vue.
{ 3. Syncopes.
{ 2. Mort.
{ 3. Parfois....... { 1. Cessation momentanée des vomissements.
{ 2. Amélioration trompeuse.

DIAGNOSTIC DIFFÉRENTIEL. { 1. Vomissements simples.
{ 2. Albuminurie gravidique.
{ 3. Tuberculose pulmonaire.

COMPLICATIONS. { 1. Muguet.
{ 2. Diarrhée.
{ 3. Ictère.

PRONOSTIC.... { 1. A la 3e période, fatal.
{ 2. Mort au bout de 2 ou 3 mois.
{ 3. Rémissions.
{ 4. Guérison possible...... { 1. Mort du fœtus.
{ 2. Expulsion du fœtus.
{ 5. Sur 118 cas.. { 72 guérisons.
{ 46 morts.

CAUSES ...... { 1. Constipation.
{ 2. Dyspepsie.
{ 3. Rétro- et antéversion de l'utérus.
{ 4. Ulcérations du col de l'utérus.
{ 5. Albuminurie.

TRAITEMENT... { 1o Médical..... { 1. Changement d'air. Alimentation variée.
{ 2. Chloral. Potion de Rivière.
{ 3. Lavage de l'estomac et gavage.
{ 4. I et KI. Valérianate de cérium. O.
{ 2o Obstétrical .. { 1. Réduction des déplacements de l'utérus.
{ 2. Dilatation du col avec le doigt.
{ 3. Avortement.
{ 4. Accouchement provoqué.

V. — MALADIES DU FOIE.

ICTÈRE............
- 1. Simple.
- 2. Epidémique.
- 3. Grave.

COLIQUES HÉPATIQUES.

VI. — APPENDICITE.

II. — MALADIES DE L'APPAREIL RESPIRATOIRE.

TUBERCULOSE PULMONAIRE.

INFLUENCE DE LA GROSSESSE SUR LA TUBERCULOSE.
- 1. Facilite l'apparition.
- 2. Aggrave la tuberculose.. { 1. Pendant la grossesse. | 2. Après.
- 3. Proscrire l'allaitement.

INFLUENCE DE LA TUBERCULOSE SUR LA GROSSESSE.....
- 1. Avortement.
- 2. Accouchement prématuré.
- 3. Enfant vivant. { 1. Hérédité de la graine. | 2. Hérédité du terrain.

PRONOSTIC........
- 1. Fàcheux.
- 2. Exceptions rares.

CONDUITE A TENIR.......
- 1. Fille tuberculeuse, pas de mariage.
- 2. Femme mariée, pas de grossesse.
- 3. Femme accouchée, pas d'allaitement.

III. — MALADIES DE L'APPAREIL CIRCULATOIRE.

I. — MALADIES DU CŒUR.

INFLUENCE DE LA GROSSESSE SUR LES MALADIES DU CŒUR........
- 1° La grossesse peut-elle causer une affection cardiaque?....... { 1. Suractivité fonctionnelle. | 2. Affection ancienne méconnue.
- 2° Influence de la grossesse sur les maladies du cœur : accidents gravido-cardiaques non constants.
  - 1. Troubles de l'innervation.. { 1. Palpitations. | 2. Dyspnée.
  - 2. Troubles pulmonaires.... { 1. Congestion. | 2. OEdème.
  - 3. Asystolie.
  - 4. Embolies viscérales.

INFLUENCE DES MALADIES DU CŒUR SUR LA GROSSESSE....
- 1. Métrorragies.
- 2. Avortement....................
- 3. Accouchement prématuré....... } Dans les 2/5 des cas.

PRONOSTIC........
- Gravité du rétrécissement mitral.

TRAITEMENT.....
- 1° Prophylactique.......... { 1. Avis partagés. | 2. Déconseiller le mariage si grave lésion.
- 2° Médical...... { 1. Soins hygiéniques. | 2. Médicaments cardio-vasculaires, au besoin. | 3. Interdire l'allaitement.
- 3° Obstétrical .. / Si danger imminent.........
  - 1. Pendant la grossesse. { 1. Avortement provoqué. | 2. Accouchement prématuré.
  - 2. Pendant le travail .... { 1. Danger du chloroforme. | 2. Hâter la dilatation du col. | 3. Forceps ou version.
  - 3. Si mort de la femme. { 1. Extraction du fœtus par le vagin. | 2. Opération césarienne.

II. — VARICES DES MEMBRES INFÉRIEURS.

VARIÉTÉS { 1. Varices superficielles. / 2. Varices profondes.

FRÉQUENCE | 1/20-1/31.

CAUSES
- 1° Multipares.
- 2° Professions.. { 1. Blanchisseuses. / 2. Cuisinières. / 3. Lingères.

SYMPTOMES
1. Fatigue rapide.
2. Membre lourd.
3. Douleurs comparables aux crampes.
4. Empâtement du membre.

PATHOGÉNIE
- 1. Causes méca- { 1. Pesanteur. / niques........ { 2. Compression des vaisseaux iliaques.
- 2. Modifications du sang.
- 3. Modifications du système nerveux.

COMPLICATIONS.
1. OEdème.
2. Eczéma.
3. Ulcères variqueux.
4. Thrombose.
5. Phlébite.
6. Rupture.

PRONOSTIC { 1. Relativement bénin. / 2. Danger des ruptures de varices.

TRAITEMENT { 1. Hygiénique. / 2. Palliatif.

III. — VARICES DES ORGANES GÉNITAUX.

SIÈGE
- 1° Internes..... { 1. Ligaments.... { 1. Larges. / 2. Ronds. } / 2. Col de l'utérus.
- 2° Externes.... { 1. Vulve. / 2. Vagin.

COMPLICATIONS. { 1. Hémorragie. / 2. Thrombus.

IV. — VARICES DE L'ANUS ET DU RECTUM.

SYMPTOMES
- 1° Pendant la grossesse.... { 1. Constipation opiniâtre. / 2. Ténesme. / 3. Suintement sanguin.
- 2° Pendant le travail....... { 1. Augmentation de volume. / 2. Douleurs plus fortes.
- 3° Après l'accouchement. { 1. Bourrelet. / 2. Etranglement.

TRAITEMENT
1. Hygiène.
2. Lavements laxatifs.
3. Réduction du bourrelet hémorroïdal.

IV. — MALADIES DU SYSTÈME NERVEUX.

I. — HYSTÉRIE.

MARCHE { 1. Apparaît, persiste ou s'exagère. / 2. Disparaît quelquefois.

II. — ÉPILEPSIE.

MARCHE
1. Influence variable de la grossesse.
2. Amélioration plus fréquente qu'aggravation.
3. Mort possible de l'enfant.

III. — TROUBLES INTELLECTUELS.

MARCHE
1. Mélancolie pendant la grossésse.
2. Manie pendant les suites de couches.
3. Délire pendant l'accouchement.
4. Manie puerpérale.

V. — MALADIES DE LA PEAU

I. — ÉPHÉLIDES.

II. — PRURIT GÉNÉRALISE.

III. — HERPÈS.

VI. — MALADIES DES VOIES URINAIRES.

I. — ALBUMINURIE.

ANTÉRIEURE A LA GROSSESSE.
1. Aggravation du mal de Bright.
2. Pronostic de la grossesse réservé.

PENDANT LA GROSSESSE.

1º **Albuminurie transitoire physiologique.**

2º **Néphrite indépendante de la gestation.**
1. Fièvre typhoïde.
2. Variole.
3. Scarlatine.

3º **Albuminurie gravidique.**

1. *Fréquence* .... | 1/20.

2. *Étiologie* .....
1. Primiparité.
2. Derniers mois de la grossesse.
3. Froid humide.
4. Grossesse gémellaire.

3. *Symptômes* ...
1. Rechercher l'albumine ....
  1. Chaleur et acide acétique.
  2. Acide azotique.
  3. Procédé de Tanret.
  4. Tube d'Esbach.
2. Examen microscopique des sédiments.

4. *Diagnostic* ...
1. Sonder la vessie.
2. Existe-t-il lésion rénale?

5. *Pronostic* ....
1º Mère ....
  1. Mort : 32 p. 100.
  2. Eclampsie.
  3. Avortement et accouchement prématuré.
2º Fœtus ....
  Mort fréquente ..
    1. Hémorragie placentaire.
    2. Convulsions maternelles.
    3. Etats pathologiques du fœtus.

6. *Pathogénie* ...
1. Théorie de l'albuminurie par dyscrasie.
2. Théorie par augmentation de pression sanguine.
3. Théorie par lésions rénales.
4. Théorie par auto-intoxication.

7. *Traitement* ...
1. Régime lacté exclusif.
2. Révulsion.
3. Éviter le froid.

ALBUMINURIE DU TRAVAIL...
Disparition rapide.

ALBUMINURIE DES SUITES DE COUCHES......
Le pronostic varie avec la cause.

II. — RÉTENTION D'URINE.

III. — COLIQUE NÉPHRÉTIQUE.

VII. — MALADIES DES ORGANES GÉNITAUX.

I. — MALADIES DE LA VULVE.

VÉGÉTATIONS VULVAIRES....
1º **Diagnostic différentiel...** Avec plaques muqueuses.
2º **Traitement ..**
1. Antisepsie, sublimé.
2. Solution concentrée de tannin.

PRURIT VULVAIRE ....
1º **Pronostic ....**
1. Avortement parfois.
2. Accouchement prématuré à craindre.
2º **Traitement..**
1. Lotions ......
  1. Au sublimé.
  2. Au chloral.
2. Bains.

II. — MALADIES DU VAGIN.

LEUCORRHÉE ....
Dans la vaginite granuleuse.
1º **Pronostic ....**
1. Ophtalmie purulente du nouveau-né.
2. Infection puerpérale, si pas d'antisepsie.
2º **Traitement ..** | Injections de sublimé, de permanganate de potasse.

III. — MALADIES DE L'UTÉRUS.

RÉTROVERSION (fig. 145).

1° Symptômes.....

1. Vers le 3e ou le 4e mois. | 4. Épreintes.
2. Rétention d'urine. | 5. Constipation.
3. Pesanteurs dans le bassin. |
6. Œdème...... | 1.Vulve, | 2. Périnée.
7. *Palper*....... | On ne trouve pas le corps de l'utérus.

8. *Toucher avec palper*........

1. Col très loin au fond du cul-de-sac antérieur très profond.

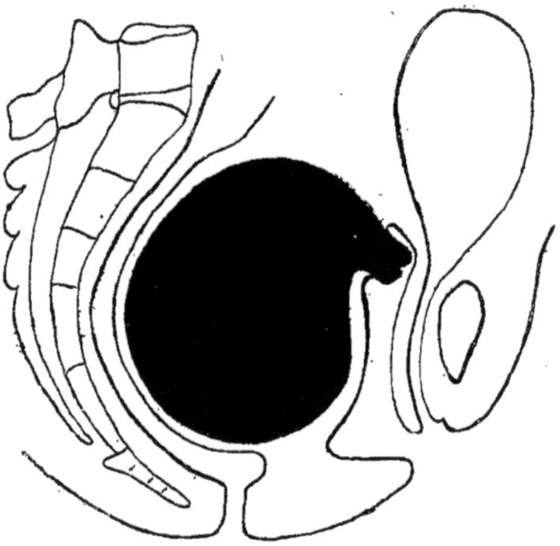

Fig. 145. — Rétroversion et rétroflexion de l'utérus gravide; incarcération; compression de la vessie et du rectum.

2. Cul-de-sac postérieur effacé par une grosse masse, qui est le corps utérin.

9. *Toucher rectal.*

2° Diagnostic différentiel......

1. Hématocèle.
2. Grossesse extra-utérine.

3° Pronostic.......

1. Rétroversion non réductible (fig. 145)......

1. Incarcération. | 5. Perforation de vessie.
2. Compression. | 6. Péritonite.
3. Cystite. | 7. Vomissements incoercibles.
4. Gangrène. |

2. Rétroversion réductible.... } Pronostic plus favorable.

4° Traitement ....

1. Cathétérisme vésical répété. | 3. Avortement provoqué en dernier ressort.
2. Réduction manuelle. |

VIII. — MALADIES DES ARTICULATIONS.

RELACHEMENT ET DOULEURS DES SYMPHYSES PELVIENNES.

SYMPTOMES ......

1. Début........ | 1. Pendant la grossesse. | 2. Ou après l'accouchement.
2. Douleurs pendant...... | 1. La marche. | 2. La station debout.
3. Sensation d'écartellement.
4. Douleurs irradiées ..... | 1. Au ventre. | 2. Aux lombes.

MARCHE...........

1. Difficile.
2. Impossible.

TOUCHER..........

1. Douleur aiguë au toucher de la face postérieure de la symphyse pubienne ou de la face antérieure des symphyses sacro-iliaques.
2. Mobilité de la symphyse pubienne.
3. Craquements articulaires.

DIAGNOSTIC......

1. Avec douleurs de pelvimétrite.
2. Avec fractures.

PRONOSTIC........ | Variable avec le degré de douleur.

TRAITEMENT.....

1. Contention du bassin.
2. Cas légers.... | Ceinture ouatée très serrée autour du bassin.
3. Cas graves... | Ceinture de Martin.

28. AVORTEMENT

DÉFINITION....... Expulsion ou extraction de l'œuf avant l'époque où il est viable ....
- 1. Viabilité légale.......... 180ᵉ jour.
- 2. Viabilité pratique........ On a élevé des enfants nés à six mois.

FRÉQUENCE...... 1 avortement sur 10 grossesses.

ÉTIOLOGIE.

1° Avortement spontané.

1. Causes dues aux parents.

1. Influence paternelle.....
  1. Jeunesse exagérée du père.
  2. Syphilis.
  3. Alcoolisme.
  4. Saturnisme.
  5. Diathèses. Tuberculose. Cancer.

2. Influence maternelle.......

1. État général.
  1. Maladies aiguës....
    1. Hyperthermie.
    2. Sang vicié.
  2. Maladies du cœur et troubles gravido-cardiaques.
  3. Albuminurie.....
    1. Gravidique.
    2. Néphrite antérieure.
  4. Chorée gravidique.
  5. *Syphilis.* Avortement habituel.
  6. Tuberculose.
  7. Etats anémiques.
  8. Prurit vulvaire ou généralisé.
  9. Ptyalisme.
  10. Vomissements incoercibles.
  11. Constipation.
  12. Varices.

2. Intoxications.
  1. Saturnisme.
  2. Alcoolisme chronique.
  3. Nicotine.
  4. CS.
  5. CO, cuisinières.
  6. Hg.

3. Causes provenant des organes génitaux..
  1. Prolapsus utérin.
  2. Anté- et rétroflexion.
  3. Adhérences de l'utérus
  4. Utérus infantile.
  5. Tumeurs de l'utérus.
  6. Irritabilité spéciale de l'utérus.
  7. Mariages consanguins.
  8. Rapports sexuels pendant la grossesse.

4. Causes accidentelles......
  1. Frayeur.
  2. Traumatisme.
  3. Chute.
  4. Voyage.

2. Causes ovulaires....
1. Lésions de la caduque : endométrite déciduale.
2. Môle vésiculaire.
3. Hydramnios précoce.
4. Mort du fœtus.

2° Avortement provoqué........

1. Thérapeutique........
  1. Vomissements incoercibles.
  2. Rétroversion très accentuée.
  3. Rétrécissement du bassin.

2. Criminel.....
  1. Injections.
  2. Corps étrangers.
  3. Substances réputées abortives

AVORTEMENT

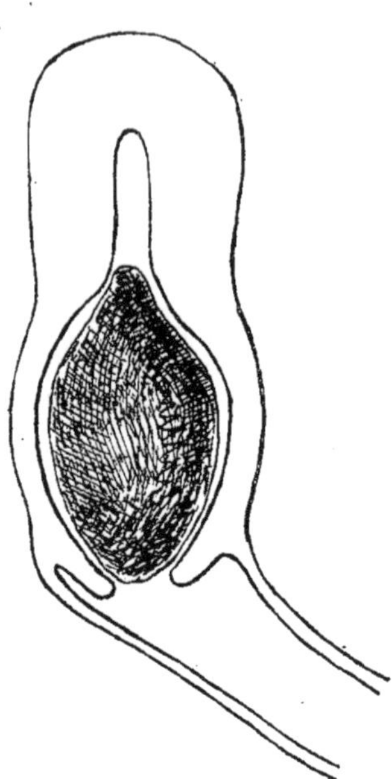

Fig. 146. — Œuf complètement décollé, expulsé dans le col.

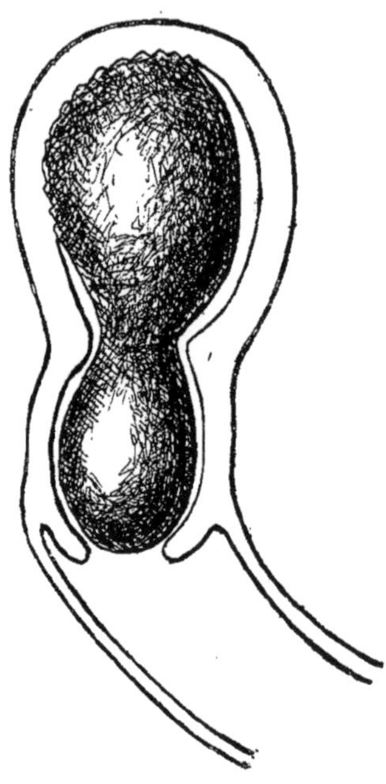

Fig. 147. — Œuf encore partiellement adhérent; en partie expulsé dans le col et étranglé en sablier.

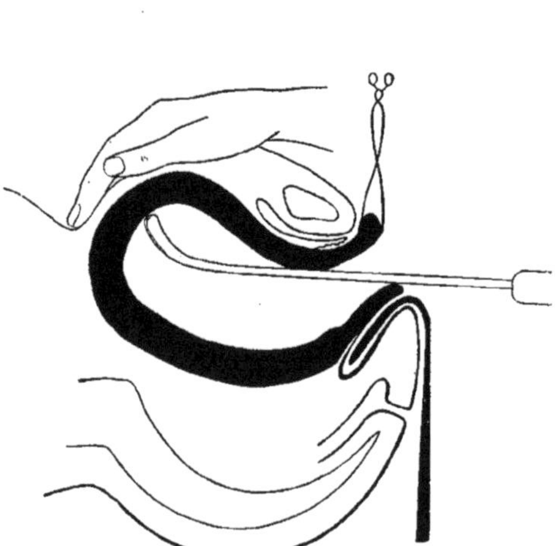

Fig. 148. — Curettage de l'utérus; utérus attiré à la vulve. La main placée sur l'abdomen surveille le travail de la curette.

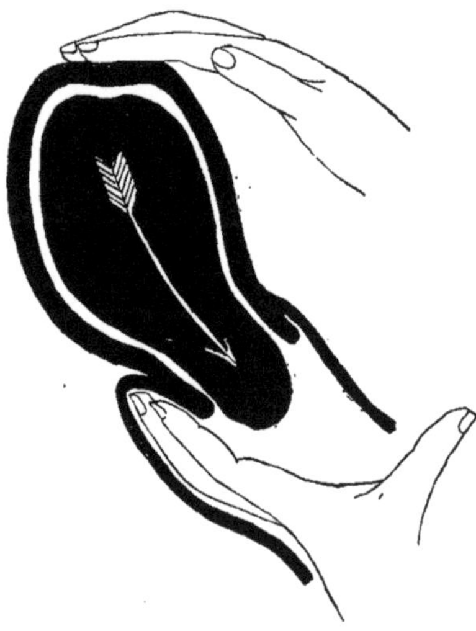

Fig. 149. — Expression abdomino-vaginale de l'œuf décollé complètement (Manœuvre de Budin).

SYMPTÔMES.

Trois sortes d'avortement..
1. Ovulaire, pendant les vingt premiers jours.
2. Embryonnaire, du vingtième au quatre-vingt-dixième jour.
3. Fœtal, quatrième, cinquième, sixième mois.

1° Symptômes communs à tous les avortements.....

1. Hémorragie..
   1. 1. D'abord interne, puis externe. 2. Ou externe d'emblée.
   2. Apparition...
      1. Premier symptôme parfois.
      2. Précède .... } les con-
      3. Vient en même temps. } trac-
      4. Suit .... } tions.
   3. Intermittence.
   4. Caractères du sang......... 1. Caillots noirâtres d'emblée. 2. Pertes liquides rougeâtres.
2. Contractions utérines...... 1. Douloureuses. 2. Irrégulières.
3. Modifications du col........ 1. Assoupli. 2. Dilaté. 3. Forme d'un entonnoir.

2° Examen de la malade..........

1. Interrogatoire .... 1. Petites pertes. 2. Contractions. 3. Douleurs. 4. Dernière époque des règles.
2. Inspection .. 1. Chemise. 2. Vêtement (Voy. *Quantité de sang perdu*).
3. Palpation.... | Utérus gravide avec consistance souple, élastique.
4. Auscultation. | Pas avant quatre mois.
5. Toucher .....
   1. Vagin plus ample, distendu.
   2. Col en forme de toupie.
   3. Dans le col... 1. Petite poche des eaux. 2. Œuf qui s'engage. 3. Débris de placenta.
6. Symptômes généraux varient avec...... 1. Hémorragie. 2. Infection.

3° Forme spéciale avec deux conditions .....

1. 1re condition. Epoque de l'avortement..
   1. Avortement pendant le 1er mois ...... 1. Signes très vagues de grossesse. 2. C'est comme une métrorragie. 3. Rechercher œuf dans caillots.
   2. Pendant le 2e mois....... 1. Avortement en bloc, en général. 2. Avortement en deux temps (ce qui n'indique pas avortement criminel).
   3. 3e et 4e mois. 1. Rupture des membranes et expulsion du fœtus. 2. Décollement et expulsion du placenta.
   4. 5e et 6e mois. | Avortement en deux temps.
2. 2e condition. Rapidité de l'avortement..
   1. Avortement brusque.
   2. Avortement lent avec trois sortes de prodromes....... 1. Mort du fœtus. 2. Symptômes d'hémorragie. 3. Contractions utérines.

SUITES DE L'AVORTEMENT .

1° Après le 3e mois....... 1. Gonflement des seins. 2. Sécrétion lactée.
2° Involution utérine............. | Rapide.
3° Apparition de lochies.

COMPLICATIONS.

1° Hémorragie excessive........

1. *Époque* ...... 1. Pendant le décollement de l'œuf. 2. Après l'expulsion de l'œuf. 3. Tardivement, par décollement du placenta.
2. *Symptômes* ... 1. Vagin rempli de caillots. 2. Utérus augmenté de volume. 3. Symptômes généraux des hémorragies.

2° Rétention de l'arrière-faix ....

1. *Définition*.... La délivrance n'est pas faite quatre heures après l'expulsion.
2. *Causes* .... 1. Faiblesse du muscle utérin. 2. Fermeture hâtive du col. 3. Trop faible ou trop grande adhérence.
3. *Trois états* ...
   1. Placenta complètement décollé (fig. 146).
   2. Placenta complètement adhérent.
   3. Placenta partiellement décollé (fig. 147). 1. Hémorragie. 2. Pas de tractions.

3° Septicémie..... 1. Fétidité des lochies. 2. Symptômes généraux. 3. Retentissement sur les annexes. 4. Métrite, salpingite consécutives.

4° Tétanos puerpéral.

AVORTEMENT GÉMELLAIRE OU MULTIPLE
- 1º Hydramnios précoce.
- 2º Expulsion particulière des...... 1. Jumeaux. 2. Délivres.
- 3º Gros danger. 1. Rétention du placenta gémellaire. 2. Le retirer immédiatement.

PRONOSTIC — Varie suivant...
- 1. Époque de la grossesse.
- 2. Rétention placentaire.
- 3. Infection.
- 4. Hémorragie.

DIAGNOSTIC.

1º La femme est-elle enceinte?...
- 1. Question difficile si grossesse de un ou deux mois.
- 2. Si mort du fœtus......... 1. Sécrétion lactée. 2. Mollesse de l'utérus.
- 3. Causes d'erreur..........
  - 1. Utérus en rétroflexion.
  - 2. Utérus fibromateux.
  - 3. Nourrice qui n'a pas vu reparaître ses règles et qui est enceinte.
  - 4. Dysménorrhée.......... 1. Col ferme. 2. Douleurs des époques.

2º Y a-t-il menace d'avortement?...
- 1. Hémorragie peut être due à..... 1. Hémorroïdes. 2. Lésion du col utérin.
- 2. Douleurs.....
  - 1. Constipation.
  - 2. Colique...... 1. Hépatique. 2. Néphrétique.

3º L'avortement est-il inévitable? — Il l'est......... 1. Membranes rompues. 2. Mort du fœtus.

4º L'avortement est-il fait?.......
- 1. Examen des caillots....... 1. Faire passer courant d'eau. 2. Rechercher... 1. Villosités choriales. 2. Embryon.
- 2. Symptômes consécutifs......... Involution utérine.

5º Est-il complet?.
- 1. Examiner fœtus et placenta.
- 2. Il est incomplet.......... 1. Utérus gros. 2. Hémorragie persistante.

6º Age de l'œuf....
- 1 mois, grosseur d'une noix.
- 3 — — d'une orange, yeux, bouche, etc.
- 4 — — du poing.

7º Cause ....•
- 1. Syphilis.
- 2. Albuminurie.
- 3. Insertion vicieuse du placenta.
- 4. Manœuvres criminelles.

TRAITEMENT.

1º Préventif.......
- 1. Syphilis.
- 2. Hydrargyrisme.
- 3. Irritabilité de l'utérus.

2º Menaces d'avortement... ......
- 1. Repos au lit.
- 2. Vider le rectum, puis lavement laudanisé.
- 3. Chloral, morphine, etc.

3º Avortement inévitable........
- 1.
  - 1. Repos au lit.
  - 2. Antisepsie.... 1. Vulve. 2. Vagin.
  - 3. Expectation.
- 2. Si forte hémorragie..... 1. Col long et fermé............... Tamponnement. 2. Col ouvert.................... Vider l'utérus.
- 3. Si septicémie. Agir rapidement.

4º Avortement incomplet.......
- 1. Rétention sans accidents.........
  - 1. Col fermé.... 1. Antisepsie. 2. Expectation.
  - 2. Col ouvert.... 1. Sulfate de quinine. 2. Lactose. 3. Délivrer avec le doigt.
- 2. Rétention avec accidents.........
  - 1. Hémorragie.. 1. Col ouvert... Délivrance artificielle. 2. Col fermé.... Tamponnement.
  - 2. Infection..... Intervention immédiate.
- 3. Rétention depuis 3 ou 4 jours.......
  - 1. *Dangers*...... 1. Déciduome malin. 2. Môle hydatiforme.
  - 2. *Intervenir*.... 1. Dilater le col. 2. Nettoyer l'utérus.
- 4. Avortement criminel...... Agir comme pour accidents septiques.
- 5. Avortement double ou multiple avec rétention................... Délivrance immédiate.

MANUEL OPÉRATOIRE.

1° Chloroforme....
- 1. Suppression de la douleur.
- 2. Suppression de mouvements intempestifs.

2° Fixer le col et abaisser l'uétrus (fig. 148).

3° Dilatation du col.............
- 1. Ballons de Champetier...
  - 1. Difficulté parfois pour les introduire.
  - 2. Irritation partielle.
- 2. Bougies d'Hégar.
- 3. Dilatation manuelle..... Procédé de Bonnaire.

4° Exploration de la cavité utérine avec le doigt.

5° Décoller et enlever le contenu........
- 1. Curage digital; main sur le fond de l'utérus.
- 2. Expression abdomino-vaginale (fig. 149).
- 3. Dangers de la curette...... Instrument illusoire et dangereux pour certains auteurs.

6° Lavage de l'utérus.........
- 1. Sonde de Doléris.
- 2. Sonde de Budin.

7° Écouvillonnage.
- 1. Écouvillon de Doléris.
- 2. Glycérine créosotée au 1/3.

8° Tamponnement à la gaze iodoformée.

29. ACCOUCHEMENT PRÉMATURÉ SPONTANÉ

DÉFINITION... Accouchement qui survient avant terme à partir du moment où le fœtus est viable (6e mois).

ÉTIOLOGIE.... Mêmes causes que pour avortement.......
- 1. Rapprochements sexuels.
- 2. Hydramnios.
- 3. Insertion vicieuse du placenta.
- 4. Éclampsie.
- 5. Mort habituelle du fœtus.
- 6. Syphilis.

DIAGNOSTIC.

1° La femme est-elle enceinte?

2° Est-elle en travail?

3° L'accouchement est-il prématuré?
- 1. Époque des dernières règles.
- 2. Date des mouvements actifs.
- 3. Hauteur de l'utérus.

4° Quel est l'âge du fœtus expulsé?..
- 1. Volume.
- 2. Poids.

5° Quelle est la cause ?.........
- 1. *Fœtus mort..*
  - 1. Syphilis maternelle ou paternelle.
  - 2. Albuminurie gravidique.
  - 3. Malformations fœtales.
  - 4. Examen du placenta.
- 2. *Fœtus vivant.*
  - 1. Maladie infectieuse de la mère.
  - 2. Albuminurie.
  - 3. Tuberculose.
  - 4. Affection cardiaque.
  - 5. Insertion du placenta sur le segment inférieur.

ACCOUCHEMENT.
- 1. Lenteur......
  - 1. De la période d'effacement.
  - 2. De la période de dilatation.
- 2. Terminaison rapide.

DÉLIVRANCE.. Hémorragies....
- 1. Insertion vicieuse.
- 2. Albuminurie.

SUITES DE COUCHES..... Involution utérine plus rapide.

CONDUITE A TENIR.....
1° Enrayer l'accouchement prématuré.....
- 1. Repos.
- 2. Lavements laudanisés.
- 3. Morphine.
- 4. Expectation.

2° Laisser l'accouchement se faire si....
- 1. Albuminurie.
- 2. Affection cardiaque.
- 3. Viciation du bassin.

PRONOSTIC....
1° Pour la mère, varie avec....
- 1. Maladie organique.........
  - 1. Reins.
  - 2. Poumons.
  - 3. Cœur.
- 2. Affection aiguë.
- 3. Hémorragie.

2° Pour le fœtus, varie avec....
- 1. Cause.
- 2. Degré de développement.

30. FAIBLESSE CONGÉNITALE

SYMPTOMES...

- 1° **Poids du fœtus**........ { Entre 1 000 et 2 500 grammes.
- 2° **Caractères extérieurs**....
  - 1. Corps petit et grêle.
  - 2. Peau molle et transparente.
  - 3. Respiration incomplète.
  - 4. Inertie des muscles.
  - 5. Cris........ { 1. Sans vigueur. 2. Aigus, monotones.
  - 6. Faiblesse des mouvements de succion.

TRAITEMENT.

- 1° **Emploi de la chaleur**........ **Couveuse (fig. 150)**......
  - 1. Température de 32°
  - 2. Enfant emmailloté.

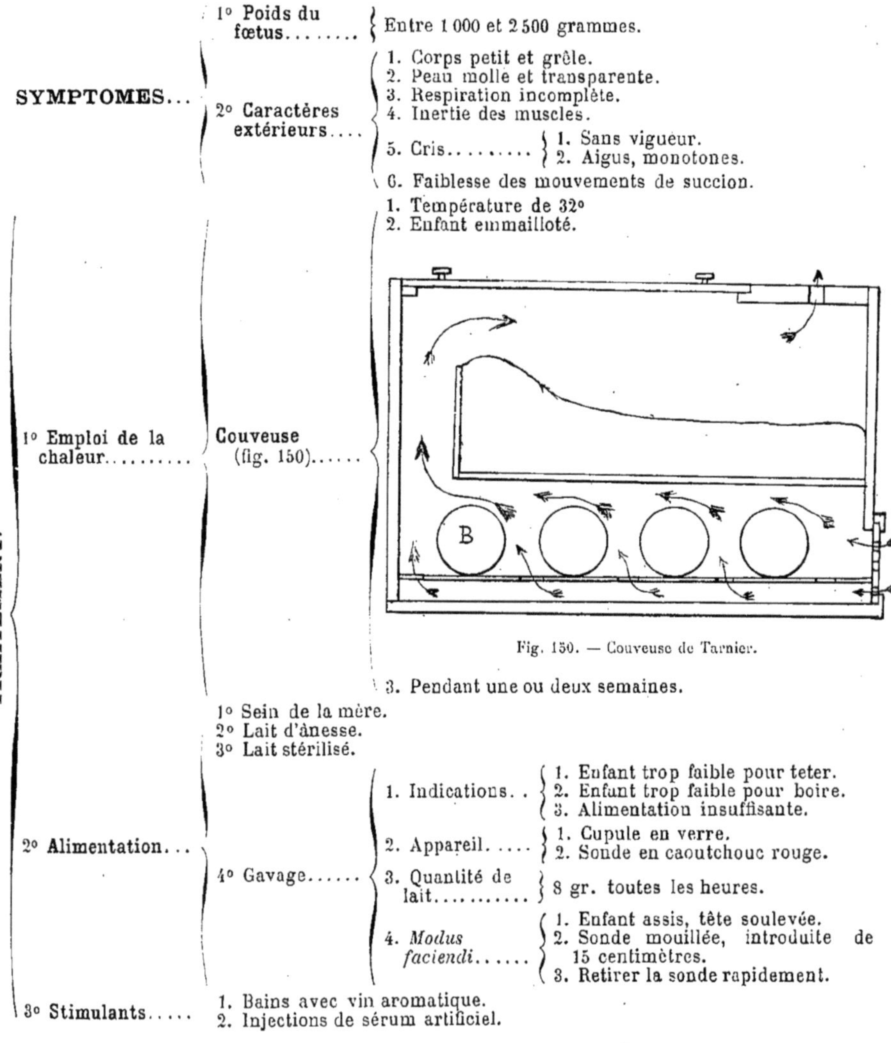

Fig. 150. — Couveuse de Tarnier.

  - 3. Pendant une ou deux semaines.

- 2° **Alimentation...**
  - 1° Sein de la mère.
  - 2° Lait d'ânesse.
  - 3° Lait stérilisé.
  - 4° **Gavage**......
    - 1. Indications.. { 1. Enfant trop faible pour teter. 2. Enfant trop faible pour boire. 3. Alimentation insuffisante.
    - 2. Appareil.... { 1. Cupule en verre. 2. Sonde en caoutchouc rouge.
    - 3. Quantité de lait.......... } 8 gr. toutes les heures.
    - 4. *Modus faciendi*...... { 1. Enfant assis, tête soulevée. 2. Sonde mouillée, introduite de 15 centimètres. 3. Retirer la sonde rapidement.

- 3° **Stimulants**.....
  - 1. Bains avec vin aromatique.
  - 2. Injections de sérum artificiel.

31. GROSSESSE EXTRA-UTÉRINE

DÉFINITION..... | L'ovule fécondé se développe en dehors de la cavité utérine.

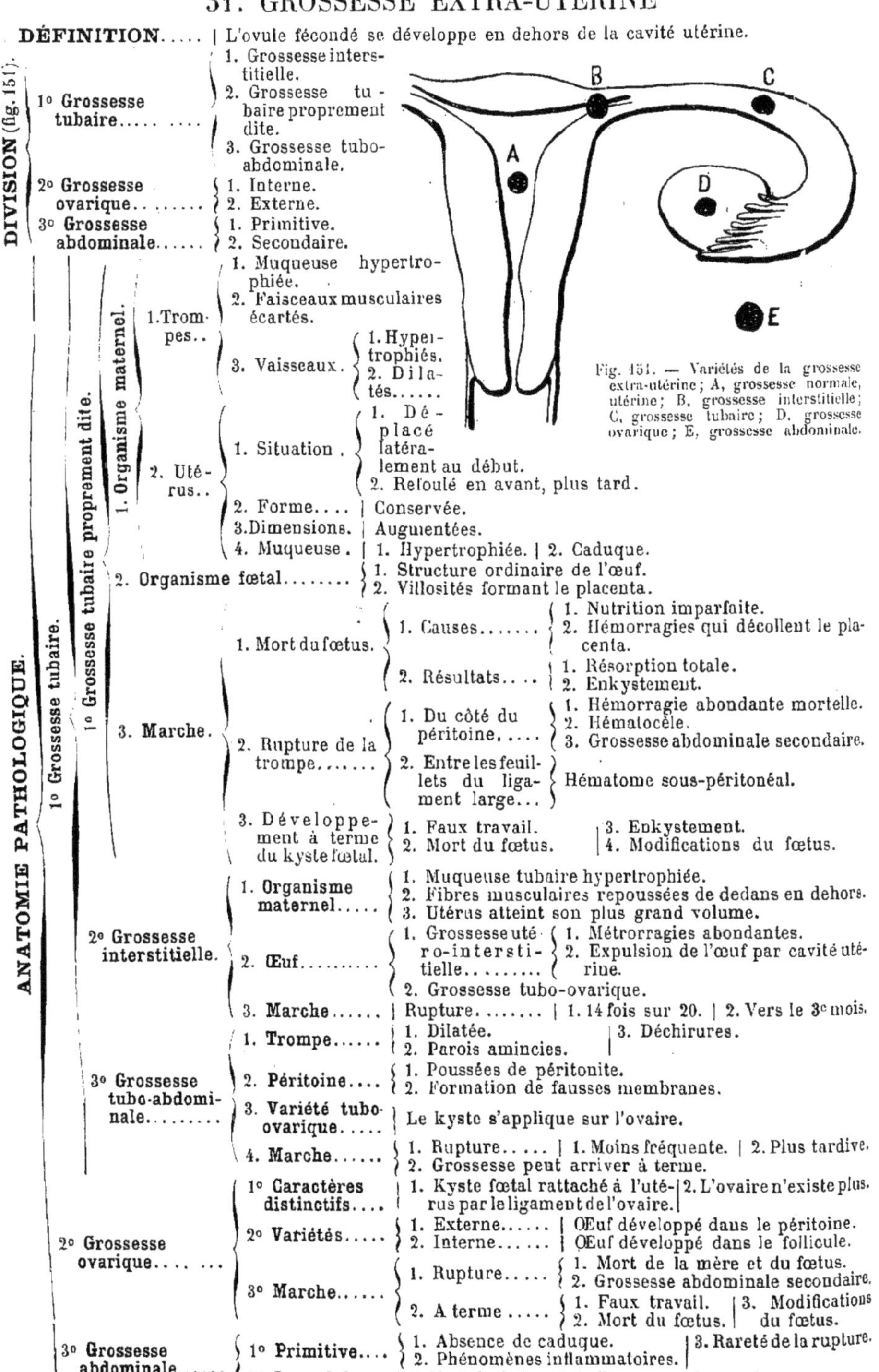

Fig. 151. — Variétés de la grossesse extra-utérine ; A, grossesse normale, utérine ; B, grossesse interstitielle ; C, grossesse tubaire ; D, grossesse ovarique ; E, grossesse abdominale.

DIVISION (fig. 151).

1° Grossesse tubaire..... ....
- 1. Grossesse interstitielle.
- 2. Grossesse tubaire proprement dite.
- 3. Grossesse tubo-abdominale.

2° Grossesse ovarique.. ......
- 1. Interne.
- 2. Externe.

3° Grossesse abdominale......
- 1. Primitive.
- 2. Secondaire.

ANATOMIE PATHOLOGIQUE.

1° Grossesse tubaire.

1° Grossesse tubaire proprement dite.

1. Organisme maternel.

1. Trompes..
- 1. Muqueuse hypertrophiée.
- 2. Faisceaux musculaires écartés.
- 3. Vaisseaux .
  - 1. Hypertrophiés.
  - 2. Dilatés......

2. Utérus..
- 1. Situation .
  - 1. Déplacé latéralement au début.
  - 2. Refoulé en avant, plus tard.
- 2. Forme.... | Conservée.
- 3. Dimensions. | Augmentées.
- 4. Muqueuse . | 1. Hypertrophiée. | 2. Caduque.

2. Organisme fœtal........
- 1. Structure ordinaire de l'œuf.
- 2. Villosités formant le placenta.

3. Marche.

1. Mort du fœtus.
- 1. Causes.......
  - 1. Nutrition imparfaite.
  - 2. Hémorragies qui décollent le placenta.
- 2. Résultats.. ...
  - 1. Résorption totale.
  - 2. Enkystement.

2. Rupture de la trompe.......
- 1. Du côté du péritoine.....
  - 1. Hémorragie abondante mortelle.
  - 2. Hématocèle.
  - 3. Grossesse abdominale secondaire.
- 2. Entre les feuillets du ligament large... } Hématome sous-péritonéal.

3. Développement à terme du kyste fœtal.
- 1. Faux travail.
- 2. Mort du fœtus.
- 3. Enkystement.
- 4. Modifications du fœtus.

2° Grossesse interstitielle.

1. Organisme maternel.....
- 1. Muqueuse tubaire hypertrophiée.
- 2. Fibres musculaires repoussées de dedans en dehors.
- 3. Utérus atteint son plus grand volume.

2. Œuf.........
- 1. Grossesse utéro-interstitielle........
  - 1. Métrorragies abondantes.
  - 2. Expulsion de l'œuf par cavité utérine.
- 2. Grossesse tubo-ovarique.

3. Marche...... | Rupture........ | 1. 14 fois sur 20. | 2. Vers le 3e mois.

3° Grossesse tubo-abdominale........

1. Trompe......
- 1. Dilatée.
- 2. Parois amincies.
- 3. Déchirures.

2. Péritoine....
- 1. Poussées de péritonite.
- 2. Formation de fausses membranes.

3. Variété tubo-ovarique..... | Le kyste s'applique sur l'ovaire.

4. Marche......
- 1. Rupture..... | 1. Moins fréquente. | 2. Plus tardive.
- 2. Grossesse peut arriver à terme.

2° Grossesse ovarique... ...

1° Caractères distinctifs....
- 1. Kyste fœtal rattaché à l'utérus par le ligament de l'ovaire.
- 2. L'ovaire n'existe plus.

2° Variétés.....
- 1. Externe...... | Œuf développé dans le péritoine.
- 2. Interne...... | Œuf développé dans le follicule.

3° Marche......
- 1. Rupture.....
  - 1. Mort de la mère et du fœtus.
  - 2. Grossesse abdominale secondaire.
- 2. A terme .....
  - 1. Faux travail.
  - 2. Mort du fœtus.
  - 3. Modifications du fœtus.

3° Grossesse abdominale......

1° Primitive....
- 1. Absence de caduque.
- 2. Phénomènes inflammatoires.
- 3. Rareté de la rupture.

2° Secondaire .. | 1. Mort du fœtus. | 2. Rares cas de survie.

MODIFICATIONS ANATOMIQUES CONSÉCUTIVES A LA MORT DU FŒTUS.

- 1° Rétention du fœtus sans accidents immédiats....
  - 1. Dissolution et résorption.
  - 2. Putréfaction sans rupture du kyste.
  - 3. Lithopédion.
  - 4. Momification.
- 2° Avec accidents. ...
  - 1. Suppuration du kyste.
  - 2. Péritonite.... { 1. Partielle. 2. Généralisée.
  - 3. Ouverture du kyste........
    - 1. Au niveau de la paroi abdominale antérieure.
    - 2. Dans l'intestin.
    - 3. Dans le vagin.
    - 4. Dans l'utérus.
    - 5. Dans la vessie.
    - 6. Voies multiples, fistules.

SYMPTOMES.

1° Première période. Premiers mois de la grossesse.

- 1° Interrogatoire.
  - 1. Signes de grossesse.
  - 2. Ecoulements sanguins.
  - 3. Douleurs, péritonisme .. { 1. Nausées. 2. Vomissements. } 3. Léger état fébrile.
  - 4. Coliques intestinales et diarrhée.
  - 5. Phénomènes de compression { 1. Constipation. 2. Rétention d'urine. | 3. Anurie. 4. Convulsions.
  - 6. Expulsion de la caduque....... | 1. En masse. | 2. Par morceaux.
- 2° Examen.
  - 1. Palpation .... Tumeur sus-pubienne..... { 1. Irrégulière. 2. Sensible à la pression. 3. Sans contractions.
  - 2. Percussion... | Confirme la palpation.
  - 3. Auscultation. | Bruit de souffle vers le quatrième mois.
  - 4. Toucher vaginal....... { 1. Col et corps de l'utérus déviés. 2. Corps de l'utérus légèrement hypertrophié. 3. Tumeur juxtaposée.
  - 5. Palper et toucher combinés.
  - 6. Toucher rectal.................. | Tumeur dans le cul-de-sac de Douglas.
  - 7. Cathétérisme utérin........ { 1. Avec le doigt. 2. Avec une sonde } Seulement en cas d'accidents graves.

2° Rupture du kyste fœtal.

1. Début.
  - 1. Dramatique.
  - 2. Douleur violente.
  - 3. Pouls imperceptible (*inondation péritonéale*).
  - 4. Syncope et mort subite possible.
  - 5. Mort après plusieurs crises .... { 1. Douleurs. 2. Frissons. 3. Vomissements.
  - 6. Enkystement (*hématocèle rétro-utérine*) (fig. 152).

2. Période d'état.
  - 1. *Douleurs.*
  - 2. Frissons.
  - 3. Pouls, 120 à 140.
  - 4. Nausées, vomissements.
  - 5. Ballonnement du ventre.
  - 6. Face un peu grippée.
  - 7. *Phénomènes de compression* (hématocèle).
    - 1. Rectum. { 1. Constipation. 2. Obstruction.
    - 2. Uretères. | Urémie.
    - 3. Nerfs .. } Névralgies { 1. Lombo-abdominales. 2. Lombo-sacrées. 3. Sciatiques.
    - 4. Veines . { 1. Iliaques ou VCI. 2. OEdème des membres inférieurs.
  - 8. *Métrorragies.*

- 3° Mort du produit de conception ..
  - 1. Ecoulement sanguin.
  - 2. Expulsion de la caduque.
  - 3. Disparition des troubles sympathiques de la grossesse.
  - 4. Tumeur dure et inégale.

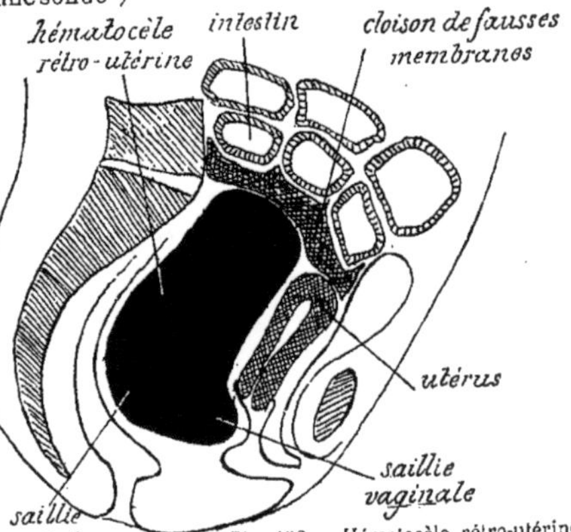

Fig. 152. — Hématocèle rétro-utérine.

SYMPTÔMES (Suite).

2° Deuxième période. Du sixième mois au terme de la grossesse.

1° Symptômes fonctionnels...... | Plus intenses.

2° Examen ..
- 1. Inspection ... | Téguments abdominaux soulevés.
- 2. Palpation....
  - 1. Tumeur fixe.
  - 2. Ballottement abdominal.
  - 3. Mouvements actifs du fœtus.
- 3. Auscultation. Bruits..........
  - 1. Du cœur fœtal.
  - 2. Des mouvements actifs.
  - 3. Souffle.
- 4. Toucher vaginal.......
  - 1. Peu de ramollissement du col.
  - 2. Déviation du col.
  - 3. Sillon entre le col et la tumeur.

3° Faux travail ....
- 1. Apparition vers le terme de la grossesse.
- 2. Symptômes..
  - 1. Douleurs abdominales intermittentes.
  - 2. Suintement sanguinolent.
  - 3. Col entr'ouvert.
- 3. Causes....... | Contractions utérines.
- 4. Terminaison. | Mort du fœtus.
- 5. Suites........
  - 1. Seins augmentés de volume.
  - 2. Montée de lait.
  - 3. Ecoulement lochial peu abondant.

3° Troisième période. Après la mort du fœtus.

1° Régression
- 1. Des troubles de la grossesse.
- 2. Du kyste fœtal; lithopédion.

2° Infection.. Péritonite......
- 1. Aiguë........
  - 1. Généralisée.
  - 2. Partielle.
- 2. Subaiguë.
- 3. Chronique....
  - 1. Guérison.
  - 2. Suppuration..
    - 1. Ouverture.
    - 2. Fistule.

3° Cachexie.
4° Obstruction intestinale.

DIAGNOSTIC.

1° Première période ....
- 1. Diagnostic positif.......
  - 1. Signes de grossesse.
  - 2. Ecoulements sanguins.
  - 3. Douleurs.
  - 4. Tumeur avec ballottement.
  - 5. Volume de l'utérus non en rapport avec l'âge de la gestation.
- 2. Diagnostic différentiel avec ....
  - 1. Tumeur du voisinage.....
    - 1. Fibrome utérin.
    - 2. Hydro- et pyosalpingite.
    - 3. Kyste de l'ovaire.
    - 4. Abcès de la cavité de Retzius.
    - 5. Phlegmon péri-utérin.
    - 6. Pelvi-péritonite.
    - 7. Hématocèle qui ne provient pas d'un kyste fœtal.
  - 2. Avortement.
  - 3. Rétroversion de l'utérus gravide.
  - 4. Grossesse dans une corne d'utérus bicorne.

2° Deuxième période ....
- 1. Diagnostic positif........
  - 1. Douleurs.
  - 2. Pertes de sang.
  - 3. Irrégularité de la tumeur.
  - 4. Défaut de mobilité.
  - 5. Col légèrement ramolli.
- 2. Diagnostic de la variété .... | Presque impossible.

3° Troisième période. Mort du fœtus .. ..
- 1. Commémoratifs.
  - 1. Expulsion de caduque.
  - 2. Faux travail.
- 2. Tumeur abdominale qui régresse.
- 3. Crépitation osseuse.

COMPLICATIONS.
- 1º Grossesse extra-utérine récente et grossesse utérine.
- 2º Grossesse extra-utérine ancienne et grossesse utérine.
- 3º Grossesse extra-utérine ancienne et grossesse extra-utérine récente.
- 4º Grossesse extra-utérine avec hydramnios.

CAUSES
- 1º Obstacles à la migration de l'ovule de l'ovaire dans l'utérus.
- 2º Modifications anatomiques de la trompe.
- 3º État particulier de l'utérus....
  - 1. Solution de continuité.
  - 2. Fistule.

FRÉQUENCE
- 1. Difficile à apprécier.
- 2. Sur 500 cas..
  - 1. 214 grossesses tubaires.
  - 2. 27 grossesses ovariques.
  - 3. 29 grossesses abdominales.
  - 4. 230 grossesses douteuses.

PRONOSTIC.
- 1º Pour fœtus.. | Presque fatal.
- 2º Pour mère...
  - 1. Mortalité de 67,2 p. 100.
  - 2. Grossesse tubaire, la plus grave.
  - 3. Grossesse abdominale, la moins grave.

TRAITEMENT.

- 1º Première période.........
  - 1. *Traitement palliatif*......
    - 1. Repos au lit.
    - 2. Laudanum en lavement.
    - 3. Surveiller...
      - 1. Miction.
      - 2. Garde-robes.
  - 2. *Traitement curatif*.......
    - 1. Faire mourir le fœtus (méthode aveugle)......
      - 1. Ponction du kyste.
      - 2. Injection de substances caustiques.
      - 3. Électricité.
    - 2. Traiter le kyste comme tumeur maligne.

- 2º Deuxième période.........
  - 1. Fœtus vivant.
    - 1. Laparotomie, un peu avant le terme.
    - 2. Attendre et laisser mourir le fœtus.
  - 2. Fœtus mort.. | Comme pour troisième période.

- 3º Troisième période.........
  - 1. Pas de complications.
    - 1. Expectation.
    - 2.
      - 1. Gastrotomie.
      - 2. Elytrotomie.
  - 2. Complications.
    - 1. Septicémie sans ouverture du sac........
      - 1. Gastrotomie.
      - 2. Elytrotomie.
    - 2. Fistules...... | Conduite variable avec le cas.
  - 3. Lithopédion.. | Intervenir.

- 4º Complications..
  - 1. Péritonite.
  - 2. Rupture ..... | Laparotomie.

32. PLACENTA PRÆVIA, INSERTION VICIEUSE DU PLACENTA

DÉFINITION.... L'insertion du placenta empiète sur la partie inférieure de l'utérus (fig. 153).

fonds utérin — insertions normales — placenta en partie prævia — insertions vicieuses — portion moyenne — placenta prævia — segment inférieur — col

Fig. 153. — Insertions normales et vicieuses du placenta.

1. Limite supérieure : anneau de Bandl.
2. 0 m. 10 environ depuis l'orifice du col.

CAUSES ......
- 1. Mal connues.
- 2. Multipares...
  - 1. Ramollissement et relâchement de la matrice.
  - 2. Elargissement de la cavité utérine.

FRÉQUENCE ... Variable suivant les auteurs........ | 1. 1 pour 242. | 2. 1 pour 1564.

CARACTÈRES ANATOMIQUES.

1° **Placenta......**
- 1. Aplati, étalé.
- 2. Cotylédons... | 1. Atrophiés par places. | 2. Hypertrophiés dans d'autres.

2° **Membranes...**
- 1. Épaissies près du placenta.
- 2. Rupture parfois du sinus marginal.
- 3. Décollement possible de la périphérie placentaire ....
  - 1. OEdèmes.
  - 2. Ecchymoses.
  - 3. Caillots.
- 4. Orifice de rupture des membranes à moins de 10 centimètres du bord du placenta.
- 5. Insertion.....
  - 1. Centrale ou complète. | 3. Marginale.
  - 2. Partielle ou incomplète.

SYMPTOMES.

1° **Pendant la grossesse.**

1° **Hémorragie.**
- 1. *Caractères ....*
  - 1. Dans les trois derniers mois. | 4. Répétée.
  - 2. Spontanée...
    - 1. Dans apparition. | 5. De plus en plus abondante.
    - 2. Dans disparition. | 6. De plus en plus grave.
  - 3. Indolore.
- 2. *Causes...*
  - 1re théorie.
    - 1. Le segment inférieur se développe plus que le placenta.
    - 2. Glissement du placenta et rupture des vaisseaux utéro-placentaires.
  - 2e théorie. | Le placenta se développe plus que l'utérus.
  - 3e théorie.
    - 1. Contractions indolores de la grossesse, surtout aux dépens du segment inférieur.
    - 2. Tiraillement du placenta. | 3. Hémorragie.

2° **Rupture prématurée des membranes.**
- 1. Perte de liquide amniotique. | 2. Arrêt des hémorragies.
- 3. Quelquefois..
  - 1. Début du travail.
  - 2. Infection.

3° **Présentations vicieuses....**
- 1. Le placenta empêche l'engagement de la partie fœtale.
- 2. Mobilité du fœtus.

4° **Accouchement prématuré.**

2° **Pendant l'accouchement..**

1. **Hémorragie.**
- 1. Pendant le travail....
  - 1. Domine la scène.
  - 2. La tête de l'enfant forme tampon.
- 2. Pendant la délivrance.. | Inertie utérine.

2. **Procidence du cordon....** Compression
- 1. Battements du cœur fœtal...
  - 1. Sourds, rapides.
  - 2. Lents, irréguliers.
- 2. Issue du méconium.

3. **Fausse rigidité du col.**
- 1. Dilatation lente.
- 2. Difficulté de l'engagement.

DIAGNOSTIC.

1° **Positif.**

1° **Pendant la grossesse.**

1. *Symptômes fonctionnels* .... | Hémorragie.

2. *Symptômes physiques..*

1. *Toucher.* (fig. 154).

1. *Segment inférieur.*

1. Epaisseur plus considérable (fig. 154).
2. Mollesse plus grande.

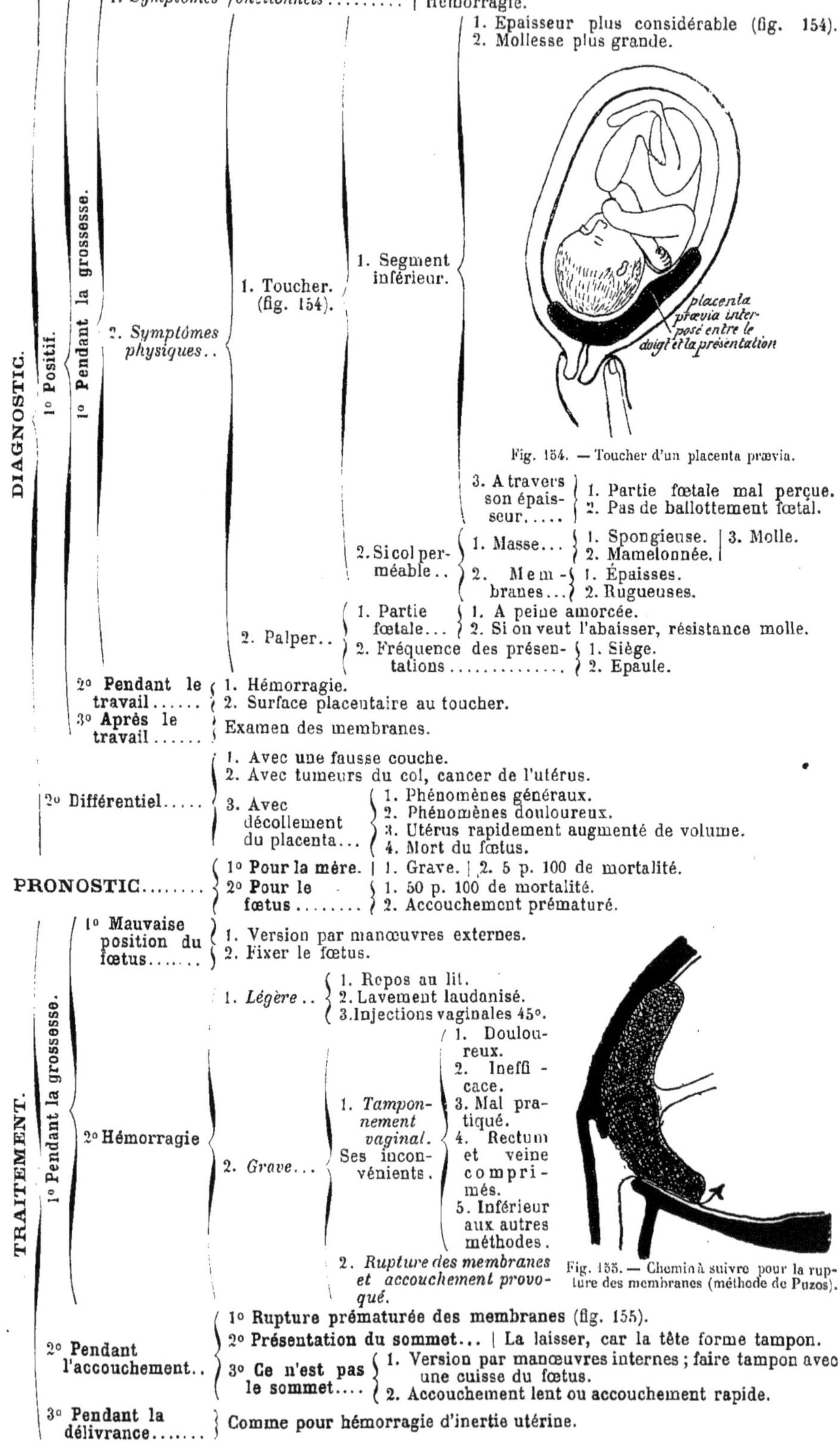

Fig. 154. — Toucher d'un placenta prævia.

3. A travers son épaisseur.....
1. Partie fœtale mal perçue.
2. Pas de ballottement fœtal.

2. Palper..

2. Si col perméable..
1. Masse...
1. Spongieuse. | 3. Molle.
2. Mamelonnée. |
2. Membranes...
1. Épaisses.
2. Rugueuses.

1. Partie fœtale...
1. A peine amorcée.
2. Si on veut l'abaisser, résistance molle.

2. Fréquence des présentations ....
1. Siège.
2. Epaule.

2° **Pendant le travail......**
1. Hémorragie.
2. Surface placentaire au toucher.

3° **Après le travail ......**
Examen des membranes.

2° **Différentiel.....**

1. Avec une fausse couche.
2. Avec tumeurs du col, cancer de l'utérus.
3. Avec décollement du placenta...
1. Phénomènes généraux.
2. Phénomènes douloureux.
3. Utérus rapidement augmenté de volume.
4. Mort du fœtus.

PRONOSTIC........
1° **Pour la mère.** | 1. Grave. | 2. 5 p. 100 de mortalité.
2° **Pour le fœtus ....**
1. 50 p. 100 de mortalité.
2. Accouchement prématuré.

TRAITEMENT.

1° **Pendant la grossesse.**

1° **Mauvaise position du fœtus.......**
1. Version par manœuvres externes.
2. Fixer le fœtus.

2° **Hémorragie**

1. *Légère ..*
1. Repos au lit.
2. Lavement laudanisé.
3. Injections vaginales 45°.

2. *Grave...*
1. *Tamponnement vaginal.* Ses inconvénients.
1. Douloureux.
2. Inefficace.
3. Mal pratiqué.
4. Rectum et veine comprimés.
5. Inférieur aux autres méthodes.

2. *Rupture des membranes et accouchement provoqué.*

Fig. 155. — Chemin à suivre pour la rupture des membranes (méthode de Puzos).

2° **Pendant l'accouchement..**
1° **Rupture prématurée des membranes (fig. 155).**
2° **Présentation du sommet...** | La laisser, car la tête forme tampon.
3° **Ce n'est pas le sommet....**
1. Version par manœuvres internes ; faire tampon avec une cuisse du fœtus.
2. Accouchement lent ou accouchement rapide.

3° **Pendant la délivrance.......**
Comme pour hémorragie d'inertie utérine.

33. DIAGNOSTIC DES MÉTRORRAGIES DE LA GROSSESSE

DÉFINITION .... | Écoulement de sang par la matrice.

ÉTUDE CLINIQUE

- **1° Début**
  - 1. Aucun prodrome.
  - 2. Prodromes...
    - 1. Locaux..
      - 1. Pesanteur hypogastrique.
      - 2. Gêne, tension.
      - 3. Douleur gravative.
      - 4. Augmentés par..
        - 1. Marche.
        - 2. Station debout.
        - 3. Fatigue, efforts.
    - 2. Généraux.....
      - 1. Courbature.
      - 2. Bouffées de chaleur.
      - 3. Nausées, vomissements.
      - 4. Palpitations, défaillance.
      - 5. Fièvre parfois.
- **2° Évolution**
  - **1° Hémorragie..**
    - 1. Qualités du sang..
      - 1. Dès qu'il sort des voies génitales...
        - 1. Pur.....
          - 1. Rouge.
          - 2. Coloré.
        - 2. Plus ou moins dilué.
      - 2. Quelques instants après....
        - 1. Coagulé quand il est à peu près pur.
        - 2. Non coagulé s'il s'écoule avec lui..
          - 1. Liquides utérins.
          - 2. Liquides tubaires.
    - 2. Nature de l'hémorragie...
      - 1. Le sang s'écoule par la vulve....
        - 1. Hémorragie....
          - 1. Continue.
          - 2. Intermittente.
        - 2. Faible ou abondante.
        - 3. Douloureuse ou non.
        - 4. Avec ou sans contractions utérines.
      - 2. Le sang ne s'écoule pas immédiatement....
        - 1. Remplit la cavité utérine.
        - 2. Coagulation.
        - 3. Contractions douloureuses.
        - 4. Expulsion des caillots.
    - 3. Marche..
      - 1. Une seule perte de quelques heures.
      - 2. Réapparition de l'hémorragie.
      - 3. Écoulement peu abondant, mais continu.
      - 4. De plus en plus sérieux.
  - **2° Éléments étrangers au sang expulsés avec les caillots......**
    - 1. Macroscopiquement....
      - 1. Embryon.
      - 2. Débris placentaires.
      - 3. Débris de polypes.
      - 4. Débris de cancer.
    - 2. Microscopiquement....
      - 1. Cellules vaginales.
      - 2. Cellules utérines.
      - 3. Microorganismes.
        - 1. Pathogènes.
        - 2. Non pathogènes.
  - **3° État général.**
    - 1. Faible hémorragie.... | Aucun trouble sérieux.
    - 2. Abondante hémorragie.
      - 1ʳᵉ période.
        - 1. Faiblesse.
        - 2. Anémie.
        - 3. Pouls petit et rapide.
        - 4. Respiration lente et ample.
        - 5. Soif, vertiges, bourdonnements d'oreilles.
      - 2ᵉ période.
        - 1. Agitation.
        - 2. Subdélire.
      - 3ᵉ période.
        - 1. Collapsus.
        - 2. Mort.
  - **4° Examen de la malade......**
    - 1. Palper abdominal.
      - 1. Utérus augmenté de volume.
      - 2. Globe dur.
    - 2. Toucher vaginal.. | Le doigt sort couvert de sang.
    - 3. Spéculum......
      - 1. Parois vaginales : couvertes de sang.
      - 2. Orifice du col...
        - 1. Laisse suinter du sang.
        - 2. Occupé par un caillot.
    - 4. Examen des linges.

DIAGNOSTIC.

1º Différentiel....

1. Hémorragie par l'urètre...
- 1. Le sang vient de l'urètre.... { 1. Petite quantité. 2. Suinte en dehors des mictions.
- 2. Le sang vient des voies urinaires supérieures : expulsé pendant la miction.

2. Par l'anus....
- 1. Le sang vient de l'anus.
- 2. Le sang vient de l'intestin... { 1. Pendant la défécation. 2. Toucher rectal.

3. Hémorragie vulvo-vaginale......
- 1. Rupture des varices des lèvres.
- 2. Cancer vulvaire.
- 3. Cancer vaginal, etc.

2º Étiologique.....

1. La persistance des règles étant exceptionnelle, cinq questions se posent.....

1. Est-ce un avortement ?..
- 1. Hémorragie précédée de douleurs.
- 2. Pesanteur hypogastrique.
- 3. Tranchées utérines.
- 4. Souvent cessation des mouvements du fœtus.

2. Est-ce une insertion vicieuse du placenta ? (Voy. tableau précédent).

3. Est-ce un décollement placentaire prématuré ?...
- 1. Hémorragie.. { 1. Grave. 2. Interne.
- 2. Utérus....... { 1. Surdistendu. 2. Euorme. 3. Dureté ligneuse.
- 3. Symptômes généraux graves.

4. Est-ce une grossesse extra-utérine ? (Voy. tableau 31).

5. Est-ce une rupture de l'utérus ? { 1 Traumatique. 2. Spontanée.

2. Causes beaucoup plus rares.... ....

1. La malade est fébricitante...
- 1. Variole.
- 2. Fièvre typhoïde.
- 3. Typhus.
- 4. Scarlatine.
- 5. Rougeole.

2. Il n'y a pas de fièvre........
- 1. Examen du col......... { 1. Polype. 2. Epithélioma.
- 2. Corps utérin.. { 1. Fibrome. 2. Sarcome. 3. Polype.
- 3. Annexes...... | Hémato-salpinx.
- 4. Appareil circulatoire...... { 1. Tumeur comprimant la VCI. 2. Rétrécissement mitral.
- 5. Examen des viscères et de l'état général.

TRAITEMENT.....
- 1. Prophylactique................
- 2. Local...........................
- 3. Général........................

} Varient avec le cas.

34. RUPTURE PRÉMATURÉE DES MEMBRANES ET HYDRORRHÉE

I. — RUPTURE PRÉMATURÉE DES MEMBRANES.

DÉFINITION...... Rupture des membranes quand l'orifice du col est à peine dilaté ou que le col n'est pas effacé.

FRÉQUENCE...... | 308 sur 2 000 observations. | 189 multipares pour 119 primipares.

INFLUENCE SUR LE TRAVAIL... Ralentissement.

PRONOSTIC........
- 1° Femme......
  - 1. Près du terme................... } Aucune influence fâcheuse.
  - 2. Présentation ou sommet...........
- 2° Femme pas à terme........
  - 1. Avortement. | 3. Version plus difficile.
  - 2. Accouchement prématuré. |
- 3° Dangers d'infection............ | Physométrie.

DIAGNOSTIC.
- 1° Positif.........
  - 1. Linge mouillé comme par l'eau.
  - 2. Toucher vaginal.......
    - 1. Pas de formation de la poche des eaux (exception: solution de continuité à une certaine hauteur au-dessus de l'orifice).
    - 2. Sensation de la présentation.
    - 3. Plissement du cuir chevelu pendant la contraction.
- 2° Différentiel.....
  - 1. Urines, odeur caractéristique.
  - 2. Glaires........
  - 3. Mucosités.... } Empèsent le linge.

TRAITEMENT..... | 1. Femme au repos. | 2. Antisepsie vaginale.

II. — HYDRORRHÉE.

DÉFINITION....... Écoulement, hors des organes génitaux, d'une certaine quantité de liquide provenant de la cavité utérine.

I. — HYDRORRHÉE DÉCIDUALE, DE LA CADUQUE.

FRÉQUENCE......
- 1. Rare. | 3. Multipares.
- 2. Dans les derniers mois de la grossesse. |

PATHOGÉNIE..... | 1. Inflammation des glandes de la caduque. | 2. Endométrite séreuse.

SYMPTOMES...... Début..........
- 1. Prodromes...
  - 1. Malaise.
  - 2. Tension de l'abdomen.
- 2. Ordinairement début brusque.
  - 1. La femme se sent mouillée.
  - 2. Flot de liquide par les parties génitales.

LIQUIDE...........
- 1. Quantité.....
  - 1. Pendant les premières semaines de la grossesse................ } Une ou deux cuillerées.
  - 2. Plus tard..... 50 à 100 grammes. Exceptionnellement 400 à 500 gr.
- 2. Couleur...... | 1. Citrine. | 2. Roussâtre parfois.
- 3. Limpidité.
- 4. Odeur fade. | 5. Linges à peine tachés.

MARCHE...........
- 1. Diminution progressive.   ou de quelques jours.
- 2. Arrêt au bout de quelques heures | 3. Reproduction de loin en loin.

COMPLICATIONS. | 1. Avortement. | 2. Accouchement prématuré.

DIAGNOSTIC DIFFÉRENTIEL.
- 1. Avec écoulements dus....
  - 1. Au cancer de l'utérus.
  - 2. A une tumeur fibreuse.
- 2. Avec écoulements venant de...........
  - 1. Vessie. | 3. Cavité utérine.
  - 2. Vagin. | 4. Vulve.
- 3. Avec hydrorrhée amniotique.

PRONOSTIC....... | 1. Bénin. | 2. Grossesse à terme, en général.

TRAITEMENT.....
- 1. Repos au lit pendant quelques jours.
- 2. Lavements laudanisés si menaces de travail.

II. — HYDRORRHÉE AMNIOTIQUE

FRÉQUENCE...... | 1. Assez fréquente. | 2. Rare pendant les six premiers mois.

CARACTÈRES.....
- 1. Écoulement continu. | 3. Débris de l'enduit sébacé du fœtus.
- 2. Petits jets successifs. |

PATHOGÉNIE.....
- 1re théorie...... | Transsudation du liquide à travers l'amnios et le chorion.
- 2e théorie...... | Rupture du chorion dans une poche amnio-choriale.
- 3e théorie...... | Rupture simultanée du chorion et de l'amnios.

PRONOSTIC........ | 1. Plus sérieux. | 2. Expulsion du fœtus assez fréquente.

TRAITEMENT..... | 1. Repos complet. | 2. Laudanum et opium.

35. MALADIES DU PLACENTA ET ANOMALIES DU CORDON

I. — MALADIES DU PLACENTA.

KYSTES
- 1° Séreux
  - 1. Paroi
    - 1. Tissu lamineux ou fibreux.
    - 2. Faisceaux plus ou moins serrés.
    - 3. Mamelons pédiculés.
  - 2. Contenu
    - 1. Transparent.
    - 2. Gélatiniforme.
- 2° Hématiques
  - 1. Plus fréquents.
  - 2. Nombre variable.
  - 3. Siègent sur la face fœtale du placenta.

TUMEURS DU PLACENTA
- 1. Myxomes fibreux.
- 2. Sarcomes.

DÉGÉNÉRES-CENCE CALCAIRE
- 1. Perceptible
  - 1. A la vue.
  - 2. A la palpation.
- 2. Granulations.
  - 1. Grisâtres.
  - 2. Carbonate.... |
  - 3. Phosphate.... } de chaux et de magnésie.

PLACENTA ALBUMINU-RIQUE (fig. 156)
- 1° Inspection
  - 1. Atrophie.
  - 2. Aspect fibreux.
  - 3. Cotylédons détruits.
  - 4. Zones blanchâtres.
- 2° A la coupe
  - Foyers hémorragiques (fig. 156).
    - 1. Placenta truffé.
    - 2. Infarctus blancs, plus anciens.

Fig. 156. — Foyers d'apoplexie placentaire (placenta albuminurique ou cardiaque : schématique) ; A, foyer non ouvert ; B, C, D, foyers incisés : B, récent ; C, plus ancien ; D, très vieux, organisé.

Fig. 157. — Nœud du cordon.

- 3° Au microscope : Les lésions vasculaires portent primitivement sur les vaisseaux de la mère.

PLACENTA SYPHILITIQUE. Voy. *Syphilis et grossesse.*

ŒDÈME DU PLACENTA. Surtout lorsque le fœtus est mort.

DÉGÉNÉRESCENCE FIBRO-GRAISSEUSE DES VILLOSITÉS CHORIALES.

II. — ANOMALIES DU CORDON.

VAISSEAUX OMBILICAUX
- 1° Obstruction.
- 2° Oblitération par nœuds du cordon (fig. 157).

CIRCULAIRES TROP SERRÉS.
- 1. Pas de gravité, en général.
- 2. Arrêt du courant sanguin et mort du fœtus.

TORSION EXAGÉRÉE.

DÉVELOPPE-MENT ANORMAL
- 1. Grêle, fragile.
- 2. Volumineux.

36. HYDRAMNIOS

DÉFINITION....... | Excès de liquide amniotique.
FRÉQUENCE...... | 1 sur 125 accouchements.

CAUSES

- **1° Fœtus**
  - 1. Grossesse multiple
    - 1. Développement exagéré de l'utérus.
    - 2. Compression exercée par fœtus l'un sur l'autre.
    - 3. Communication des 2 circulations fœtales.
  - 2. Malformations
    - 1. Hydrocéphalie.
    - 2. Anencéphalie.
    - 3. Spina-bifida.
    - 4. Monstruosités.
  - 3. Mort et macération du fœtus (lésions hépatiques).
- **2° Mère**
  - 1. Albuminurie.
  - 2. Affection cardiaque.
  - 3. Syphilis.
- **3° Œuf**
  - 1. Anomalies du cordon.
  - 2. Lésions des membranes, amniotite.
  - 3. Altérations du placenta
    - 1. Dégénérescence fibro-graisseuse.
    - 2. Œdème.
    - 3. Foyers hémorragiques.

SYMPTOMES

- **1° Hydramnios chronique**
  - 1. **Troubles fonctionnels**
    - 1. Vomissements.
    - 2. Douleurs abdominales ou lombaires.
    - 3. Mouvements actifs faiblement perçus par la mère.
    - 4. Symptômes de compression.
  - 2. **Signes physiques**
    - 1. *Inspection*
      - 1. Distension de la paroi abdominale .... { Dyspnée.
      - 2. Peau sillonnée de veines distendues.
      - 3. Paroi
        - 1. Amincie.
        - 2. Ou œdémateuse.
    - 2. *Palpation*
      - 1. *Cas bénins.*
        - 1. Tension presque constante de l'utérus.
        - 2. Défaut de proportion entre le volume de l'utérus et l'âge de la grossesse.
      - 2. *Cas moyens.*
        - 1. Fluctuation.
        - 2. Ballottement total ou partiel.
      - 3. *Cas extrêmes...* { Renseignements incomplets.
    - 3. *Auscultation.* { Faible transmission des bruits du cœur fœtal.
    - 4. *Toucher*
      - 1. Segment inférieur tendu.
      - 2. Ballottement facile, si faible tension.
      - 3. Col
        - 1. Normal.
        - 2. Largement perméable.
        - 3. Déhiscence.
    - 5. *Palper et toucher combinés.* { Fluctuation.
- **2° Hydramnios aigu**
  - 1. **Signes physiques....** | Identiques aux précédents.
  - 2. **Signes fonctionnels..**
    - 1. Douleurs
      - 1. Aiguës.
      - 2. Dans l'abdomen, lombes, aines.
      - 3. Continues avec exacerbation.
    - 2. Respiration difficile.
    - 3. Position horizontale insupportable.
    - 4. Vomissements rebelles.
    - 5. Fièvre parfois.

DURÉE

- **1° Hydramnios à marche lente.**
  - 1. Grossesse à terme.
  - 2. Accouchement prématuré si.. { 1. Enfant mort. 2. Hydramnios considérable.
- **2° Hydramnios à marche rapide........**
  - 1. Mort imminente.
  - 2. Expulsion rapide du fœtus.
  - 3. Période de ralentissement suivie d'accidents graves.

PRONOSTIC.

1° Pour la mère...

- **1. Pendant la grossesse.....**
  - 1. Hydramnios à marche lente : Pronostic bénin.
  - 2. Marche rapide : Vie en danger.
- **2. Pendant l'accouchement.**
  - 1re période.. { Lenteur et faiblesse des contractions utérines.
  - 2e période...
    - 1. Rapide.
    - 2. *Difficultés.*
      - 1. Mauvaises positions.
      - 2. Mobilité du fœtus.
        - 1. Procidence du cordon.
        - 2. Procidence des membres.
    - 3. *Accidntse.* { Syncope au moment de la sortie du liquide.
- **3. Pendant la délivrance ...**
  - 1. Inertie utérine.
  - 2. Hémorragie.

2° Pour l'enfant...

- 1. Mort dans un quart des cas.
- 2. Vices de conformation.
- 3. Naissance avant terme.

DIAGNOSTIC.......

1° Y a-t-il grossesse?. { Ne pas confondre avec..........
- 1. Ascite.
- Kyste de l'ovaire.
- Tumeur abdominale.

2° La grossesse est-elle compliquée d'hydramnios?
- 1. Tumeur du voisinage.
- 2. Rétroversion avec rétention d'urine.
- 3. Grossesse extra-utérine.
- 4. Môle vésiculaire.
- 5. Gros fœtus.
- 6. Grossesse gémellaire.

3° Quelle est la cause?.....
- 1. Organisme maternel.
- 2. Organisme fœtal.
- 3. Examen du délivre.

TRAITEMENT.....

1° Pendant la grossesse. ...
- **1. Traitement médical ......**
  - 1. Régime lacté.
  - 2. Spécifique en cas de syphilis.
- **2. Traitement chirurgical...**
  - 1. Indication.
    - 1. Marche rapide.
    - 2. Distension extrême de l'utérus.
    - 3. Graves accidents.
  - 2. Intervention......
    - 1. Rupture large des membranes.
    - 2. Accouchement provoqué.

2° Pendant l'accouchement.
- 1. Utérus inerte : rompre les membranes même avant la dilatation complète.
- 2. Empêcher l'issue trop brusque du liquide (main appliquée sur la vulve).

37. MORT DU FŒTUS

CAUSES.

- **1° Mère**
  - 1. Affection aiguë
    - 1. Fièvre typhoïde.
    - 2. Variole.
  - 2. Affection chronique
    - 1. Syphilis.
    - 2. Tuberculose.
    - 3. Albuminurie.
- **2° Père**
  - 1. Syphilis.
  - 2. Tuberculose.
  - 3. Saturnisme.
- **3° Œuf**
  - 1. Fœtus
    - 1. Vices de conformation.
    - 2. Arrêts de développement.
  - 2. Cordon
    - 1. Nœuds.
    - 2. Circulaires.
  - 3. Maladies des villosités choriales.
  - 4. Hémorragie placentaire.
- **4° Mort habituelle du fœtus** (souvent due à la syphilis).

RIGIDITÉ CADAVÉRIQUE

- 1. Rare.
- 2. Causes
  - 1. Convulsions éclamptiques.
  - 2. Rigidité qui survient chez tout cadavre.

RÉTENTION DU FŒTUS MORT DANS LA CAVITÉ UTÉRINE.

- **1° Dissolution du fœtus**
  - 1. Pendant les 2 premiers mois de la grossesse.
  - 2. OEuf clair.
- **2° Momification**
  - 1. Après le 3° mois.
  - 2. Coloration uniforme.
  - 3. Peau tannée.
  - 4. Disparition du liquide amniotique.
- **3° Macération** (à partir du 5° mois)
  - 1. Fœtus
    - 1. Aspect extérieur.
      - 3e jour
        - 1. Coloration foncée de la peau.
        - 2. Mollesse des tissus.
      - 5e jour
        - 1. Déformation de la tête.
        - 2. Epiderme décollé par sérosité roussâtre.
      - 8e jour | Fœtus sanguinolentus.
      - 15e jour | Fœtus diffluent.
      - 30e jour | Consistance gélatineuse.
    - 2. Viscères.
      - 5e jour
        - 1. Foie facilement déchirable.
        - 2. Coloration brou de noix clair.
      - 8e jour
        - 1. Coloration jaunâtre du foie.
        - 2. Liquide sanguinolent dans les séreuses.
      - 12e jour
        - 1. Teinte grisâtre du foie.
        - 2. Cristallin rosé.
      - 15e jour
        - Ramollissement de tous les viscères.
    - 3. Histologie — Globules sanguins
      - ou
        - 1. Augmentés de volume.
        - 2. Pâles.
      - ou
        - 1. Ratatinés.
        - 2. Masses granuleuses.
  - 2. Annexes
    - 1. Placenta | Aspects variés
      - 1. Volumineux, rosé.
      - 2. Ratatiné, grisâtre.
    - 2. Cordon
      - 1. Infiltré, hypertrophié.
      - 2. Coloration analogue à celle du fœtus.
    - 3. Membranes
      - 1. Coloration grisâtre.
      - 2. Parfois teinte verdâtre de l'amnios.
    - 4. Liquide amniotique — Varie de couleur avec la durée de la rétention.
      - 1. Verdâtre.
      - 2. Sanguinolent.
      - 3. Noirâtre.
- **4° Putréfaction** | Possible si rupture des membranes.

SYMPTÔMES.

1° Troubles fonctionnels.....
1. Disparition des symptômes sympathiques de la grossesse.
2. Seins moins turgescents.
3. Sécrétion laiteuse.
4. Disparition des varices récentes.
5. Absence habituelle de symptômes généraux.

2° Examen physique.

1. Pendant la 1re moitié de la grossesse.
1. *Palpation* ....
  1. Utérus. { 1. Moins volumineux qu'il devrait l'être. 2. Mou.
  2. Absence de ballottement.
2. *Auscultation.* Absence des bruits du cœur fœtal.
3. *Toucher* ...... Col...... { 1. Un peu ramolli. 2. Ou dur.
4. *Palper et toucher combinés.* 1. Hypertrophie de l'utérus. 2. Perte de son élasticité.

2. Pendant la 2e moitié de la grossesse.

1. Le fœtus a succombé depuis 8 jours. ......
  1. *Palpation* ....
    1. Absence de résistance ferme de l'utérus.
    2. Contraction par instants.
    3. Cessation des mouvements actifs.
    4. Crépitation des os du crâne.
  2. *Auscultation..* Absence des bruits du cœur fœtal.
  3. *Toucher.* 1. Col ramolli. 2. Crépitation osseuse.

2. Le fœtus a succombé depuis plus d'une semaine........
  1. *Palpation....* 1. Diminution du volume de l'utérus. 2. Mollesse des parois utérines. 3. Contractions utérines.
  2. *Toucher et palper.* Ballottement impossible.

3. Le fœtus a succombé depuis plusieurs semaines. 1. Tumeur mollasse, qu'on ne peut plus délimiter. 2. Tumeur solide, dureté ligneuse.

DIAGNOSTIC ......
1°
  1. Pendant la 1re moitié de la grossesse, avec............. { 1. Métrite. 2. Tumeur fibreuse.
  2. Pendant la 2e moitié de la grossesse, avec............. Fibro-myome.
2° Au cours d'une grossesse gémellaire....................... Difficultés.

ACCOUCHEMENT.
1. Avortement avec absence d'hémorragie grave.
2. Plus tard..... { 1. Lenteur de la dilatation du col. 2. Forme en sablier de la poche des eaux. 3. Expulsion rapide du fœtus.
3. Énorme bosse séro-sanguine qui peut se rompre.
4. Conduite à tenir. .... { 1. Sectionner le cordon dès qu'il apparaît à la vulve. 2. Maintenir doucement le fœtus.

DÉLIVRANCE..... Rétention assez fréquente de la caduque.

SUITES DE COUCHES...... 1. Lochies moins abondantes. 2. Sécrétion lactée moins active.

PRONOSTIC ....
1. La mort du fœtus peut être favorable si.. { 1. Vomissements incoercibles. 2. Affections du cœur. 3. Albuminurie.
2. Importance de la rupture des membranes : putréfaction possible ..... { 1. Odeur fétide. 2. Coloration verdâtre de la peau. 3. Production de gaz. 4. Physométrie.

TRAITEMENT.

1° Pendant la grossesse ....
1. Prophylaxie contre........ { 1. Syphilis. 2. Albuminurie, etc.
2. Si mort habituelle du fœtus. { 1. Traitement antisyphilitique. 2. Accouchement prématuré provoqué.
3. Mort du fœtus.
  1. Pas d'accidents... { 1. Antisepsie. 2. Expectation.
  2. Membranes rompues...... { 1. Pas d'accidents... { 1. Antisepsie. 2. Expectation. } 2. Accidents.... Accouchement provoqué.

2° Pendant le travail..........
1. Ne jamais pratiquer la rupture artificielle des membranes.
2. Intervention parfois nécessaire........
  1. Mort récente. Agir comme si l'enfant était vivant, mais uniquement dans l'intérêt de la mère.
  2. Mort ancienne. Éviter traction sur les membres.
  3. Putréfaction.

38. MOLE HYDATIFORME

SYNONYMIE ..... { 1. Hydropisie des villosités choriales. / 2. Môle vésiculaire.

ANATOMIE PATHOLOGIQUE (fig. 158).

1° Masse charnue.. { 1. Forme....... | Ovoïde. / 2. Consistance.. | Molle. / 3. Coloration.... | Rougeâtre.

Incision de la caduque qui l'enveloppe.................. { 1. Liquide clair. / 2. Nombreuses vésicules.

2° Vésicules.
- 1. Coloration .. | Jaunâtre.
- 2. Epaisseur... | Transparence.
- 3. Volume...... | Tête d'épingle à œuf de poule.
- 4. Pédicules.... { 1. Disposés en grappes. / 2. Si rupture : vésicules libres.
- 5. Paroi....... { 1. Couche épaisse de tissu muqueux. / 2. Epithélium cylindrique. / 3. Absence de vaisseaux.
- 6. Contenu..... | 1. Albumine. | 2. Mucine.

3° Caduque........
1. Endométrite chronique fréquente.
2. Usée en certains points.. { 1. Villosités choriales, en rapport avec le tissu musculaire de l'utérus. / 2. Rétention possible de la môle.

4° Histologie......
1. Dégénérescence myxomateuse du mésoderme fœtal.
2. Tumeur conjonctive... { 1. Végétant sur place. / 2. Peu de tendance à l'envahissement. / 3. Naissance aux dépens d'une villosité entièrement développée.
3. Transformation possible de la môle en déciduome malin aux dépens du syncytium (revêtement le plus périphérique des villosités choriales).

ÉTIOLOGIE........ | 1. Femmes âgées. | 2. Endométrite antérieure.

FRÉQUENCE ...... | Maladie rare.

SYMPTOMES.

1° Modifications de l'utérus.........
- 1. Dimensions exagérées pour le mois de la grossesse.
- 2. Surface bosselée.
- 3. Consistance flasque et molle.
- 4. Auscultation à souffle utérin.
- 5. Toucher...... { 1. Segment inférieur..... { 1. Flaccidité. / 2. Mollesse. } / 2. Col.......... | Parfois assez ouvert.

2° Hémorragie ....
- 1. Phénomène précoce....... { 1. Avant le 3° mois. / 2. Rare après le 7° mois.
- 2. Sans cause appréciable.
- 3. A répétition.
- 4. De plus en plus abondante.

3° Expulsions de vésicules.

MARCHE...... { 1. Grossesse à terme, très rare. / 2. Mort de l'embryon. | 3. Expulsion de la môle.

PRONOSTIC....
- 1. *Fœtus*...... | Mort, le plus souvent.
- 2. *Mère*........ { 1. Mort dans 13 p. 100 des cas.......... { 1. Hémorragie. / 2. Infection puerpérale. / 3. Albuminurie. } / 2. Suites éloignées........ } Déciduome malin, parfois.

DIAGNOSTIC DIFFÉRENTIEL .
En cas de mort du fœtus.....
- 1. Y a-t-il grossesse? { 1. Métrite. / 2. Fibrome. | 3. Cancer.
- 2. Y a-t-il complication?.... { 1. Hydramnios. / 2. Placenta prævia. | 3. Tumeur fibreuse.

TRAITEMENT.

1° Pendant la grossesse...........
Combattre hémorragie..... { 1. Moyens ordinaires. / 2. Tamponnement vaginal.

2° Pendant l'expulsion de la môle.
1. Lutter contre hémorragie.
2. Attendre et n'introduire la main qu'en cas de nécessité absolue.

3° Suites de couches. | Injections intra-utérines.

4° Traitement curatif..........
- 1. Fœtus vivant. | Attendre tant qu'il n'y a pas danger.
- 2. Accidents graves ou fœtus mort..................... } Provoquer l'expulsion de l'œuf.
- 3. Si déciduome malin............. | Intervention radicale et hâtive.

Fig. 158. — Môle hydatiforme, schématique.

39. GROSSESSE GÉMELLAIRE

FRÉQUENCE...
1. Une sur 90 accouchements.
2. Varie suivant les pays.

CAUSES......
1. Influence de la taille.
2. Hérédité..... | 1. Maternelle. | 2. Paternelle.
3. Age.......... | 21 à 28 ans.
4. Multiparité.
5. Conditions nécessaires ...
   1. Deux vésicules de Graaf, laissant échapper 2 ovules.
   2. Une vésicule de Graaf, contenant 2 ovules fécondés en même temps.
   3. Une seule vésicule de Graaf, 1 seul ovule avec 2 germes.
6. Superimprégnation....... | 1. Superfécondation. | 2. Superfœtation.

ANATOMIE.

1° Œuf double.....
1. Fécondation de 2 ovules.
2. Grossesse bivitelline.
3. Délivre avec 2 placentas distincts. { Anatomiquement (fig. 159) ou physiologiquement (fig. 160).
4. Poche complète propre à chacun d'eux ...... { 1. Amnios. | 3. Caduque. | 2. Chorion.
5. Cloison...... { 1. Deux amnios. | 2. Deux chorions. | 3. Deux caduques ou caduques fusionnées ou absence de caduque.

2° Œuf simple.....
1. Deux spermatozoïdes pénètrent dans un seul ovule. | 2. Grossesse univitelline. | 3. Un seul placenta ; un seul chorion.
4. Cloison....... { 1. Un ou deux amnios (fig. 161 et 162). | 2. Ou absence.
5. Deux embryons de même sexe.

3° Conséquences cliniques........
1. Grossesse univitelline... { Communication superficielle et profonde des circulations (fig. 161 et 162).
2. Grossesse bivitelline.... { Deux circulations indépendantes (fig. 159 et 160).

SYMPTOMES ET DIAGNOSTIC.

1° Y a-t-il grossesse gémellaire ?

1° Signes de présomption.

1. *Interrogatoire.*
   1. Volume exagéré du ventre.
   2. Mouvements du fœtus..... { 1. De tous côtés. | 2. En plusieurs points opposés.
   3. Antécédents de grossesses multiples.

2. *Inspection.*
   1. Abdomen très développé. | 2. Sillon longitudinal ou transverse.
   3. OEdème...... { 1. Sus-pubien. | 2. Des membres inférieurs.

3. *Palpation et percussion*
   1. Augmentation du volume de l'utérus. | 2. Tension des parois utérines. | 3. Grand nombre de parties fœtales.

4. *Toucher..*
   1. Col un peu ouvert.
   2. Distance considérable qui sépare le col du fond de l'utérus.

2° Signes de certitude....

1. *Palpation....*
   1. Quatre extrémités fœtales. { 1. Deux extrémités céphaliques. | 2. Deux extrémités pelviennes
   2. Trois extrémités fœtales. .. { 1. Deux têtes et un siège. | 2. Une tête et deux sièges.

2. *Toucher......*
   1. Deux extrémités par le palper.
   2. Troisième extrémité dans l'excavation pelvienne par le toucher.
   3. Parfois deux poches des eaux, pendant le travail.

3. *Auscultation .*
   Deux maximums des bruits du cœur........ {
    1. Non isochrones aux pulsations maternelles.
    2. Zone silencieuse entre les deux maximums.
    3. Différence du nombre des battements aux deux maximums.

2° Difficultés du diagnostic même pendant la grossesse.......
1. Tension abdominale.
2. Epaisseur de la paroi.
3. Hydropisie de l'amnios, dans 1 ou 2 œufs.
4. Si hydramnios au 3e mois... { 1. Grossesse gémellaire. | 2. Avortement gémellaire.

SYMPTOMES ET DIAGNOSTIC (Suite).

3° Diagnostic de la situation des jumeaux........

1. *Diagnostic facile.*
   1. Fœtus juxtaposés...
      1. Un à droite, l'autre à gauche.
      2. Deux sommets ou deux sièges (fig. 163).
      3. Un sommet, un siège.
      4. Un siège et un sommet.
   2. Fœtus superposés...
      1. En T.
      2. En L.
      3. En lignes parallèles.) Le second fœtus sortira d'abord de son œuf, puis perforera le second œuf.
2. *Diagnostic difficile.*
   Fœtus antéposés.
      1. L'antérieur masque totalement le postérieur.
      2. 1. Fœtus postérieur engagé dans l'excavation pelvienne.
         2. Fœtus antérieur vertical (fig. 164). On trouve 3 extrémités fœtales.
      3. Fœtus en croix... 1. Le postérieur vertical. 2. L'antérieur transversal.

4° Diagnostic pendant le travail...
1. Difficile, si contractions.
2. Plus facile, si 2 poches des eaux séparées par un sillon.

5° Diagnostic différentiel...... On peut croire à grossesse gémellaire si.
1. Un seul fœtus avec dos en arrière.
2. Hydramnios.
3. Gros ventre.
4. Paroi très épaisse.
5. Grossesse simple compliquée de fibrome.

6° Diagnostic rétrospectif............ | Par l'examen du délivre.

MARCHE.

1. Avortement.....
   1. Relativement fréquent.
   2. Surtout si hydramnios précoce.
   3. Fréquence plus grande de la rétention placentaire.
2. Accouchement prématuré.
3. Mort de l'un des fœtus.........
   1. Expulsion simultanée des 2 fœtus.
   2. Expulsion du fœtus mort, l'autre continue à se développer.
   3. Momification du fœtus mort.
4. Accouchement à terme.

ACCOUCHEMENT.

1° Accouchement successif.....
- 1er accouchement. | 1. Dilatation plus pénible. | 2. Expulsion plus lente.
- Intervalle........
   1. 20 minutes, une heure.
   2. Le col peut se refermer et expulsion du 2e fœtus plusieurs semaines après.
- 2e accouchement.. | Expulsion rapide.

2° Accouchement simultané.... Dystocie spéciale.

PRONOSTIC.......

1. Toujours sérieux.......
   1. Grossesse pénible.
   2. Dystocie possible.
2. Mort des fœtus assez fréquente.
   1. Fœtus petits.
   2. Travail long et laborieux.

CONDUITE A TENIR.

1° Accouchement successif........
- 1er fœtus.......
   1. Comme pour un accouchement ordinaire.
   2. Forceps, après 1 heure et demie à 2 heures de dilatation complète.
   3. Ligature du cordon........ 1. Du bout ombilical. 2. Du bout placentaire.
- Intervalle.......
   1. 1. S'assurer de la présentation du 2e fœtus. 2. La transformer en bonne position.
   2. Si seconde poche des eaux, ne pas attendre que le col revienne sur lui-même.

2° Accouchement simultané........
1. Présentation de 2 têtes....
   1. Repousser la moins engagée.
   2. Si échec...... 1. Forceps. 2. Basiotripsie sur tête la plus engagée.
2. Présentation de 2 sièges....
   1. En réduire une.
   2. Tirer sur un seul pied.
3. Présentation d'un siège et d'un sommet..
   1. Réduire le siège et forceps sur le sommet.
   2. Si échec.....
      1. Extraction du siège.
      2. Désaccrocher les deux têtes. Si échec. 1. Décollation du premier. 2. Extraction rapide du deuxième.

DÉLIVRANCE.

- 1° 1. Une seule masse placentaire. 2. Deux masses placentaires réunies.) Délivrance en une seule fois, après l'expulsion du second fœtus.
- 2° Œufs complètement séparés...
   1. Expulsion des deux délivres après la sortie des deux fœtus.
   2. Expulsion du placenta du 1er fœtus avec l'expulsion du 2e fœtus.
- Conduite à tenir...
   1. Pince sur le cordon du 1er fœtus.
   2. Surveiller de près l'utérus et attendre.
   3. Faire la délivrance....
      1. Par tractions sur le cordon qui mène au placenta le plus descendu.
      2. Et par expression.
   4. *Si hémorragie.* | Délivrance artificielle immédiate.

SCHÉMAS DES DISPOSITIONS DIVERSES DES ANNEXES DANS LES GROSSESSES GÉMELLAIRES

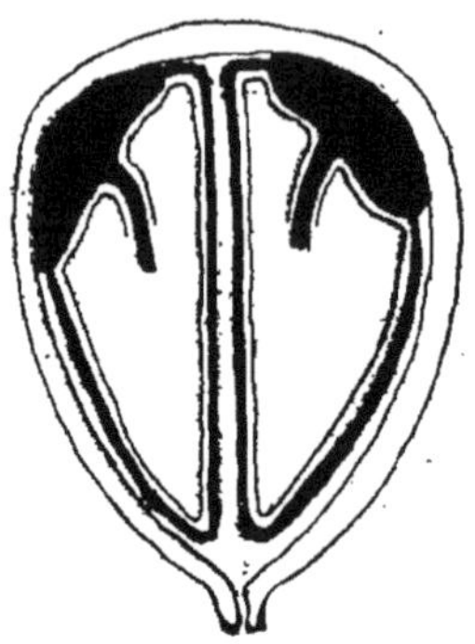

Fig. 159. — Grossesse bivitelline, séparation complète des annexes.

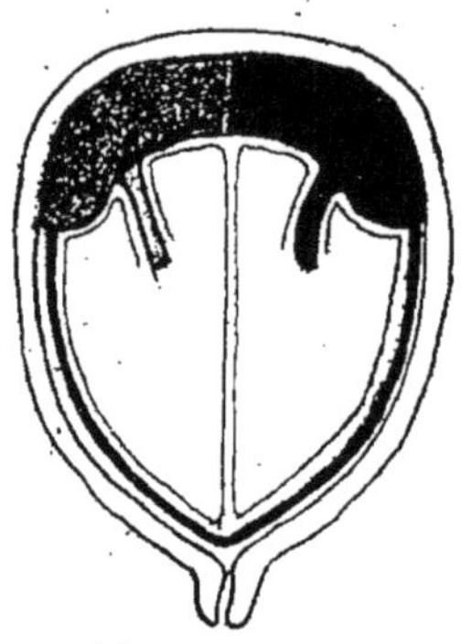

Fig. 160. — Placenta unique (en apparence); circulations indépendantes; deux amnios.

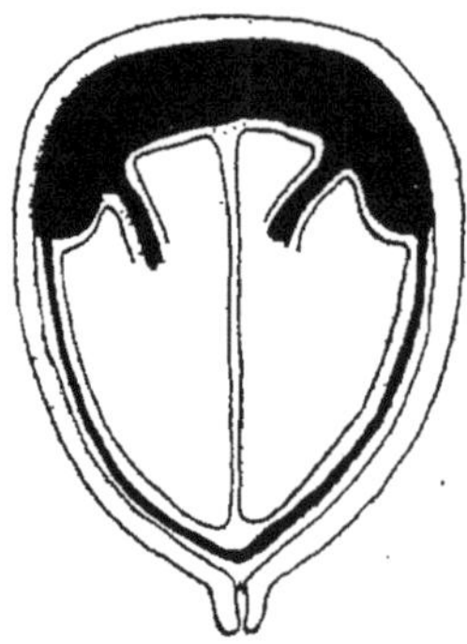

Fig. 161. — Placenta unique ; circulations dépendantes ; cavité amniotique double.

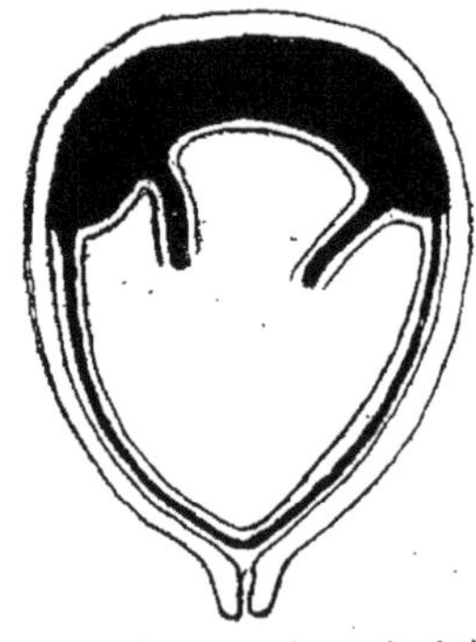

Fig. 162. — Placenta unique; circulations dépendantes ; cavité amniotique unique (grossesse univitelline, uni-amniotique).

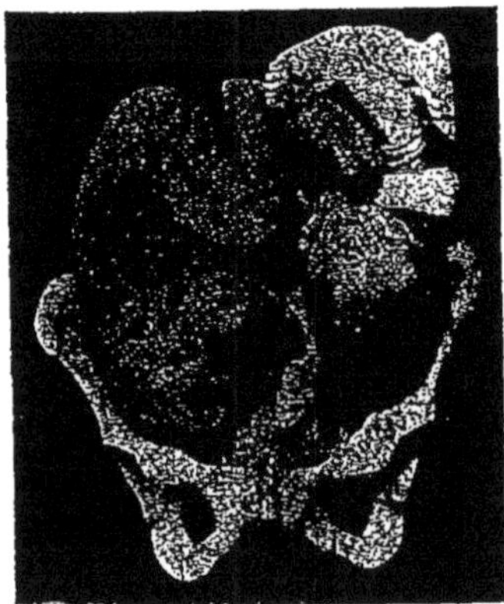

Fig. 163. — Fœtus verticaux.

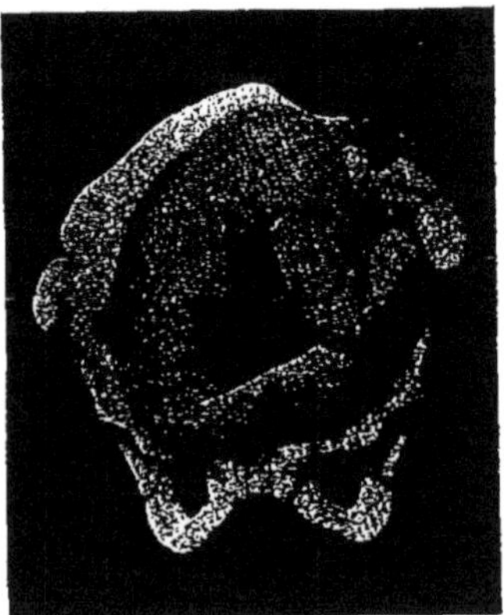

Fig. 164. — Fœtus en T.

GROSSESSE GÉMELLAIRE

40. ACCOUCHEMENT MULTIPLE

GROSSESSE........ Très pénible.

TRAVAIL.......... 1. Dilatation lente.
2. Expulsion courte.

DÉLIVRANCE... 1. Chaque fœtus est suivi de son placenta.
2. Deux, trois placentas suivent l'expulsion du dernier fœtus.
3. Deux placentas sortent avec le 2e fœtus.

PRONOSTIC........
1º Pour la mère. 1. Lenteur du travail.
2. Interventions obstétricales souvent nécessaires.
3. Complications de la délivrance.
2º Pour les fœtus......... 1. Avortement.
2. Accouchement prématuré.
3. Si vivants, ils sont maigres et chétifs.

---

41. TÉRATOLOGIE [1]

ANOMALIES DE DEVELOPPE-MENT.......
1º Simples....................... 1er embranchement : Hémitéries.
2º Graves......
1. Inversion des viscères...... 2e embranchement : Hétérotaxies.
2. Appareil génital....... 3e embranchement : Hermaphro-dismes.
.... 4º embranchement : Monstruosités.

I. — PREMIER EMBRANCHEMENT. — HÉMITÉRIES.

ANOMALIES.......
1º De taille..... 1. Nanisme.
2. Géantisme.
2º De volume... 1. Mamelles chez l'homme.
2. Petitesse des membres.
3. Défaut de développement des muscles.
4. Volume considérable de la tête.
3º De forme..... 1. Formes anormales de l'utérus, du vagin.
2. Tête difforme.
4º De couleur... 1. Albinisme.
2. Mélanisme.
5º De structure. Ossifications anormales.

DÉPLACEMENT..
1º Des organes splanchniques..
1. Encéphalocèle.
2. Méningocèle.
3. Déplacement du cœur, du poumon, des viscères ab-dominaux.
4. Descente tardive des testicules.
2º Des organes non splanchniques.... Pied bot.

CHANGEMENT DE CONNEXION....
1. Dents mal implantées.
2. Attaches anormales des muscles et des tendons.

EMBOUCHURES ANOMALES....
1. Des vaisseaux dans le cœur. | 3. Du vagin. | 5. De l'urètre.
2. Du cholédoque. | 4. De l'intestin. | 6. Du cloaque.

IMPERFORA-TIONS........
1. Du rectum. | 4. De la bouche.
2. De la vulve. | 5. De l'œsophage.
3. De l'urètre.

RÉUNION D'ORGANES....
1. Des reins. | 3. Des doigts.
2. Des testicules.

CLOISONNE-MENT........
1. Du vagin.
2. De l'utérus.

ANOMALIES........
1º Par disjonction..
1. Persistance de l'ouraque. | 3. Bec-de-lièvre.
2. Persistance du canal arté-riel, du trou de Botal. | 4. Epi- et hypospadias.
| 5. Spina-bifida.
2º Par diminution numérique..
1. Absence d'apophyses osseu-ses. | 3. Existence d'un seul rein.
2. Absence de doigts, de dents. | 4. Absence de vessie.
3º Par augmenta-tion numérique.
1. Vertèbres. | 3. Polydactylie.
2. Dents. | 4. Polymastie.

(1) Tableau emprunté à M. Geoffroy-Saint-Hilaire.

II. — DEUXIÈME EMBRANCHEMENT. — HÉTÉROTAXIES.

INVERSION SPLANCHNIQUE.. { 1. Totale. 2. Partielle.

III. — TROISIÈME EMBRANCHEMENT. — HERMAPHRODISMES.

ANOMALIES......
- 1° **Des glandes.**
  - 1. Par excès bisexuel........ { Deux testicules et deux ovaires.
  - 2. Par excès unilatéral.
  - 3. Hermaphrodisme latéral sans excès.... { 1. Ovaire d'un côté. 2. Testicule de l'autre.
- 2° **Des voies d'excrétion...**
  - 1. Avec deux testicules.
  - 2. Avec deux ovaires.

IV. — QUATRIÈME EMBRANCHEMENT. — MONSTRUOSITÉS.

I. — PREMIÈRE CLASSE. — MONSTRES UNITAIRES.

ORDRE I. MONSTRES AUTOSITES (peuvent vivre de la vie extra-utérine)........
- **Tribu I.........**
  - Famille I. *Ectroméliens* (avortement d'un ou de plusieurs membres)......................... { 1. Phocomèle. 2. Hémimèle. 3. Ectromèle.
  - Famille II. *Syméliens* (réunion des deux membres d'une même paire). { 1. Symèle. 2. Uromèle. 3. Sirénomèle.
- **Tribu II........** | Famille : *Célosomiens*..... | Éventration considérable.
- **Tribu III......**
  - Famille I. *Exencéphaliens* (cerveau hors la cavité cranienne).
  - Famille II. *Pseudencéphaliens* (vestiges d'encéphale).
  - Famille III. *Anencéphaliens* (absence d'encéphale).
- **Tribu IV......**
  - Famille I. *Cyclocéphaliens*..... { 1. Atrophie de l'appareil nasal. 2. Appareils de la vision confondus vers la ligne médiane.
  - Famille II. *Otocéphaliens* (oreilles rapprochées ou réunies vers la ligne médiane).

ORDRE II. MONSTRES OMPHALOSITES (meurent dès que le cordon est coupé).......
- **Tribu I.........**
  - Famille I. *Paracéphaliens* (vestiges de la tête).
  - Famille II. *Acéphaliens* (absence de la tête).
- **Tribu II........** | Famille : *Anidiens* (le type normal de la face a disparu).

ORDRE III. MONSTRES PARASITES...... { *Zoomyliens* (kystes dermoïdes).

II. — DEUXIÈME CLASSE. — MONSTRES COMPOSÉS.

ORDRE I. MONSTRES DOUBLES AUTOSITAIRES...
- **Tribu I.........**
  - Famille I. *Eusomphaliens*...... { 1. Chacun a son ombilic. 2. Individu alité propre.
  - Famille II. *Monomphaliens* (ombilic commun)........ { 1. Ischiopages. 2. Xiphopages. 3. Sternopages. 4. Ectopages. 5. Hémipages.
- **Tribu II........**
  - Famille I. *Sycéphaliens* (fusion intime des 2 têtes).
  - Famille II. *Monocéphaliens* (unité apparente de la tête).
- **Tribu III......**
  - Famille I. *Sysomiens* (2 têtes).
  - Famille II. *Monosomiens* (2 têtes avec un corps unique).

ORDRE II. MONSTRES DOUBLES PARASITAIRES..
- **Tribu I.........**
  - Famille I. *Hétérotypiens* (parasite à la paroi antérieure du corps du principal sujet).
  - Famille II. *Hétéraliens* (parasite inséré loin de l'ombilic de l'autosite).
- **Tribu II........**
  - Famille I. *Polygnathiens* (parasite sur les mâchoires).
  - Famille II. *Polyméliens* (le parasite n'est représenté que par des membres).
- **Tribu III.......** | Famille : *Endocymiens* (tumeur par inclusion).

ORDRE III. MONSTRES TRIPLES.

42. DYSTOCIE

DÉFINITION .... { Ensemble des difficultés et accidents qu entravent la régularité de l'accouchement.

DIVISION .... {
1. Dystocie maternelle .... { 1. Par viciation du bassin. 2. Par les parties molles.
2. Dystocie fœtale.

---

43. VICIATION DU BASSIN

I. — MOYENS D'EXPLORER LE BASSIN.

PAROI POSTÉRIEURE.

1° **Reconnaître la situation de la face antérieure du sacrum et du promontoire** .....
- 1. Doigt .... { 1. Placé dans le cul-de-sac postérieur. 2. Poussé en arrière et en haut.
- 2. Causes d'erreur .... { 1. Matières fécales. 2. Faux promontoire.
- 3. Caractères du promontoire .. { 1. Vide au-dessus. 2. Bord antérieur des ailerons sur le côtés.

2° **Mesurer le degré de rétrécissement antéro-postérieur du diamètre Pr. S. P. (promoto-sous-pubien)** ....
- 1. Index droit (fig. 166) ..... { 1. Pulpe sur angle sacro-vertébral. 2. Bord radial relevé, arrêté par le pubis.
- 2. Index gauche (fig. 166) ..... {
  - 1. Face dorsale en avant.
  - 2. Pulpe contre le vestibule.
  - 3. L'angle marque le point de rencontre de l'index droit avec le ligament triangulaire ou avec le bord inférieur de la symphyse pubienne.
- 3. Toucher avec 2 doigts ...... {
  - 1. Inconvénients. { 1. Douleur. 2. Inefficacité.
  - 2. Extrémité du médius appuie sur angle sacro-vertébral.
  - 3. Marquer sur le bord radial de l'index le point correspondant au ligament triangulaire.

3° **Mesurer le diamètre promonto-pubien minimum.** {
- 1. Déduire 15 millimètres du Pr. S. P.
- 2. Si le promontoire est très bas ou si la symphyse est très inclinée, le diamètre Pr. P. M. est presque égal au diamètre Pr. S. P. (fig. 167 et 168).

4° **Évaluer le rétrécissement du diamètre sacro-sous-pubien** ....
- 1. Index droit (fig. 166) .... { 1. Pulpe sur extrémité inférieure du sacrum. 2. Bord radial vers le pubis.
- 2. Index gauche (fig. 166).... { Marquer sur index droit sa rencontre avec le ligament triangulaire.

PAROIS LATÉRALES ....
- 1. Au détroit supérieur ..... { Suivre la ligne innominée.
- 2. Au niveau de l'excavation.
- 3. Au détroit inférieur ...... { Mesurer le diamètre bi-ischiatique .... {
  - 1. Position obstétricale.
  - 2. Distance de la face interne d'une tubérosité à l'autre.
  - 3. Ajouter 1 centimètre ou 1 cent. 1/2.

PAROI ANTÉRIEURE ..... { 1. Symphyse pubienne. 2. Branches du pubis.

EXPLORATION DU PLANCHER PELVIEN .... { 1. Mince et souple. 2. Ou épais et résistant.

II. — CLASSIFICATION DES MALFORMATIONS DU BASSIN.

EXCÈS D'AMPLITUDE.

ÉTROITESSE ....
- 1° **Défaut d'amplitude** ..
  - 1. Avec perfection des formes ... { 1. Bassin de naine. 2. Bassin plat non rachitique.
  - 2. Avec altérations des formes. Viciations portant surtout sur diamètres.
    - 1. A. P. ..... { 1. Bassin rachitique. 2. Bassin ostéomalacique.
    - 2. Obliques. { 1. Bassin de Naegelé. 2. Bassin de Lenoir.
    - 3. Transverses .... { Bassin de Robert.
- 2° **Obstruction** .. { 1. Spondylizème. 2. Spondylolisthésis.
- 3° **Cals difformes, tumeurs osseuses.**

MAUVAISE DIRECTION DES PLANS ET DES AXES.

VICIATIONS COMPLEXES (bassin scolio-rachitique).

REMARQUE .... | D'autres classifications, plus récentes, se basent sur la pathogénie.

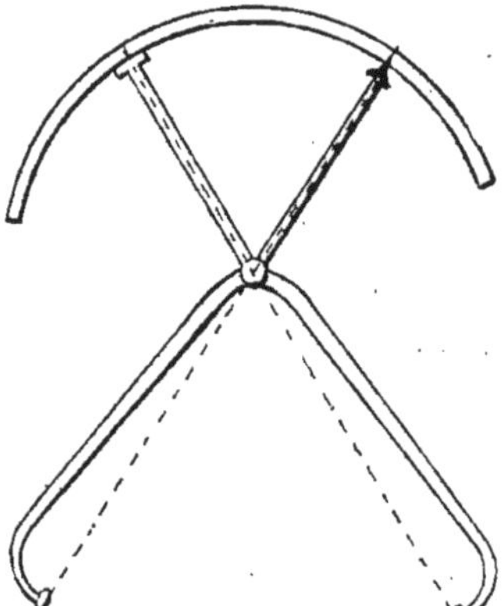

Fig. 165. — Pelvimètre de Budin.

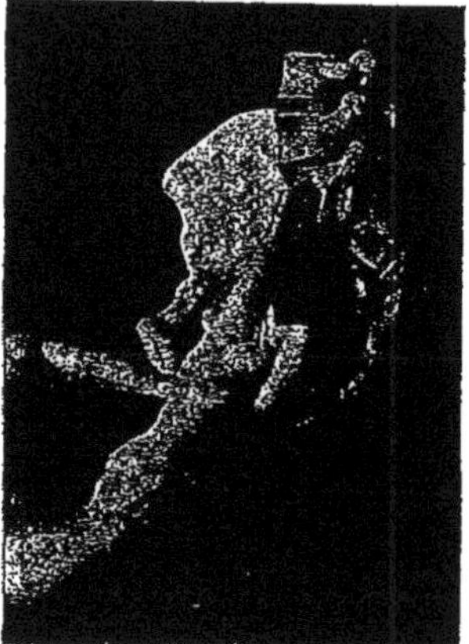

Fig. 166. — Pelvimensuration digitale.

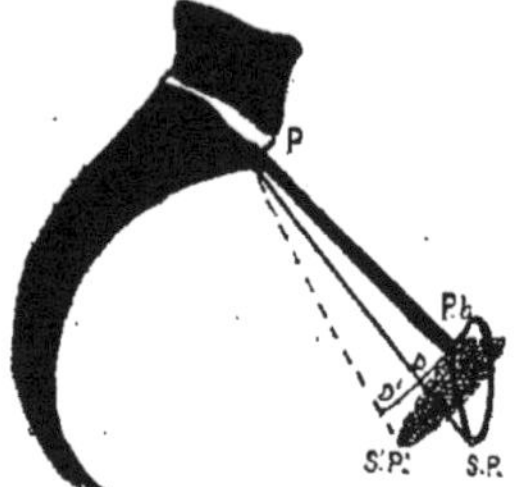

Fig. 167. — Variations du diamètre promonto-sous-pubien par rapport au diamètre promonto-pubien minimum suivant l'inclinaison de la symphyse pubienne.

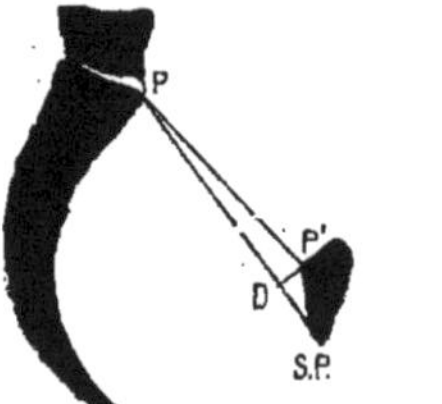

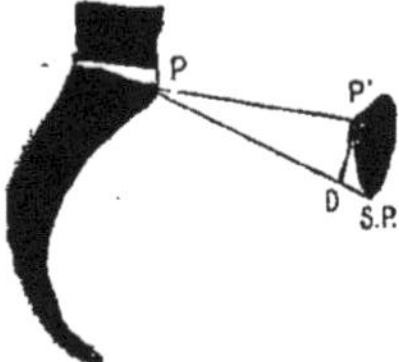

Fig. 168. — Variations du diamètre promonto-sous-pubien par rapport au diamètre promonto-pubien minimum, suivant la hauteur de la symphyse. La différence DSP est plus grande avec une symphyse basse.

PELVIMÉTRIE

44. BASSINS VICIÉS PAR LE RACHITISME

DÉFINITION — Dystrophie constitutionnelle du squelette, qui survient généralement pendant la première enfance.

ÉTIOLOGIE.

1° Causes prédisposantes
- 1. Age
  - 1. Du sixième au vingtième mois.
  - 2. Rachitisme tardif.
- 2. Hérédité. Rachitisme congénital.
- 3. Maladies aiguës.

2° Causes déterminantes
- 1. Alimentation vicieuse.
- 2. Manque d'air ou de soleil.
- 3. Saisons froides et humides.
- 4. La syphilis n'agit que par les troubles digestifs.

FRÉQUENCE
- 1. 15 bassins viciés sur 100.
- 2. Sur 16 viciations pelviennes, 15 viciations rachitiques.

PATHOGÉNIE.

1° Ramollissement
- 1. Enfant assis
  - 1. Effets de la pesanteur sur le sacrum.
  - 2. Bassin plat rachitique.
- 2. Enfant debout et marché
  - 1. Pesanteur.
  - 2. Contre-pression exercée par les fémurs.
  - 3. Bassin rachitique pseudo-ostéomalacique.
- 3. Enfant couché sur un côté ... Enfoncement du bassin de ce côté.

2° Arrêt de développement — Bassin aplati et généralement rétréci rachitique.

ANATOMIE PATHOLOGIQUE.

1° Sacrum
- 1. Extrémité supérieure ... Rapprochée du pubis.
- 2. Face antérieure
  - 1. Concave : rétrécissement annelé (fig. 170).
  - 2. Plane : rétrécissement canaliculé (fig. 171).
  - 3. Faux promontoire sacré (fig. 169).

2° Pubis
- 1. Hauteur
  - 1. Plus grande : 5 à 6 centimètres.
  - 2. Ou inférieure à la normale.
- 2. Forme
  - 1. Globuleuse.
  - 2. Saillante
    - 1. En avant.
    - 2. En arrière.
  - 3. Pointes osseuses. Bassin épineux.

3° Ilion
- 1. Aplatissement unilatéral. Bassin oblique ovalaire rachitique.
- 2. Rapprochement des os iliaques, pubis saillant. Bassin pseudo-ostéomalacique.

4° Configuration générale du bassin
- 1. Arrêt de développement
  - 1. Poids : 320 à 350 grammes.
  - 2. Diminution de la hauteur totale.
- 2. Déformations pelviennes
  - 1. Détroit supérieur
    - 1. Rétrécissement du diamètre antéro-postérieur. *Bassin aplati* (fig. 172).
    - 2. Rétrécissement léger des diamètres obliques.
    - 3. Rarement rétrécissement du diamètre transverse...
      - 1. Type généralement rétréci.
      - 2. Type pseudo-ostéomalacique.
  - 2. Excavation pelvienne
    - 1. Hauteur moindre.
    - 2. Diamètre antéro-postérieur.
      - 1. Varie avec courbure du sacrum (fig. 170 et 171).
      - 2. Varie avec forme et inclinaison de la symphyse (fig. 167).
    - 3. Diamètre transverse.
      - 1. Augmente de haut en bas.
      - 2. Parfois rétrécissement du diamètre bi-sciatique.
  - 3. Détroit inférieur
    - 1. Largement ouvert.
    - 2. Parfois rétrécissement coccy-pubien.
    - 3. Diamètre bi-ischiatique toujours agrandi.

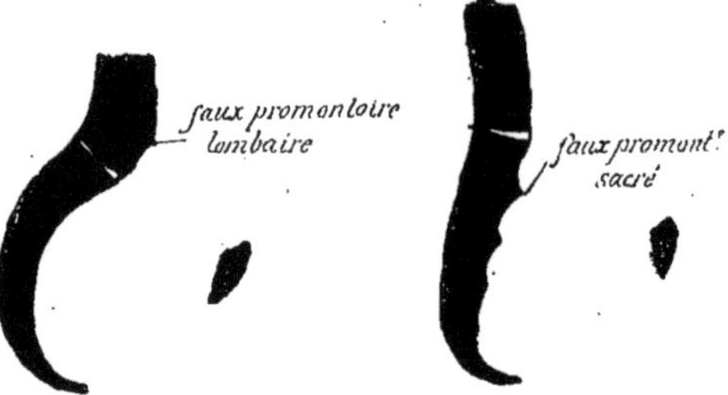

Fig. 169. — Faux promontoires.

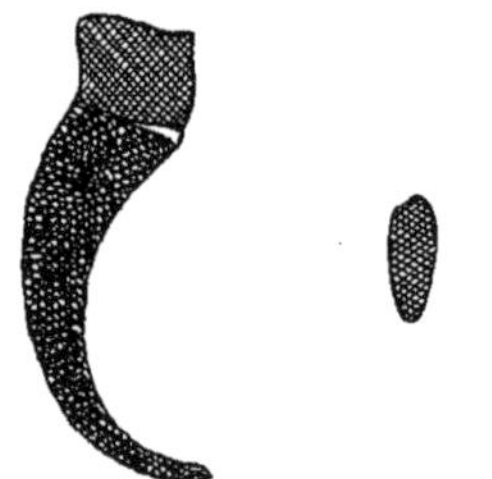

Fig. 170. — Rétrécissement annulaire, excavation large.

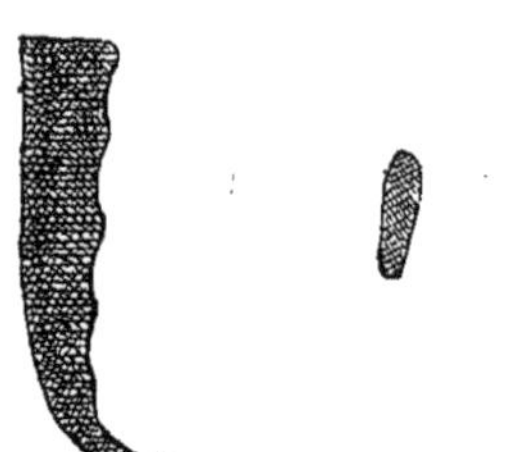

Fig. 171. — Rétrécissement canaliculaire ; sacrum en hameçon (Bonnaire).

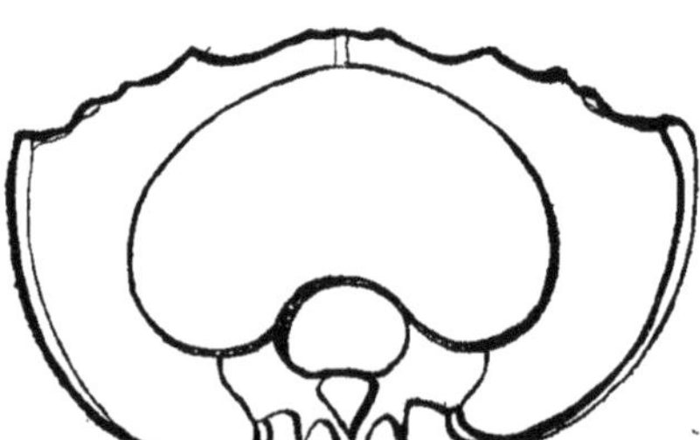

Fig. 172. — Bassin rachitique aplati.

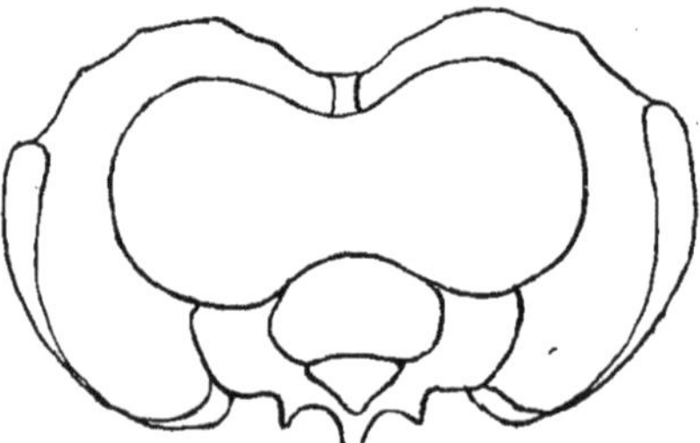

Fig. 173. — Bassin rachitique en huit de chiffre.

BASSINS RACHITIQUES.

SIGNES ET DIAGNOSTICS.

1° Interrogatoire.. { 1. Marche tardive.
2. Dentition retardée.
3. Accouchements antérieurs difficiles.

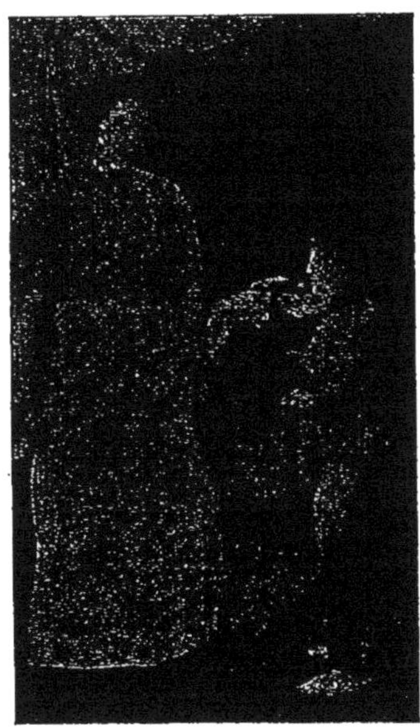
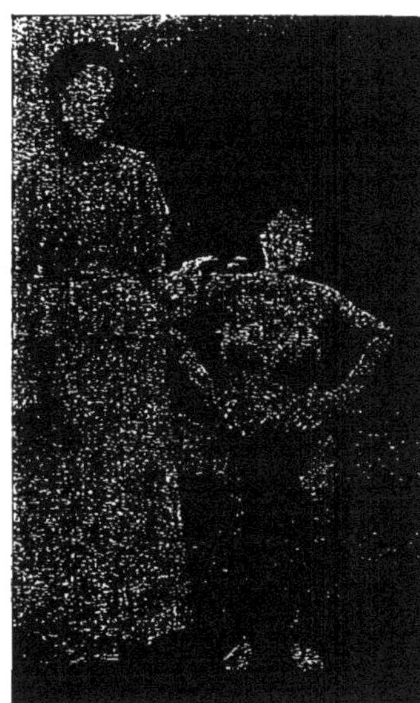

Fig. 174 et 175. — Déformations rachitiques ; nanisme ; déformations des tibias, des fémurs, etc.

2° Inspection......

1. Femme debout (fig. 174 et 175).
1. Hauteur de la taille diminuée.
2. Tassement du tronc.
3. Ensellure lombaire.
4. Insuffisance du développement du squelette.

2. Femme couchée....

1. Membres inférieurs (fig. 174 et 175).
1. Ne sont pas en contact par leur face interne.
2. Fémurs. { Courbure à concavité interne.
3. Tibias.. { 1. Courbure à concavité postérieure.
2. Crête en S italique.
3. Volume des deux épiphyses.

2. Cage thoracique ...
1. Rétrécissement transversal.
2. Elargissement à la base.
3. Saillie du sternum en avant.
4. Chapelet.

3. Colonne vertébrale.... { Déviations.

4. Tête .... {
1. Asymétrie du visage.
2. Léger strabisme.
3. Front olympien.
4. Prognathisme.
5. Dents altérées.

SIGNES ET DIAGNOSTICS (*Suite*). — 3° Pelvimétrie.

Définition..... | Mensuration des diamètres du bassin.

1° Pelvimétrie externe ....

- 1. *Définition* .... | Mensuration des diamètres externes du bassin.
- 2. *Instruments*.. { 1. Compas de Baudelocque. 2. Céphalomètre de Budin (fig. 165).
- 3. *Mesurer*......
  - Diamètre de Baudelocque (du sommet de la symphyse pubienne au sommet de l'apophyse épineuse de la 5e vertèbre lombaire).
  - 2. Diamètres. { 1. Bitrochantérien. 2. Bis-épineux. 3. Bis-iliaques. 4. Obliques.
- 4. En déduire les diamètres internes : défalquer l'épaisseur des parois du bassin.
- 5. *Critique*...... { 1. Différences considérables obtenues. 2. Procédé infidèle.

2° Pelvimétrie mixte ...... { Inusitée.

3° Pelvimétrie interne .....

- 1. *Instruments*.... { 1. Pelvimètre de Stein. 2. Pelvimètre de Van Huevel. 3. Pelvimètre de Crouzat. 4. Sonde-équerre vésicale de Farabœuf. 5. *Critique*... { 1. Difficultés pratiques. 2. Application douloureuse et incertaine.
- 2. *Toucher mensurateur* (fig. 166)....
  - 1. *Précautions préalables*.. { 1. Vider vessie et rectum. 2. Attitude. { 1. Femme dans le décubitus dorsal. 2. Tête légèrement fléchie. 3. Jambes à demi pliées. 4. Membres inférieurs en abduction légère. 5. Bassin soulevé par les poings de la femme.
  - 2. *Modus faciendi* (Voy. *Exploration du bassin*).
- 3. *Palper mensurateur*..
  - 1. *But*....... { Connaître les rapports entre le volume de la tête fœtale et les dimensions du bassin.
  - 2. *Soins préalables*. { 1. Vider vessie et rectum. 2. Femme dans la même attitude que pour le toucher mensurateur.
  - 3. *Modus faciendi* ... { 1. Fixer la tête au détroit supérieur. 2. La faire descendre dans l'excavation pelvienne. 3. *Examiner*...... { 1. Si elle déborde le détroit supérieur. 2. Ses dimensions avec l'instrument de Perret.

Par ces différents moyens, on reconnaît..... { 1. Le bassin rachitique. 2. Le degré de rétrécissement. 3. La disproportion entre les dimensions de la tête du fœtus et de l'excavation pelvienne.

GROSSESSE DANS LES BASSINS RACHITIQUES ..

- 1° **Particularités.** { 1. Fond de l'utérus élevé. 2. Dyspnée. 3. Troubles digestifs. | 4. Utérus mobile et projeté en avant.
- 2° **Présentations vicieuses** ..... { 1. 17 p. 100. 2. Défaut d'accommodation pelvienne. | 3. Procidence du cordon. 4. Procubitus des membres.
- 3° **Présentation du sommet** ... { Engagement difficile.
- 4° **Développement du fœtus** ..... { 1. N'est pas en rapport avec les dimensions du bassin. 2. Influence paternelle.
- 5° **Durée de la grossesse** ..... { L'accouchement prématuré est exceptionnel.

ACCOUCHEMENT (quand il peut se faire spontanément).

1° Phénomènes physiologiques.

- **1. Contraction utérine** — 1. Énergique au début. 2. Irrégulière. 3. Tétanisation de l'utérus. 4. Finalement inertie ou rupture de l'utérus.
- **2. Poche des eaux** — 1. Développement exagéré. 2. Rupture précoce ou prématurée.
- **3. Dilatation du col** — 1. Lenteur. 2. Orifice utérin : 1. Épaissi. 2. Infiltré.

2° Phénomènes plastiques.

- **1. Bosse séro-sanguine** — 1. Énorme, tête postiche. 2. Dissimule les fontanelles. 3. Fait croire à l'engagement.
- **2. Déformations du crâne** — 1. Marques de pression. 2. Asymétrie de la tête. 3. OEdème des paupières. 4. Ecchymoses sous-conjonctivales. 5. Enfoncement du crâne : 1. En cuiller. 2. En triangle.

3° Phénomènes mécaniques.

- **1. Sommet**
  - **1. Engagement**
    - 1er mouvement. Situation transversale au détroit supérieur.
    - 2e mouvement. Glissement latéral du côté du bassin vers lequel est tourné l'occiput.
    - 3e mouvement. Déflexion de la tête. Le diamètre bi-temporal correspond au point rétréci.
    - 4e mouvement. Inclinaison sur le pariétal postérieur.
    - 5e mouvement. Bascule du pariétal antérieur.
  - **2. Descente**
    - 1. Bassin annelé. Rien de particulier.
    - 2. Bassin canaliculé : 1. Tête en transverse. 2. Descente parfois impossible.
- **2. Face** — Rien de particulier.
- **3. Siège** — Passage de la tête dernière à travers :
  - **1. Le détroit supérieur rétréci**
    - 1er mouvement. Tête en transverse.
    - 2° mouvement. Flexion.
    - 3e mouvement. Glissement vers le côté où se trouve l'occiput.
    - 4e mouvement. Inclinaison sur le pariétal postérieur.
    - 5e mouvement. Descente du pariétal antérieur.
  - **2. Dans l'excavation**
    - 1. Bassin annelé.... C'est facile.
    - 2. Bassin canaliculé. Intervention nécessaire.

PRONOSTIC.

1° Pour la mère

- 1. Épuisement nerveux : 1. Lenteur du travail. 2. Intensité des douleurs.
- 2. Rupture de la poche des eaux. Dangers d'infection.
- 3. Rupture utérine.
- 4. Lésions des organes génitaux et du périnée.
- 5. Escarres et fistules.
- 6. Disjonction de la symphyse pubienne.

2° Pour l'enfant

- 1. Beaucoup plus défavorable.
- 2. Causes de mort :
  - 1. Asphyxie : 1. Membranes rompues. 2. Tétanisme de l'utérus. 3. Procidence du cordon.
  - 2. Lésions : 1. Du crâne. 2. De l'encéphale.
  - 3. Faiblesse congénitale.
  - 4. Manœuvres opératoires.

45. BASSINS VICIÉS PAR LE RACHITISME

ENFANT VIVANT.

1º Bassins de 4 centimètres et au-dessous ......
- 1. Dans les premiers mois .... | Avortement.
- 2. Après le 6º mois .... | Expectation.
- 3. A terme ......
  - 1. Opération césarienne.
  - 2. Basiotripsie seule ou combinée à la symphyséotomie.

2º De 4 centimètres à 5cm,5 ....
- 1. Dans les premiers mois.
  - 1. Avortement.
  - 2. Ou expectation.
- 2. 6º mois ...... | Attendre le terme.
- 3. A terme .....
  - 1. Opération césarienne.
  - 2. Basiotripsie, si la femme ne consent pas à l'opération césarienne.

3º De 5cm,5 à 6cm,5.
- 1. Avant terme. Accouchement prématuré artificiel et symphyséotomie au besoin.
- 2. A terme .... | 1. Opération césarienne. | 2. Basiotripsie en cas de refus.

4º De 6cm,5 à 7cm,5.
- 1. Avant terme.
  - 1. Expectation et provoquer très tard l'accouchement prématuré.
  - 2. Symphyséotomie au besoin.
- 2. A terme ..... | 1. Symphyséotomie. | 2. Opération césarienne.

5º De 7cm,5 à 9cm,5.
- 1. Avant terme.
  - 1. Accouchement provoqué si rétrécissement au-dessus de huit.
  - 2. Attendre si au-dessous de huit.
- 2. A terme ......
  - 1. Ne pas trop attendre.
  - 2. Forceps prudent.
  - 3. Version.
  - 4. Symphyséotomie.
  - 5. Basiotripsie si la femme ne consent pas à la symphyséotomie.

6º De 9cm,5 à 11 centimètres..
- 1. Avant terme. | Laisser la grossesse arriver à terme.
- 2. A terme ..... | 1. Expectation de moyenne durée. | 3. Version. | 2. Forceps. | 4. Symphyséotomie.

RÉSUMÉ. ....
- 1º Bassin de moins de 6 centimètres. | Opération césarienne.
- 2º Rétrécissements moyens de 88 à 65 millimètres .....
  - 1. Accouchement prématuré provoqué si accouchement antérieur dystocique.
  - 2. A terme ...... | Symphyséotomie.
- 3º Formule de Pinard et Varnier ...... Dans les rétrécissements moyens du bassin d'origine rachitique, si l'accouchement n'est pas spontané, recourir d'emblée à la symphyséotomie.

ENFANT MORT...
- 1º Bassin au-dessous de 4 centimètres. | Opération césarienne.
- 2º De 4 à 9 cent. 1/2. | 1. Basiotripsie. | 2. Opération césarienne.
- 3º De 9 cent. 1/2 à 11 centimètres .....
  - 1. Forceps. | 3. Basiotripsie.
  - 2. Version.

CONDUITE A TENIR EN CAS DE TÊTE DERNIÈRE ET SI LA TÊTE NE DESCEND PAS.

TÊTE DERNIÈRE.
- 1. Mettre la tête dans le diamètre transversal du détroit supérieur.
- 2.
  - 1. Introduire un ou deux doigts dans la bouche du fœtus.
  - 2. Fléchir l'extrémité céphalique.
  - 3. La repousser du côté correspondant à l'occiput.
- 3. Tractions sur le maxillaire inférieur et sur les épaules.

SI LA TÊTE NE DESCEND PAS..
- 1. Incliner la tête sur son pariétal postérieur pour engager le pariétal postérieur ....
  - 1. Relever le tronc.
  - 2. Refouler le cou vers le pubis.
- 2. Puis, engager le pariétal antérieur en refoulant le cou vers le sacrum. Pendant ce temps, un aide, à genoux sur le lit, exerce avec ses deux poings sur le front du fœtus, à travers la paroi abdominale, des pressions dans l'axe du détroit supérieur (manœuvre de Champetier de Ribes).

46. BASSINS VICIÉS EN TOTALITÉ

I. — BASSINS VICIÉS PAR EXCÈS DE DÉVELOPPEMENT.

ANATOMIE.
- 1º Femmes géantes............... | Forme régulière conservée.
- 2º Stature ordinaire......
  - 1. Les diamètres ne sont pas augmentés de plus de 30 millimètres.
  - 2. Bassin en entonnoir.....
    - 1. Hypermégalie au détroit supérieur.
    - 2. Détroit inférieur relativement rétréci.

DIAGNOSTIC ......
- 1. Pelvimétrie externe.
- 2. Utérus en rétroversion.
- 3. Téuesme de la vessie et du rectum.
- 4. Constipation opiniâtre.
- 5. Hémorroïdes.
- 6. Varices. OEdème.

ACCOUCHEMENT. | 1. Rapide. | 2. Précipité.

CONDUITE A TENIR...... } Empêcher la marche trop rapide du travail.

II. — BASSINS VICIÉS PAR DÉFAUT DE DÉVELOPPEMENT.

VARIÉTÉS.
- 1º Bassin achondroplasique.......... | S'évase de haut en bas.
- 2º Bassin justo-minor.
- 3º Bassin infantile........
  - 1. Déformation en entonnoir.
  - 2. Rétrécissement surtout transversal.
- 4º Bassin masculin........
  - 1. Réduction symétrique des diamètres.
  - 2. Epaisseur notable des os.
  - 3. Développement du système musculaire.
- 5º Bassin de naine. | Persistance des cartilages qui unissent les points d'ossification.

PRONOSTIC ET CONDUITE A TENIR...... } Comme pour le bassin rachitique généralement rétréci.

BASSIN FENDU (De Litzmann).

DÉFINITION....... { Bassin dans lequel il y a séparation des deux pubis par suite de leur arrêt de développement.

CONCOMITANCE..
- 1. Éventration.
- 2. Exstrophie de la vessie.

GROSSESSE.......
- 1. Rien de particulier.
- 2. Accouchement prématuré.

ACCOUCHEMENT.
- 1. Pas de dystocie résultant des parois osseuses.
- 2. Obstacle au niveau des parties molles.

COMPLICATIONS.
- 1. Prolapsus du vagin.
- 2. Prolapsus de l'utérus.

---

47. BASSIN OSTÉOMALACIQUE

DÉFINITION.. ..... | Ramollissement considérable et progressif du système osseux de l'adulte.

ÉTIOLOGIE........
- 1. Age adulte.
- 2. Grossesse, cause d'épuisement.
- 3. Misère.
- 4. Maladies cachectisantes.
  - 1. Scorbut.
  - 2. Cancer.
  - 3. Syphilis.
  - 4. Scrofule.

FRÉQUENCE....... | Rare en France.

PATHOGÉNIE.....
- 1. Trouble de la nutrition (acide lactique en excès dans le sang).
- 2. Infection de l'organisme par le ferment nitrique.
- 3. Trophonévrose du système nerveux.

ANATOMIE PATHOLOGIQUE.

1° Lésions microscopiques des travées osseuses........
- 1.
  - 1. Partie centrale contenant encore des sels calcaires.
  - 2. Partie périphérique n'en contient pas.
- 2. Les trabécules osseuses sont transformées en substance muqueuse.

2° Altérations chimiques.......
- 1. Les sels calcaires tombent de 60 à 2 p. 100.
- 2. Acide lactique dans le tissu osseux.

3° Caractères......
- 1. L'os se tasse et se courbe.
- 2. Ou bien l'os a une certaine résistance et se fracture facilement.

4° Déformations osseuses.

1. Bassin (fig. 176).
- 1. Base du sacrum et coccyx... — Projetés en avant.
- 2. Cav cotyloïdes. — Repoussées en dedans.
- 3. Branches horizontales du pubis... — Se rapprochent par leur face interne.
- 4. Pubis.. — En forme de rostre.
- 5. Ilion...
  - 1. Crêtes déjetées en dehors.
  - 2. Ligne innominée projetée en dedans.
  - 3. Fosse iliaque interne plus profonde.
- 6. Ischions. | Rapprochés l'un de l'autre.
- Résultats..
  - 1. Détroit supérieur..........
    - 1. Rétréci transversalement.
    - 2. Forme.......
      - 1. Cœur de carte à jouer.
      - 2. Tricorne.
  - 2. Petit bassin considérablement rétréci.
  - 3. Détroit inférieur rétréci.

2. Colonne vertébrale, thorax ... | Déformations variées, à peu près constantes.

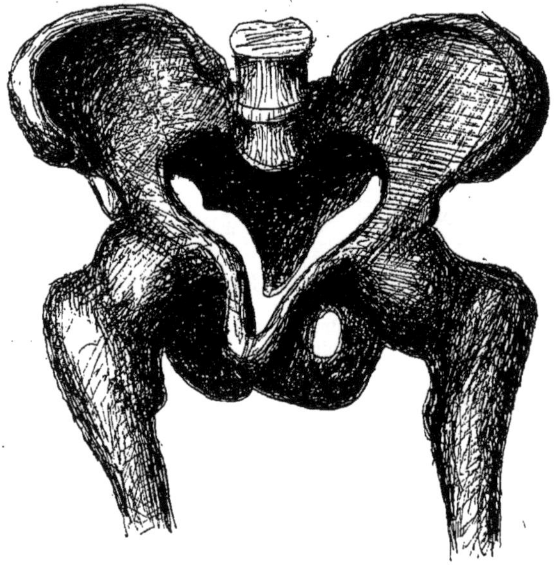

SYMPTOMES.

1° Début insidieux.

2° Douleurs........
- 1. D'abord sourdes et continues.
- 2. Localisées aux os malades.
- 3. Réveillées par la pression...
  - 1. E. I. A. S.
  - 2. Crêtes iliaques.
  - 3. Face postérieure du pubis (toucher vaginal).

3° Déformations osseuses ......
- 1. Affaissement de la taille.
- 2. Troubles de la miction et de la défécation.
- 3. Ramollissement des os..
  - 1. Impotence complète.
  - 2. Difficulté..... | 1. Pour marcher. | 2. Pour s'asseoir.
- 4. Dyspnée, palpitations, bronchite chronique.

4° Fractures spontanées.

5° Phénomènes de dénutrition....... | 1. Phosphaturie. | 2. Acide lactique dans l'urine.

6° Palpation externe ....
- 1. Plicature du sacrum.
- 2. Incurvation en dedans des fosses iliaques.
- 3. Rétrécissement transversal du grand bassin.
- 4. Pubis en bec de canard.

7° Toucher........
- 1. Doigt arrêté à la vulve.
- 2. Gouttière rétro-pubienne.
- 3. Forme et saillie des parois pelviennes.

DIAGNOSTIC DIFFÉRENTIEL.
- 1° Période des douleurs.....
  - 1. Rhumatisme.
  - 2. Névralgie.
  - 3. Ostéoporose sénile.
  - 4. Cancer des os.
- 2° Période des déformations. | Bassin rachitique.

PRONOSTIC....
- 1° Mère ....
  - 1. Marche assez rapide.
  - 2. Gravité.
  - 3. Mort, si persistance après la grossesse.
- 2° Fœtus........ | Variable.

CONDUITE A TENIR....
- 1° Grossesse peu avancée..
  - 1. Avortement.
  - 2. Accouchement prématuré.
- 2° Femme en travail ....
  - 1. S'assurer de l'impossibilité de l'accouchement.
  - 2. Opération césarienne.
  - 3. Opération de Porro .... — Empêche la reproduction de l'ostéomalacie.

Fig. 176. — Bassin ostéomalacique (Gaillard et H. Bernard).

48. BASSIN OBLIQUE OVALAIRE ET BASSIN APLATI TRANSVERSALEMENT

I. — BASSIN OBLIQUE OVALAIRE (de Naegelé).

DÉFINITION.... | Bassin rétréci, en sens oblique, sur toute sa hauteur.

PATHOGÉNIE..
- 1re théorie..... | Arrêt de développement d'une moitié du sacrum.
- 2e théorie...... | Ostéo-arthrite de l'articulation sacro-iliaque.

ANATOMIE PATHOLOGIQUE.

1° Côté malade....
- 1. Articulation sacro-iliaque.. } Synostose du côté malade.
- 2. Sacrum......
  - 1. Arrêt de développement dans sa moitié malade.
  - 2. Trous sacrés antérieurs petits et rapprochés.
  - 3. Absence d'aileron.
- 3. Os iliaque...
  - 1. Moins volumineux.
  - 2. Moins élevé.
  - 3. Ligne innominée presque rectiligne.
- 4. Échancrure sciatique..... { Moins large.

2° Aspect général (fig. 177).......
- 1. Torsion qui entraîne le côté malade du côté sain...........
  - 1. Sacrum attiré vers le côté malade.
  - 2. Symphyse attirée vers le côté sain.
- 2. Diminution des diamètres accentuée de haut en bas...
  - 1. *Détroit supérieur*.....
    - 1. Diamètre transverse rétréci.
    - 2. Le diamètre oblique, qui part de l'éminence ilio-pectinée du côté malade, est rétréci.
  - 2. *Excavation*... | Diminution plus marquée.

Fig. 177. — Bassin de Naegelé.

  - 3. *Détroit inférieur*......
    - 1. Étroitesse de l'arcade pubienne.
    - 2. Rapprochement.
      - 1. Des 2 épines sciatiques.
      - 2. Des ischions.

SYMPTOMES.

1° Femme debout.
- 1. Vue par derrière....
  - 1. Fesses.......
    - 1. Largeur moindre du côté de la dystrophie osseuse.
    - 2. Le pli sous-fessier est plus élevé du côté malade.
    - 3. Le sillon interfessier s'incline vers le côté large du bassin.
    - 4. La fossette qui répond aux épines I. P. S. n'existe pas du côté malade.
  - 2. Scoliose lombaire.
- 2. Vue de face.
  - 1. Asymétrie du bassin.
  - 2. Deux fils à plomb......
    - 1. L'un partant de l'apophyse épineuse de la 5e vertèbre lombaire. } Limitent un plan oblique.
    - 2. L'autre de l'interligne pubien........ }
  - 3. Vulve déviée du côté sain.

2° Pelvimétrie externe.

3° Toucher........
- 1. Gouttière ou rainure au niveau de la synostose.
- 2. Absence d'aileron.
- 3. Une moitié du bassin est facilement accessible.
- 4. Épine sciatique saillante.

GROSSESSE.... | Comme pour les rétrécissements rachitiques.
ACCOUCHEMENT. { 1. Plus facile, si l'occiput occupe le côté large du bassin.
{ 2. La présentation du siège est la meilleure.
PRONOSTIC.... | Grave pour la mère et l'enfant.

CONDUITE A TENIR......

1° Enfant vivant.

1. Avant terme. { 1. Expectation.
{ 2. Ou accouchement prématuré.

2. A terme.....
  1. Si l'occiput est du côté large. { 1. Accouchement naturel. 2. Ou forceps.
  2. Si sommet engagé à l'étroit. { Version podalique.
  3. En cas d'échec. { 1. Ischio-pubiotomie. 2. Opération césarienne.

2° Enfant mort. | Basiotripsie.

II. — BASSIN APLATI TRANSVERSALEMENT (de Robert).

ANATOMIE PATHOLOGIQUE (fig. 178)..........

1° Sacrum...... { 1. Absence ou arrêt de développement des deux ailerons.
{ 2. Etroitesse.
{ 3. Saillie du promontoire.

2° Os iliaque...
  1. Diminution de la distance entre les épines iliaques antérieures et supérieures.

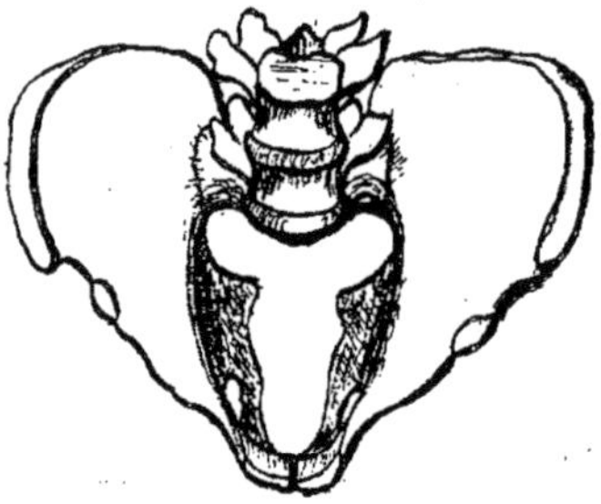

Fig. 178. — Bassin de Robert.

  2. Rapprochement des lignes ilio-pectinées.

3° Excavation.. | Rapprochement. { 1. Des épines sciatiques. 2. Des tubérosités ischiatiques.

4° Détroit supérieur... { 1. Forme d'un coin à sommet dirigé en avant. 2. Diamètre transverse très raccourci.

5° Détroit inférieur... | Fente étroite.

PATHOGÉNIE.. { 1° Arrêt de développement du sacrum et, secondairement, ankylose sacro-iliaque.
{ 2° Ankylose primitive et, secondairement, arrêt de développement des parties latérales du sacrum.

DIAGNOSTIC PAR ....

1° Pelvimétrie externe .... | Raccourcissement des diamètres .... { 1. Bi-iliaque. 2. Bi-trochantérien. 3. Bi-ischiatique.

2° Toucher..... | 1. Difficile à pratiquer.
2. Absence d'encoche sacro-iliaque.
3. Resserrement de l'arcade pubienne.
4. Proéminence des épines sciatiques.

PRONOSTIC ... { 1. Sérieux pour : { 1. Mère. 2. Enfant.
{ 2. Intervention nécessaire.

CONDUITE A TENIR.....

1° Avant terme. { 1. Avortement provoqué. 2. Accouchement prématuré. 3. Ou bien attendre le terme.

2° A terme..... | 1. Enfant vivant. | Opération césarienne.
2. Enfant mort. | Basiotripsie.

49. BASSIN COXALGIQUE ET BASSIN VICIÉ PAR LUXATION CONGÉNITALE

I. — BASSIN COXALGIQUE OU COXO-TUBERCULEUX.

PATHOGÉNIE.

- 1° Bassin coxalgique pur ou couché..... Atrophie de l'os iliaque du côté malade.
- 2° Bassin coxalgique complexe ou debout........
  - 1. Si guérison avec........
    - 1. Ankylose.
    - 2. Abduction du fémur.
    - 3. Rotation en dehors du fémur, il en résulte..
      - 1. Inclinaison du bassin du côté du membre raccourci.
      - 2. Aplatissement du côté sain.
  - 2. Si guérison avec........
    - 1. Ankylose.
    - 2. Adduction du fémur, il en résulte..
      - Aplatissement du côté malade.
  - 3. La luxation influe peu sur la viciation pelvienne.

DIAGNOSTIC DIFFÉRENTIEL AVEC........

- 1° Bassin oblique de Naegelé......
  - 1. Boiterie nulle ou légère.
  - 2. Articulation coxo-fémorale saine.
- 2° Bassin avec luxation congénitale unilatérale................
  - 1. Luxation plus marquée que dans la coxalgie.
  - 2. Atrophie moins accusée.

PRONOSTIC....

- 1° Enfant....... | 35 p. 100 de mortalité.
- 2° Mère........ | 15 p. 100 de mortalité.
- L'attitude vicieuse du membre inférieur supprime un point d'appui précieux pendant les efforts de l'expulsion du fœtus.

CONDUITE A TENIR.....

- 1° Ankylose unilatérale...
  - 1. Faire coucher la femme sur le côté malade.
  - 2. Forceps, si intervention nécessaire.
- 2° Déformations considérables.
  - 1. Avant terme. | Accouchement prématuré artificiel.
  - 2. A terme.....
    - 1. La *symphyséotomie* peut occasionner une nouvelle poussée inflammatoire de l'articulation sacro-iliaque.
    - 2. Forceps.
    - 3. Version.
    - 4. Opération césarienne.

II. — BASSIN VICIÉ PAR LUXATION CONGÉNITALE

I. — LUXATION CONGÉNITALE DOUBLE.

ANATOMIE PATHOLOGIQUE..

- 1. Antéversion.
- 2. Diminution de la hauteur du bassin.
- 3. Détroit supérieur.....
  - 1. Plan presque vertical.
  - 2. Diminution du diamètre transverse.
  - 3. Agrandissement du diamètre antéro-postérieur.
- 4. Détroit inférieur .....
  - 1. Écartement des ischions.
  - 2. Agrandissement du diamètre transverse.
  - 3. Diminution du diamètre coccy-pubien.

DIAGNOSTIC.

- 1° Positif..........
  - 1. Démarche particulière (en canne).
  - 2. Femme debout.......
    - 1. Antéversion du bassin........
      - 1. Lordose d'attitude.
      - 2. Vulve reportée en arrière.
      - 3. Ventre en besace.
      - 4. Relief des fesses.
    - 2. Rejet des épaules en arrière.
    - 3. Fémurs...... | 1. Adduction. | 2. Rotation interne.
    - 4. Hanches...... | 1. Larges. | 2. Saillantes.
  - 3. Femme couchée......
    - 1. Inspection ...
      - 1. Ensellure lombaire.
      - 2. Vulve sur le plan du lit.
    - 2. Toucher......
      - 1. Agrandissement de l'arcade pubienne.
      - 2. Rétrécissement du détroit inférieur.
      - 3. Abaissement du promontoire.
      - 4. On atteint facilement les lignes innominées.
- 2° Différentiel..... | Avec *spondylolisthésis* : le toucher fait sentir les corps vertébraux prolabés.

PRONOSTIC.......
1. Favorable.
2. Attitudes vicieuses de la tête.
3. Déchirures du périnée.

CONDUITE A TENIR........
1. Expectation.
2. Redresser l'utérus.......
  1. Pendant l'accouchement.
  2. Pendant la délivrance.

II. — LUXATION CONGÉNITALE UNILATÉRALE.

ANATOMIE........
1. Bassin.......
  1. La partie large répond au côté luxé.
  2. La partie étroite répond au côté sain.
2. Diamètres....
  1. Augmentés...
    1. Obliques.
    2. Transverses.
  2. Diminués.... | Antéro-postérieurs.

SYMPTOMES......

1° Femme debout.......
1. Claudication spéciale.
2. Côté sain.... | Genou fléchi.
3. Côté malade..
  1. Saillie de la hanche.
  2. Pli fessier élevé.

2° Femme couchée......
1. Raccourcissement du côté malade.
2. Légère atrophie du côté malade.
3. Asymétrie de la vulve.
4. Toucher.....
  1. Asymétrie du bassin.
  2. Diminution des diamètres antéro-postérieurs.

PRONOSTIC........ | Bénin, en général.

CONDUITE A TENIR........
1. Expectation.
2. Se comporter suivant le degré de rétrécissement des diamètres antéro-postérieurs.

III. — BASSIN VICIÉ PAR LÉSION DES MEMBRES INFÉRIEURS.

PARALYSIE ATROPHIQUE..
1. Viciation pelvienne peu marquée.
2. Arrêt de développement du côté du bassin.

AFFECTIONS DU GENOU.......
1. Boiterie.
2. Le bassin n'est pas déformé.

RÈGLE GÉNÉRALE....
Si raccourcissement d'un membre inférieur, enfoncement de la partie latérale du bassin du côté opposé.

50. BASSINS VICIÉS PAR DÉVIATIONS RACHIDIENNES PATHOLOGIQUES

I. — LORDOSE LOMBO-SACRÉE.

INFLUENCE SUR LE BASSIN ....
1. Antéversion.
2. Abaissement du promontoire.
3. Aplatissement du détroit supérieur.
4. Agrandissement antéro-postérieur du détroit inférieur.

EXAMEN CLINIQUE ....
1. Cambrure de la taille.
2. Poitrine saillante en avant.
3. Fesses en forme de croupe.
4. Vulve rejetée en arrière.

GROSSESSE .... Troubles dus à l'antéversion pelvienne ....
1. Troubles vésicaux.
2. Déformation en besace du ventre.
3. Tendance aux chutes en avant.

ACCOUCHEMENT.
1. Maintien de la femme dans le décubitus dorsal.
2. Redresser l'utérus.

II. — SCOLIOSE.

INFLUENCE SUR LE BASSIN : ....
1° Asymétrie.
2° Détroit supérieur ....
  1. Type oblique ovalaire.
  2. Diamètre antéro-postérieur rétréci.
  3. Diamètres obliques ......
    1. L'un rétréci.
    2. L'autre agrandi.
3° Excavation .. Rétrécissement.
    1. D'avant en arrière.
    2. Transversal en son milieu.
4° Détroit inférieur ..... Viciation asymétrique avec disposition inverse de celle du détroit supérieur.

EXAMEN CLINIQUE.
1° Interrogatoire ..
  1. A quel âge est survenue la scoliose ? .....
    1. Enfance ......
      1. Rachitisme.
      2. Mal de Pott.
    2. Adolescence .. | Scoliose essentielle.
  2. Terminaison des accouchements antérieurs.
2° Inspection .....
  1. Tronc ....
    1. Tassement.
    2. Distorsion latérale.
  2. Saillie des apophyses épineuses.
  3. Saillie costale.
  4. Thorax oblique ovalaire.
3° Examen pelvimétrique ...
  1. Externe ...... Scalène formé par la réunion de : ....
    1. Apophyse épineuse de la 5° vertèbre lombaire.
    2. Et des 2 épines iliaques postéro-supérieures.
  2. Interne ......
    1. Attitude obstétricale souvent nécessaire.
    2. Mesurer le diamètre promonto-sous-pubien.

GROSSESSE ....
1° Antéversion.
2° Troubles possibles de ..
  1. Circulation.
  2. Respiration.

ACCOUCHEMENT.
1. Facile, si sommet orienté dans le grand diamètre oblique.
2. Pénible, dans le cas contraire.

CONDUITE A TENIR ......
1° Enfant vivant.
  1. Avant terme .. Accouchement prématuré, si le bassin est trop étroit.
  2. A terme .....
    1. Expectation.
    2. Forceps. Si le sommet est orienté dans le grand diamètre oblique et l'occiput en avant.
    3. Version. Si la tête est dans le petit diamètre oblique ou si l'occiput est tourné en arrière.
    4. Si angustie extrême. Comme pour les bassins rachitiques.
2° Enfant mort. | Basiotripsie.

III. — CYPHOSE.

ÉTIOLOGIE .... | 1. Mal de Pott.. | 2. Rachitisme.

MÉCANISME....
- 1. Compensation d'une cyphose lombaire.
- 2. Inclinaison du sacrum..... | 1. Base en arrière. | 2. Sommet en avant
- Donc............
  - 1° Os iliaques.. } 1. Écartés à leur partie supérieure. / 2. Rapprochés à leur partie inférieure.
  - 2° Forme du bassin... | Entonnoir.

ANATOMIE.

1° Cyphose dorso-lombaire..
- 1. Sacrum........ { 1. Base reportée en haut et en arrière. / 2. Face antérieure courbée en S italique.
- 2. Os iliaques... { 1. Fosses iliaques éloignées. / 2. Rapprochement des...... { 1. Tubérosités ischiatiques. / 2. Épines sciatiques.

2° Cyphose lombo-sacrée.
- 1. Sacrum. { 1. Promontoire abaissé. / 2. Diminution.. { 1. De largeur. / 2. De concavité. | 3. De volume.
- 2. Forme en entonnoir plus marquée (fig. 179).

DIAGNOSTIC.

1° Inspection.
1. Gibbosité.
2. Longueur démesurée des membres.
3. Affaissement du tronc.
4. Saillie du sternum.
5. Raccourcissement de la hauteur de l'abdomen ; sa forme en besace.
6. Membres inférieurs en adduction.
7. Fesses terminées en pointe.

2° Pelvimétrie externe
1. Diamètre bisiliaque médian agrandi.
2. Diamètre bitrochantérien raccourci.

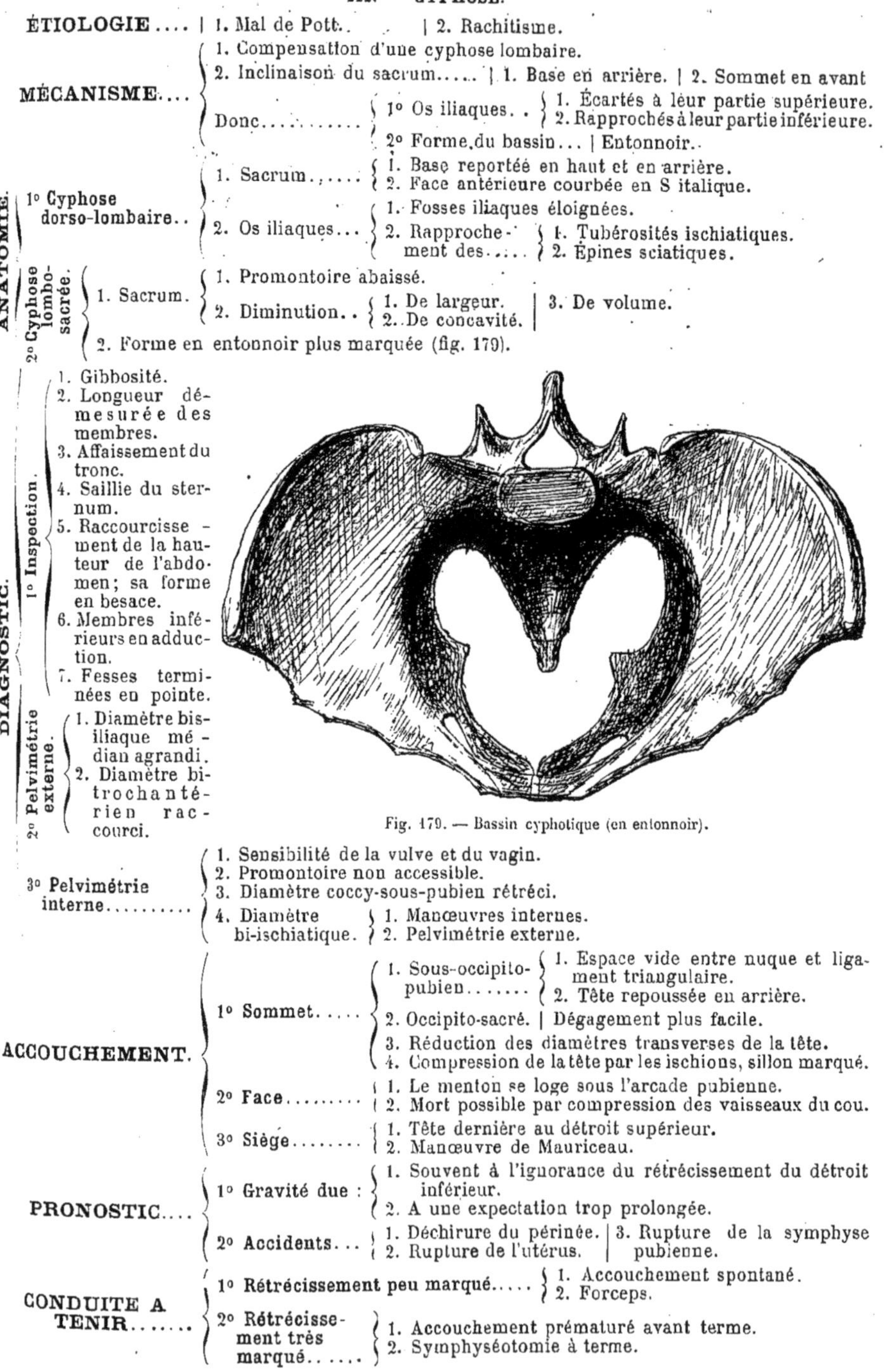

Fig. 179. — Bassin cyphotique (en entonnoir).

3° Pelvimétrie interne..........
1. Sensibilité de la vulve et du vagin.
2. Promontoire non accessible.
3. Diamètre coccy-sous-pubien rétréci.
4. Diamètre bi-ischiatique. { 1. Manœuvres internes. / 2. Pelvimétrie externe.

ACCOUCHEMENT.
- 1° Sommet.....
  - 1. Sous-occipito-pubien........ { 1. Espace vide entre nuque et ligament triangulaire. / 2. Tête repoussée en arrière.
  - 2. Occipito-sacré. | Dégagement plus facile.
  - 3. Réduction des diamètres transverses de la tête.
  - 4. Compression de la tête par les ischions, sillon marqué.
- 2° Face......... { 1. Le menton se loge sous l'arcade pubienne. / 2. Mort possible par compression des vaisseaux du cou.
- 3° Siège........ { 1. Tête dernière au détroit supérieur. / 2. Manœuvre de Mauriceau.

PRONOSTIC....
- 1° Gravité due : { 1. Souvent à l'ignorance du rétrécissement du détroit inférieur. / 2. A une expectation trop prolongée.
- 2° Accidents... { 1. Déchirure du périnée. | 3. Rupture de la symphyse pubienne. / 2. Rupture de l'utérus. |

CONDUITE A TENIR ....
- 1° Rétrécissement peu marqué..... { 1. Accouchement spontané. / 2. Forceps.
- 2° Rétrécissement très marqué...... { 1. Accouchement prématuré avant terme. / 2. Symphyséotomie à terme.

51. SPONDYLIZÈME ET SPONDYLOLISTHÉSIS

I. — SPONDYLIZÈME.

DÉFINITION.... { Affaissement de la colonne vertébrale, par lésion du corps de la vertèbre amenant une obstruction sus-pelvienne.

ANATOMIE PATHOLOGIQUE.

1° Nature .... {
1. Ostéite du corps des vertèbres.
2. Raréfaction de leur tissu (fig. 180).

2° Résultat...... {
1. Inflexion en avant de la colonne vertébrale.
2. Apophyse épineuse de la 5e vertèbre lombaire verticale et éloignée de la première vertèbre sacrée.

3° Siège ordinaire...... { Cinquième vertèbre lombaire.

4° Déformations du bassin.. ... {
1. Disposition en entonnoir.
2. Rétroversion du bassin.
3. Détroit supérieur recouvert par la colonne vertébrale.

EXAMEN CLINIQUE..... { Attitude de la femme..... } {
1. Demi-accroupie.
2. Allure de quadrupède pendant la marche.

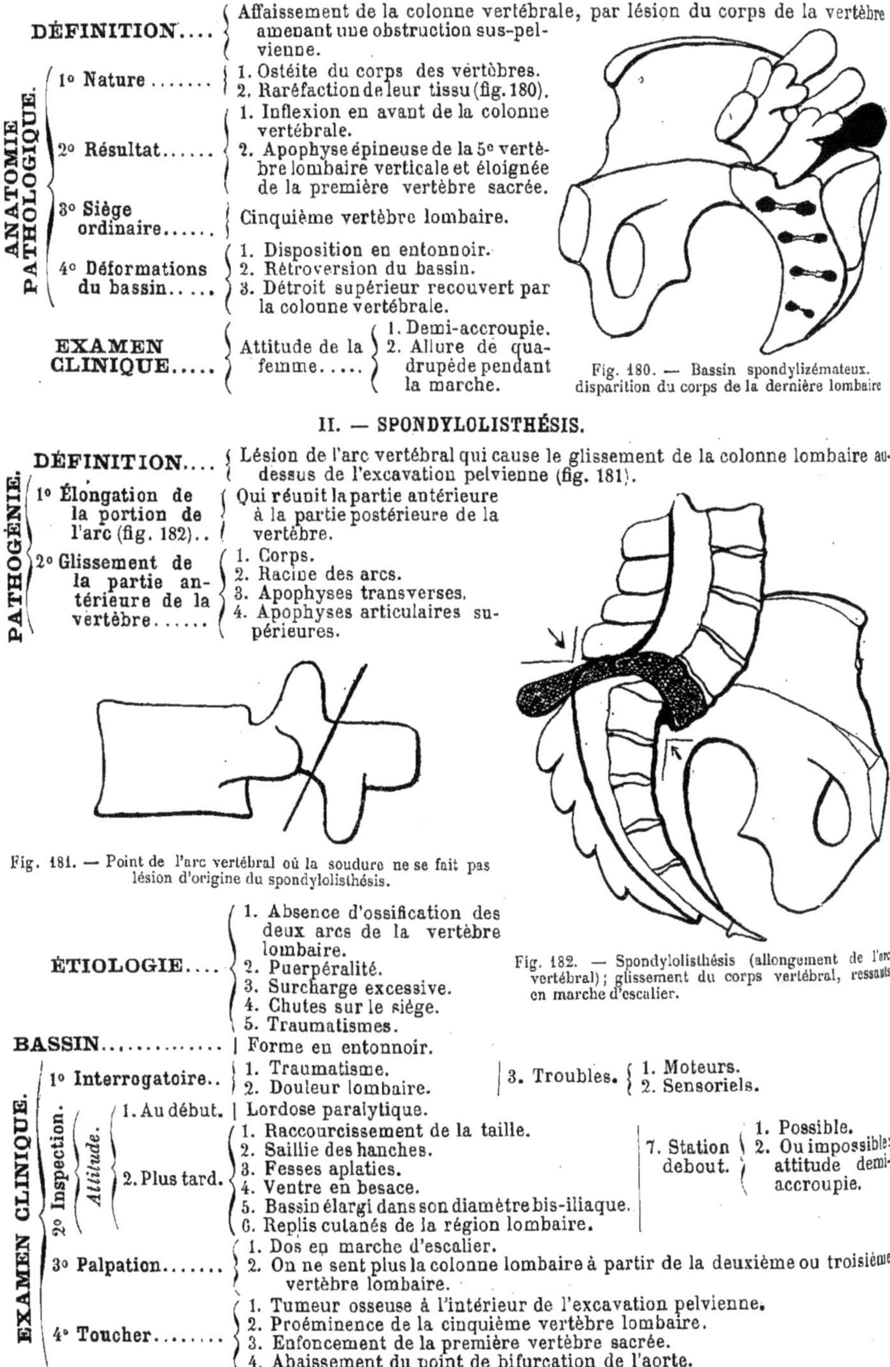

Fig. 180. — Bassin spondylizémateux. disparition du corps de la dernière lombaire

II. — SPONDYLOLISTHÉSIS.

DÉFINITION.... { Lésion de l'arc vertébral qui cause le glissement de la colonne lombaire au-dessus de l'excavation pelvienne (fig. 181).

PATHOGÉNIE.

1° Élongation de la portion de l'arc (fig. 182).. { Qui réunit la partie antérieure à la partie postérieure de la vertèbre.

2° Glissement de la partie antérieure de la vertèbre...... {
1. Corps.
2. Racine des arcs.
3. Apophyses transverses.
4. Apophyses articulaires supérieures.

Fig. 181. — Point de l'arc vertébral où la soudure ne se fait pas lésion d'origine du spondylolisthésis.

ÉTIOLOGIE.... {
1. Absence d'ossification des deux arcs de la vertèbre lombaire.
2. Puerpéralité.
3. Surcharge excessive.
4. Chutes sur le siège.
5. Traumatismes.

BASSIN............ | Forme en entonnoir.

Fig. 182. — Spondylolisthésis (allongement de l'arc vertébral); glissement du corps vertébral, ressauts en marche d'escalier.

EXAMEN CLINIQUE.

1° Interrogatoire.. {
1. Traumatisme.
2. Douleur lombaire.

| 3. Troubles. {
1. Moteurs.
2. Sensoriels.

2° Inspection. **Attitude.**

1. Au début. | Lordose paralytique.

2. Plus tard. {
1. Raccourcissement de la taille.
2. Saillie des hanches.
3. Fesses aplaties.
4. Ventre en besace.
5. Bassin élargi dans son diamètre bis-iliaque.
6. Replis cutanés de la région lombaire.

| 7. Station debout. {
1. Possible.
2. Ou impossible: attitude demi-accroupie.

3° Palpation....... {
1. Dos en marche d'escalier.
2. On ne sent plus la colonne lombaire à partir de la deuxième ou troisième vertèbre lombaire.

4° Toucher........ {
1. Tumeur osseuse à l'intérieur de l'excavation pelvienne.
2. Proéminence de la cinquième vertèbre lombaire.
3. Enfoncement de la première vertèbre sacrée.
4. Abaissement du point de bifurcation de l'aorte.

| DIAGNOSTIC DIFFÉRENTIEL AVEC........ | 1. Gibbosités.
2. Spondylizème.
3. Luxation double des fémurs. |

PRONOSTIC....
- Sérieux.
- 1° Mère........
  - 1. Mortalité : 8 sur 19.
  - 2. Fistules et déchirures du périnée.
- 2° Fœtus....... | 34 morts sur 122.

TRAITEMENT...
- 1° Spondylolisthésis incomplet....
  - 1. Accouchement prématuré.
  - 2. Opération césarienne.
  - 3. La symphyséotomie n'est guère conseillée.
- 2° Spondylolisthésis complet......
  - 1. Avortement provoqué.
  - 2. Ou expectation et opération césarienne.

---

52. BASSINS VICIÉS PAR OBSTRUCTION

FRÉQUENCE...... | Extrêmement rare.

DESCRIPTION....
- Impossible.
- Varie avec .
  - 1. Siège.
  - 2. Forme.
  - 3. Consistance.
  - 4. Nature de la tumeur.

DIVISION ....
- 1° Tumeurs provenant du voisinage.
- 2° Tumeurs développées in situ ....
  - 1. Exostoses (fig. 183).
  - 2. Cancers des os du bassin.
  - 3. Fibromes.

PRONOSTIC.......
- 1° Accouchement impossible, si........
  - 1. Tumeurs sessiles.
  - 2. Tumeurs irréductibles.
- 2° Accouchement possible, si :..........
  - 1. Déformations du bassin peu marquées.
  - 2. Ancienne fracture du bassin, par exemple.

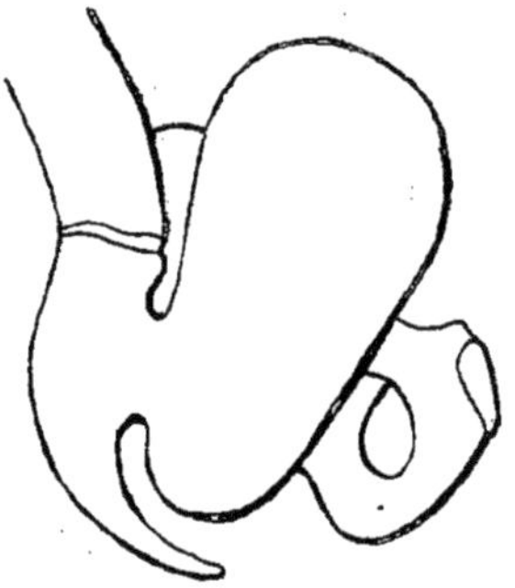

TRAITEMENT.....
- 1. Expectation, si déformation peu importante.
- 2. Si tumeur met obstacle à l'accouchement ..
  - 1. Opération césarienne.
  - 2. Symphyséotomie, si.. { Tumeur petite située à la partie postérieure du bassin.

Fig. 183. — Bassin vicié par obstruction (exostose).

53. BASSINS A VICIATIONS COMPLEXES

DIVISION.

1° Bassins rachitiques et, en plus, déviation de la colonne vertébrale.
2° Bassins non rachitiques avec différentes courbures de la colonne vertébrale.

1° Bassins rachitiques à viciations complexes.......

1. **Lordose**......
  1. Qui corrige en partie l'inclinaison du bassin rachitique.
  2. Faux promontoire lombaire.

2. **Scoliose**......
  1. Peut rendre le bassin asymétrique.
  2. Le côté aplati correspond à la convexité de la scoliose.

3. **Cyphose**.....
  1. Bassin cypho-rachitique....
    1. Le détroit supérieur redevient normal.
    2. Le détroit inférieur est rétréci.
  2. Bassin cypho-scolio-rachitique..........
    1. Viciation assez commune.
    2. La description varie avec la déformation prédominante.
    3. Tendance à la compensation.
    4. Bassin surtout irrégulier.

2° Bassins non rachitiques avec différentes courbures de la colonne vertébrale....................... Déjà étudiés.

---

54. DYSTOCIES DES PARTIES MOLLES

DIVISION ....
1. Anomalies de la contraction utérine.
2. Dystocie causée par le col.
3. Dystocie par tumeur utérine ou péri-utérine.
4. Dystocie vulvo-vagino-périnéale.

I. — ANOMALIES DE LA CONTRACTION UTÉRINE.

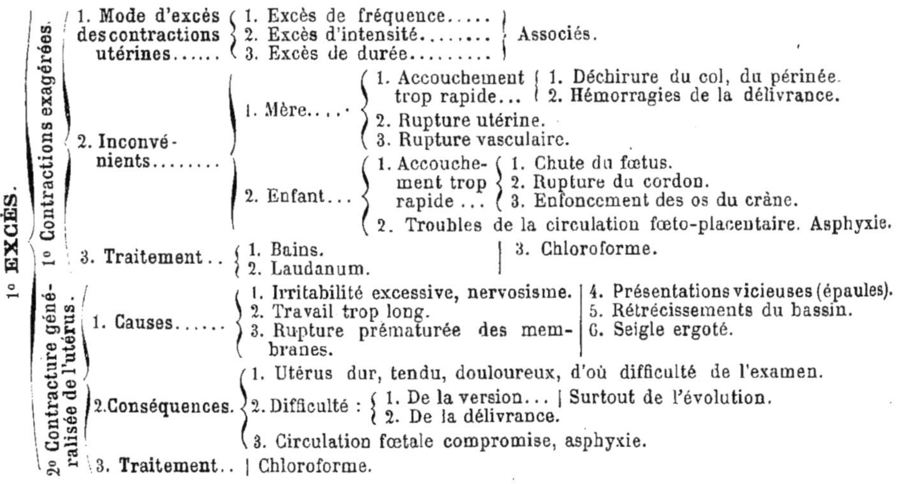

1° EXCÈS.

1° Contractions exagérées.

1. Mode d'excès des contractions utérines......
  1. Excès de fréquence.....
  2. Excès d'intensité........
  3. Excès de durée........
  Associés.

2. Inconvénients........
  1. Mère.....
    1. Accouchement trop rapide...
      1. Déchirure du col, du périnée.
      2. Hémorragies de la délivrance.
    2. Rupture utérine.
    3. Rupture vasculaire.
  2. Enfant...
    1. Accouchement trop rapide...
      1. Chute du fœtus.
      2. Rupture du cordon.
      3. Enfoncement des os du crâne.
    2. Troubles de la circulation fœto-placentaire. Asphyxie.

3. Traitement..
  1. Bains.
  2. Laudanum.
  3. Chloroforme.

2° Contracture généralisée de l'utérus.

1. Causes......
  1. Irritabilité excessive, nervosisme.
  2. Travail trop long.
  3. Rupture prématurée des membranes.
  4. Présentations vicieuses (épaules).
  5. Rétrécissements du bassin.
  6. Seigle ergoté.

2. Conséquences.
  1. Utérus dur, tendu, douloureux, d'où difficulté de l'examen.
  2. Difficulté :
    1. De la version...
    2. De la délivrance.
    Surtout de l'évolution.
  3. Circulation fœtale compromise, asphyxie.

3. Traitement.. | Chloroforme.

2° INSUFFISANCE, RALENTISSEMENT ET ARRÊT DES CONTRACTIONS UTÉRINES.

1° Signes

- **1. Travail**
  1. Les contractions deviennent faibles et rares.
  2. La dilatation n'avance pas, ou l'expulsion ne progresse pas.
  3. Signes généraux, au bout de plusieurs jours de travail
     1. Fatigue extrême ; traits tirés ; langue sale.
     2. Pouls petit, fréquent.......... } Liquide amniotique louche, purulent.
     3. Fièvre, infection amniotique....
- **2. Délivrance**
  1. Pas de globe de sûreté.
  2. Hémorragie souvent très abondante.

2° Causes

1. Réplétion de la vessie ou du rectum.
2. Distension utérine
   1. Hydramnios.
   2. Gémellité.
3. Antéversion utérine.
4. Tumeur utérine ou péri-utérine.
5. *Fatigue utérine*
   1. Rétrécissement du bassin.
   2. Résistance du périnée.
   3. Cause quelconque de dystocie.
6. Rupture utérine.

3° Traitement

- **1. Traitement de la cause**
  1. Vider la vessie, le rectum.
  2. Surdistension.. | Rompre les membranes.
  3. Faire reposer la femme (laudanum), stimuler l'organisme.
- **2. Dilatation incomplète**
  1. Exciter la contraction utérine : massage, injections chaudes, pas d'ergot.
  2. Compléter la dilatation.
- **3. Dilatation complète** — Terminer l'accouchement..
  1. Forceps.
  2. Délivrance artificielle..... } Parer aux hémorragies.

3° CONTRACTURE IRRÉGULIÈRE, RÉTRACTION DE L'ANNEAU DE BANDL.

1° Anatomie de l'anneau de Bandl

- **1. Pendant le travail**
  1. C'est une bande contractile, faisant saillie à la face interne de l'utérus, s'élevant plus ou moins haut quand le segment inférieur s'allonge.
  2. Épaisseur : 10 à 15 millimètres.
- **2. Pendant la grossesse**
  1. Il ne se distingue par aucun relief.
  2. Se continue directement avec le corps et le segment inférieur.
  3. Situation déterminée par..
     1. Cercle artériel de Huguier et veine circulaire.
     2. Péritoine peu adhérent à son niveau.
  4. Se forme aux dépens de la partie inférieure du corps utérin.

2° Rétraction de l'anneau de Bandl

- **1. Causes**
  - **1. Mère.....** Surmenage utérin par.
    1. Rétrécissement pelvien.
    2. Dystocies dues au col.
    3. Rupture prématurée des membranes.
    4. Longueur du travail.
    5. Ergot. Ballons.
  - **2. Fœtus....**
    1. *Présentation de l'épaule.*
    2. Excès de volume, procidences.
- **2. Signes**
  1. Quelquefois visible et palpable : *Utérus étranglé en sablier avec sillon.*
  2. Reconnue ordinairement par le *toucher manuel profond* dans l'examen ou une intervention
     - **1. Sommet :**
       1. Anneau au-dessous de la tête.
       2. Anneau au-dessous des épaules..
          1. Le forceps ne descend pas et défléchit la tête.
          2. Reconnu encore dans tentative de version.
     - **2. Siège ....** Tête retenue derrière par l'anneau étranglant le cou.
     - **3. Épaule ...** Voy. *Difficultés de la version.*
- **3. Complications**
  1. Ruptures du segment inférieur surdistendu.
  2. Difficulté de version ou autre intervention.

II. — DYSTOCIE PAR OBSTACLES DUS AU COL.

I. — DÉVIATIONS DU COL.

VARIÉTÉS : DÉVIATIONS...
- 1º En avant.... | Dilatation sacciforme de l'utérus (Depaul).
- 2º En arrière... | De beaucoup la plus fréquente.
- 3º Latéralement.

CAUSES............

1º En général...
1. Déviations du corps de l'utérus.
2. Développement inégal des diverses portions du segment inférieur.

2º Pour chaque variété......

1. Déviation du col en arrière. } Antéversion utérine (fig. 184).

2. Déviation du col en avant..
1. Rétroversion du début de la grossesse, incomplètement réduite.
2. Inégalité de développement du segment inférieur.

Fig. 184. — Utérus gravide antéversé ; ventre en besace.

3. Déviations latérales......
1. Rétrécissement du bassin.
2. Présentations vicieuses.

INFLUENCE.......
1. Dépend du degré.
2. Lenteur de la dilatation.
3. Longueur du travail et ses conséquences habituelles.

SIGNES............
1. Disparition d'un des culs-de-sac, tandis que le cul-de-sac opposé est devenu très profond.
2. C'est au fond de ce dernier qu'il faut absolument aller chercher l'orifice externe par le toucher digital ou manuel.

NE PAS CROIRE A.....
1. Oblitération du col.
2. La minceur du segment inférieur a fait croire quelquefois que la dilatation était complète.

TRAITEMENT.... Pendant la période de dilatation, avec le doigt replié en crochet, tirer sur l'orifice cervical pour le ramener dans l'axe.

II. — AGGLUTINATION ET OBLITÉRATION DU COL.

CAUSES............
Rare.

Oblitération par..........
1. Mucus épaissi.
2. Tissu de cicatrices (multiparité, traumatismes du col, inflammations).

SIGNES............

1º Toucher...... On ne trouve pas d'orifice externe, même dans les culs-de-sac.

2º Spéculum.... | On ne voit qu'une simple dépression.

3º Marche... ..
1. Tantôt les adhérences se rompent, l'orifice s'ouvre seul.
2. Tantôt le travail se prolonge........
   1. Mort du fœtus.
   2. Rupture utérine.

DIAGNOSTIC...... | Avec dilatation sacciforme, où le col dévié est caché dans un cul-de-sac.

TRAITEMENT..... { 1. Si on soupçonne le siège de l'orifice, gratter à ce niveau.
{ 2. Sinon incision de 1 centimètre, au centre du segment inférieur.

III. — ŒDÈMES DU COL.

SITUATION........ | Surtout de la lèvre antérieure, qui, épaissie, violacée, descend devant la tête.

CAUSES............. } Compression du col par la tête. { 1. Dans les positions postérieures mal fléchies.
{ 2. Dans un bassin étroit.

CONDUITE A TENIR..... } Faire glisser le bourrelet par-dessus la tête pendant la contraction utérine.

IV. — RIGIDITÉ DU COL.

VARIÉTÉS ET CAUSES.

1° Spasmodique.... { Causes......... { 1. Femmes nerveuses, touchers répétés.
{ 2. Longueur du travail (dystocie, rupture prématurée des membranes).

2° Anatomique.....

Essentielle sans lésion histologique........ } Chez les primipares âgées, dont le col résisterait comme le périnée.

Ces 2 variétés... Admises par Tarnier et Maygrier, sont rejetées presque complètement par Pinard, Lepage. Ribemont, Doléris.

1. La tête n'appuie pas assez sur le col pour le dilater.
2. Le col se dilate mal, mais l'obstacle n'est pas au col........ { 1. Présentation vicieuse. 2. Rupture des membranes. 3. Dystocie pelvienne. 4. Inertie.

3° Pathologique ...

1. *Cicatricielle*.. { 1. Déchirure. 2. Accouchement antérieur. 3. Intervention. 4. Cautérisation.
2. *Syphilitique*.. { 1. Chancre, plaques muqueuses. 2. *Syphilome, sclérose syphilitique tertiaire.*
3. *Néoplasique*.. | Cancer du col.

SIGNES ET MARCHE.

1° Toucher........

1. La dilatation n'avance pas.
2. *Caractères de l'orifice externe*.......
 1. { 1. Cercle *mince*, tendu, chaud, *douloureux* .... 2. *Se contracte* quand on tire dessus.................. } Rigidité spasmodique.
 2. { 1. Épais, ferme, *indolore*, en cuir bouilli.......... 2. Résistant, quand on veut le dilater. } Rigidité . { 1. Anatomique. 2. Ou syphilitique.

2° Longueur du travail.........

1. Le col finit par céder..... } Avec ou sans déchirure (latérale ou en calotte).
2. Le col ne cède pas.......... { 1. Le travail dure .... { 1. Infection amniotique. 2. Mort du fœtus.
2. L'utérus peut se rompre.

TRAITEMENT.

1° Préventif....... { 1. Ne pas rompre trop tôt les membranes.
{ 2. Ne pas toucher trop souvent.

2° Curatif ....

1. Grands bains, laudanum (rigidité spasmodique).
2. Dilatateurs et ballons.
3. Débridements du col....... { 1. Petits et multiples (Tarnier) (1 centimètre de profondeur).. 2. Profonds jusqu'aux culs-de-sac (Dührssen).................. } Avec des ciseaux courbes, guidés sur les doigts.
4. Examiner le col après la délivrance et suturer si déchirures.

III. — DYSTOCIES PAR TUMEURS UTÉRINES ET PÉRI-UTÉRINES.

I. — CANCER UTÉRIN.

INFLUENCE

- **1° De la grossesse sur le cancer..** Grossit, envahit, s'aggrave (hémorragies, marche rapide.
- **2° Du cancer sur la grossesse..**
  - 1. Avortement, accouchement prématuré (deux tiers seulement viennent à terme).
  - 2. 33 p. 100 d'enfants vivants.
- **3° Du cancer sur le travail....** Dépend de l'étendue et de la résistance des tissus.
  - 1. L'enfant passe sans trop de difficultés.
  - 2. L'enfant passe, mais déchire ou arrache le col (hémorragies).
  - 3. Le col résiste (infection, rupture utérine).
- **4° Du cancer sur les suites.....** Coup de fouet au cancer, infection fréquente.

DIAGNOSTIC | Facile .... | Bourgeons, mous, friables, saignants ; fétidité (placenta).

TRAITEMENT.

- **1° Pendant la grossesse.......**
  - **1. Cancer inopérable, attendre la fin de la grossesse.....**
    - 1. Pendant la grossesse : thérapeutique de symptômes ..
      - 1. Hémorragies.
      - 2. Affaiblissement.
      - 3. Ecoulements fétides.
    - 2. A la fin de la grossesse ..... } Accouchement simple ou césarienne.
  - **2. Cancer opérable .....**
    - 1. Provoquer l'avortement ou l'accouchement prématuré. (On ne fait que sacrifier le fœtus sans grand bénéfice pour la mère [Bar]).
    - 2. Ablation totale de l'utérus....
      - 1. Vaginale, jusqu'à quatre mois inclus.
      - 2. Abdominale, après quatre mois.
- **2° Pendant le travail.........**
  - **1. L'enfant passera (le col n'est pas tout entier envahi).**
    - 1. Attendre..... | Si l'enfant est mort, basiotripsie.
    - 2. Si le col résiste, dilater..
      - 1. Ballons, écarteur.
      - 2. Incisions multiples, petites ou profondes.
  - **2. L'enfant ne passera pas..**
    - 1. Cancer inopérable........ } Césarienne ou Porro.
    - 2. Cancer opérable........ | Ablation abdominale totale.

II. — FIBROME UTÉRIN.

INFLUENCE.

- **1° De la grossesse sur le fibrome...**
  - **1. Pendant la grossesse.....**
    - 1. Le fibrome grossit.
    - 2. Le fibrome se ramollit......
      - 1. Vascularisation.
      - 2. Quelquefois dégénérescence.
  - **2. Après l'accouchement.** Subit la régression incomplète, reste plus gros qu'avant la grossesse.
- **2° Du fibrome sur la grossesse........**
  - **1. Influence générale......**
    - 1. Avortement, accouchement prématuré.
    - 2. Cause de présentations vicieuses (accommodation défectueuse).
    - 3. Cause d'insertion vicieuse du placenta.
    - 4. Dégénérescence du myocarde, dilatation du cœur.
  - **2. Influence locale elle dépend du siège.**
    - 1. Fibromes inférieurs.......
      - 1. Hémorragies (fibromes sous-muqueux).
      - 2. Phénomènes de compression des organes pelviens, d'enclavement.
    - 2. Fibromes haut situés, pas d'influence fâcheuse.
- **3° Du fibrome sur l'accouchement..**
  - 1. Cause de lenteur du travail.
  - 2. Cause de présentation vicieuse.
  - 3. *Cause de dystocie* : dépend du volume et de la situation.
    - 1. Fibrome prævia..........
    - 2. Fibrome du col ....
    - 3. Fibrome descendant dans l'excavation...

    } Accouchement possible par.... {
    - 1. Énucléation, accouchement du fibrome avant le fœtus.
    - 2. Ablation opératoire.
    - 3. Assouplissement du fibrome.
    - 4. Ascension du fibrome.
- **4° Du fibrome sur la délivrance.......**
  - 1. Délivrance ordinairement naturelle.
  - 2. Hémorragies abondantes, si le placenta s'insère sur la tumeur.

CONDUITE A TENIR.....

1° Pendant la grossesse.....
- 1. Pas d'accidents........... | Attendre.
- 2. Accidents ou certitude de dystocie future. — Soit......
  - 1. Interrompre la grossesse.
  - 2. Enlever le fibrome (ventre ou vagin).
  - 3. Supprimer grossesse et fibrome.
    - 1. Porro.
    - 2. Hystérectomie totale.

2° Pendant le travail.......
- 1. *Attendre d'abord en faisant à la nature la part aussi large que possible* sans compromettre la mère ou l'enfant.
- 2. *Agir ensuite sur la tumeur* (ablation, énucléation).
- 3. Si cela ne suffit pas, agir *sur le fœtus* (forceps, version, embryotomie).
- 4. *Ou terminer l'accouchement par une opération sur la mère* (césarienne, Porro ou totale).

III. — KYSTES DE L'OVAIRE.

INFLUENCE......

1° De la grossesse sur le kyste..
- 1. Le kyste *grossit*.
- 2. Accidents possibles...
  - 1. Rupture.
  - 2. Périkystite.
  - 3. Torsion du pédicule.

2° Du kyste sur la grossesse..
- 1. Refoule l'utérus.....
  - 1. Inclinaison latérale.
  - 2. Défaut d'engagement.
- 2. Peut comprimer les viscères....
  - 1. Vessie (dysurie, ténesme).
  - 2. Rectum (constipation).
  - 3. Vaisseaux (ascite, œdèmes).
- 3. Interruption de la grossesse quelquefois.
- 4. Influence sur l'état général.
  - 1. Amaigrissement.
  - 2. Faciès ovarique.

3° Du kyste sur le travail.....
- 1. Kystes abdominaux.. — Pas de difficultés.
- 2. Kystes intra-pelviens ......
  - 1. Dépend du volume, de la situation et de la mobilité.
  - 2. Accouchement simple......
    - 1. Le kyste remonte (kyste pédiculé).
    - 2. Le kyste s'aplatit (kyste mou).
  - 3. Accidents possibles.....
    - Rupture (péritoine, vagin, rectum).
  - 4. Quelquefois, intervention nécessaire.

4° Du kyste sur la délivrance . — Simple.

5° Du kyste sur les suites de couches......
- 1. Normales.
- 2. Quelquefois inflammation d'un kyste traumatisé.

CONDUITE A TENIR......

1° Pendant la grossesse ....
- Ovariotomie....
  - 1. D'urgence en cas d'accident.
  - 2. Systématique au début de la grossesse jusqu'au 4e mois. La grossesse continue son cours dans 90 p. 100 des cas (Dsirne).
  - 3. Si on prévoit une difficulté ultérieure; sinon, expectation.

2° Pendant le travail.......
- 1. Tumeur abdominale... — Accouchement spontané.
- 2. Tumeur intra-pelvienne : suivant les cas.
  - 1. Refoulement manuel du kyste sous chloroforme.
  - 2. Ponction du kyste par le vagin.
  - 3. Enfant mort : basiotripsie.
  - 4. Laparotomie : ovariotomie et césarienne ou Porro.

IV. — KYSTES DU LIGAMENT LARGE.
V. — KYSTES HYDATIQUES.

CONDUITE A TENIR....... — Comme pour les kystes de l'ovaire intrapelviens. Ponction.

IV. — DYSTOCIES VULVO-VAGINALES.

I. — THROMBUS VULVO-VAGINAL.

NATURE : ÉPANCHEMENT SANGUIN
- 1° Dans la muqueuse vaginale...... — *Thrombus superficiel et pédiculé*, très rare.
- 2° Dans le tissu conjonctif vulvaire et périvaginal... — *Thrombus interstitiel.*

SIÈGES ET VARIÉTÉS.. — Thrombus......
- 1. De la grande lèvre.
- 2. Du vagin..........
- 3. Pelvi-abdominal....

Souvent associés deux à deux.

PROLONGEMENTS .....
- 1. Au périnée.
- 2. A la fesse.
- 3. Dans le ligament large.
- 4. Le long du psoas, vers la région lombaire.

ÉTIOLOGIE ET PATHOGENIE.

1° Causes prédisposantes .
- 1. Fréquence : 1 sur 1 500 accouchements.
- 2. Multiparité : gémellité.
- 3. Vascularisation des tissus vulvo-vaginaux pendant la grossesse. Varices.
- 4. État spécial du sang?
- 5. Élévation de la pression sanguine pendant l'effort.

2° Cause déterminante.. — Décollement du vagin par un traumatisme (Perret) ....
- 1. Pendant la grossesse. — Coït.
- 2. Pendant l'accouchement ..... — Décollement par ..
  - 1. Passage de la tête.
  - 2. Intervention (main ou forceps).
- 3. Après l'accouchement : 57 p. 100 des cas... — Hémorragie lente dans un décollement fait pendant l'accouchement.

SIGNES.

1° Douleur ... ...
- 1. *Vive et subite.*
- 2. Sensation de tension.
- 3. Avec irradiations et ténesme.

2° Tumeur ....

1. Caractères généraux...
- 1. Accroissement et apparition rapides.
- 2. Consistance.
  - 1. D'abord molle et fluctuante.
  - 2. Puis pâteuse (crépitation sanguine, neigeuse).
  - 3. Puis induration progressive.

2. Caractères spéciaux suivant le siège.......
- 1. Vulvaire ...
  - 1. Grossit sous l'œil....
  - 2. Coloration bleuâtre.
  - A la vue.
- 2. Vaginale ...
  - 1. Tumeur en boudin ...
  - 2. Obstruant plus ou moins le vagin.....
  - Au toucher.
    - 1. Rectal.
    - 2. Vaginal.
- 3. Vulvo-vaginale. Tumeur en cône remontant dans le vagin.
- 4. Pelvi-abdominale.
  - 1. Signes généraux. — Hémorragie interne.
  - 2. Signes locaux.... — Tumeur dans le cul-de-sac, le flanc, les lombes.
- 5. Vagino-pelvi-abdominale. — Signes précédents combinés.

ÉVOLUTION ......
- 1. Thrombus intact, non ouvert........ — Résolution, résorption en trois à six semaines.
- 2. Thrombus rompu........ — Complications possibles ...
  - 1. Hémorragie persistante, quelquefois très grave.
  - 2. Infection locale et générale.

DIAGNOSTIC ..... | Avec rétroversion ; kystes de la vulve et du vagin.

PRONOSTIC........ | Dépend de l'intégrité, et des complications.

CONDUITE A TENIR......
- 1° Grossesse....
  - 1. Respecter le thrombus.
  - 2. S'il se sphacèle..
    - 1. Incision.
    - 2. Lavage.
    - 3. Tamponnement.
- 2° Accouche-ment.......
  - 1. Thrombus peu volumineux. } N'y pas toucher.
  - 2. Thrombus trop volumineux.
    - 1. Appliquer le forceps avant d'inciser.
    - 2. Inciser, extraire, délivrer.
    - 3. Tamponner.

II. — DYSTOCIES VAGINALES.

THROMBUS DU VAGIN...... } Voy. plus haut.

RÉSISTANCE EXAGÉRÉE DU RELEVEUR (Budin).

ÉTROITESSE......
- 1° Déchirures de la portion moyenne...
  - 1. Hémorragies.
  - 2. Reconnues au toucher.
  - 3. Sutures.
- 2° Atrésie congénitale.
  - Annulaire ou cylindrique. } Ballons.
- 3° Brides et cloisonnement.
  - 1. Vertical....
    - 1. Total du système génital.
    - 2. Du seul vagin .... } Section de la bride.
  - 2. Transversal. | Sections multiples du diaphragme.

CICATRICES.......
- 1. Traumatismes.
- 2. Ulcérations.
- 3. Brûlures.

TUMEURS ....
- 1° Hernies .....
  - 1. Cystocèle.
  - 2. Rectocèle.
  - 3. Entérocèle.
  - 4. Réduction.
- 2° Kystes du vagin ...... } Ponction.
- 3° Polypes...... | Ablation.
- 4° Cancer.......
  - 1. Dystocie sérieuse.
  - 2. Césarienne.

V. — DYSTOCIE VULVO-PÉRINÉALE. — DÉCHIRURE DU PÉRINÉE.

I. — DYSTOCIE PÉRINÉALE. — RÉSISTANCE DU PÉRINÉE.

CAUSES ....
- 1. Primipares... | Surtout primipares âgées de trente à quarante ans.
- 2. Orientation de la vulve en avant.
- 3. Périnée gros, court, infiltré, œdématié.....
  - 1. Albuminurie.
  - 2. Syphilis.

INFLUENCE.......
- 1° Longueur de l'expulsion.
  - 1. Enfant ......
    - Peut souffrir (bruits du cœur lents, sourds ou trop rapides, ou irréguliers.)
  - 2. Mère.........
    - 1. Escarres de compression.
    - 2. Fistules vésico-recto-vaginales.
    - 3. Rupture utérine.
- 2° Ruptures du périnée.

CONDUITE A TENIR......
- 1. Voir si la rotation est bien faite.
- 2. Si tout va bien ....
  - 1. Attendre deux à trois heures à dater du début de l'expulsion.
  - 2. Au bout de ce temps, si rien ne progresse, forceps (pour éviter une escarre).
- 3. Forceps......
  - 1. Si l'enfant souffre.
  - 2. Si les contractions cessent.

II. — DÉCHIRURES DU PÉRINÉE.

CAUSES
- 1° Mère
  - 1. Causes précédentes de résistance périnéale.
  - 2. Efforts au moment du dégagement.
  - 3. Résistance vulvaire (déchirure centrale).
- 2° Enfant
  - 1. Gros enfants : procidences d'une main.
  - 2. Positions postérieures dégagées en O.S.
- 3° Accoucheur.. | S'il ne prend pas les précautions indiquées plus loin.

VARIÉTÉS
- 1° De la fourchette.
- 2° Incomplète (fig. 185 et 186)... | Anus intact.
- 3° Complète (fig. 187)........... | Anus intéressé.
- 4° Centrale..... { L'enfant peut sortir par la déchirure ou par la vulve réunie ou non à la déchirure.

INCONVÉNIENTS.
- 1° Immédiats... | Hémorragies.
- 2° Proches ..... | Infection:
- 3° Éloignés..... | Prolapsus.

TRAITEMENT.

- 1° Prophylactique. *Précautions......*
  - 1. Bien placer la femme (drap de siège).
  - 2. Soutenir le périnée..... { *Surtout retenir la tête.*
  - 3. Dégager isolément les bosses pariétales, les épaules (la postérieure la première) (Auvard).
  - 4. Dans une intervention, si rien ne presse, extraire lentement (forceps Mauriceau).
  - 5. Engager profondément l'occiput avant de défléchir.
  - 6. Incisions prophylactiques......
    - 1. Médiane (Michaélis).
    - 2. Latérale (Eichelberg).

- 2° Curatif ....
  - 1. Examen systématique du périnée après l'accouchement (décubitus latéral).
  - 2. Fourchette...
    - 1. Rapprocher les jambes.
    - 2. Serre-fines, ou serre-fortes de Boissard, trente-six heures ; douloureuses.
  - Sutures.........
    - 1. Préparatifs.
      - 1. Aiguille courbe (Reverdin, Emmet, Doyen).
      - 2. Crins, pinces à griffe.
      - 3. Malade en position obstétricale.
      - 4. Désinfection.
    - 2. Déchirure incomplète (fig. 185 et 186).........
      - 1. Quelques points périnéaux, profonds, enserrant, ramassant les tissus, supprimant tout espace où pourrait s'épancher du sang.
      - 2. Quelques points vaginaux et cutanés superficiels.
    - 3. Déchirure complète (fig. 187)....
      - 1. Suture du rectum.
      - 2. Suture du vagin.
      - 3. Points périnéaux profonds, ramassant tous les tissus.
  - Pansement ..... Enlever ......
    - 1. Les fils périnéaux le 7e jour au plus tard (ils coupent).
    - 2. Les fils vaginaux plus tard (12e-15e).

- 3° Traitement des complications...
  - 1. Hémorragies.. | Ligatures, sutures.
  - 2. Infection périnéale.... { Attouchements à la teinture d'iode, créosote.

- 4° Périnéorraphie immédiate secondaire................... { Quelques jours après, grattage des bourgeons à la curette.

- 5° Périnéorraphie tardive, classique. | Après avivement (plus d'un mois après).

III. — DYSTOCIE VULVAIRE.

RÉSISTANCE DE LA VULVE.
- 1. Œdème (albuminurie).
- 2. Atrésie congénitale.
- 3. Rétrécissement cicatriciel..
- 4. Résistance de l'hymen....
  - 1. *Influence...* | Voy. *Résistance du périnée*, p. 129.
  - 2. Traitement.
    - 1. Débrider aux ciseaux.
    - 2. Sur le doigt.
  - 3. Complications .....
    - 1. *Déchirures* .
      - 1. Des petites lèvres.
      - 2. *Du clitoris (hémorragies).*
      - 3. De l'urètre.
    - 2. Conséquence
      - 1. Hémorragies.
      - 2. Infection.
    - 3. Traitement. | Sutures.

TUMEURS DE LA VULVE.......
- 1° Varices......
  - 1. Rupture.
  - 2. Hémorragie. | 3. Tamponnement ou suture.
- 2° Kystes, lipome, fibrome, etc... | 1. Dystocie rare. | 2. Ablation.

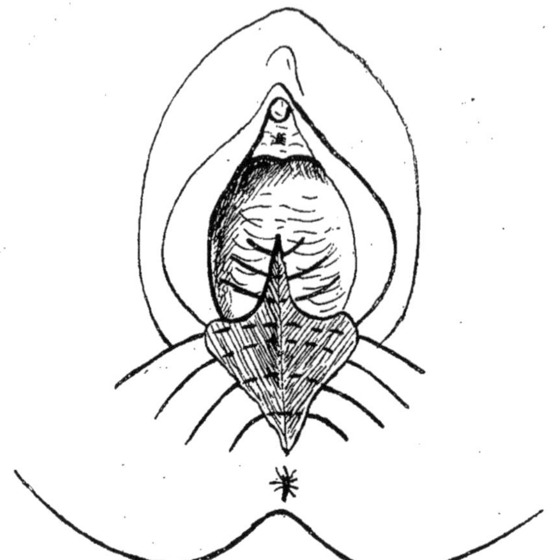

Fig. 185. — Déchirure incomplète du périnée : sutures.

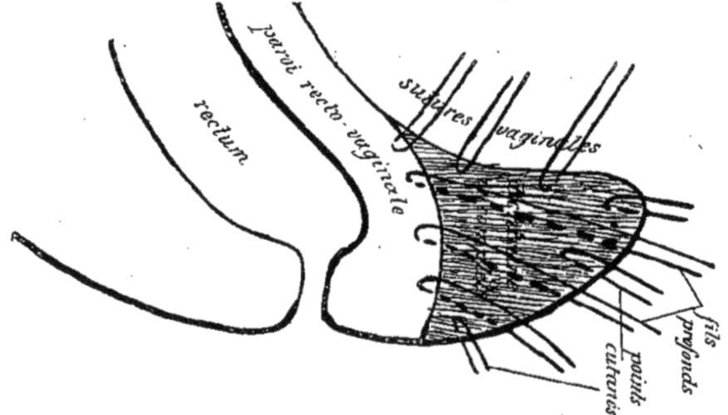

Fig. 186. — Déchirure incomplète du périnée : sutures.

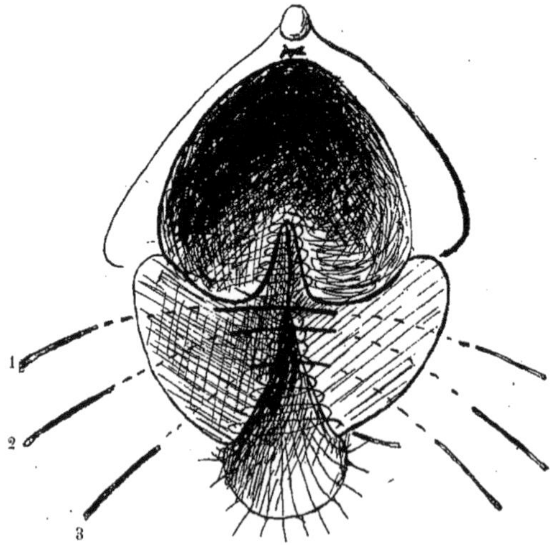

Fig. 187. — Déchirure complète du périnée : 1° surjet rectal; 2° surjet vaginal; 3° points profonds cutanés.

DÉCHIRURES DU PÉRINÉE

55. RUPTURES DE L'UTÉRUS

DÉFINITION....... { Ce sont des déchirures qui peuvent intéresser le corps, le segment infé-rieur (Voy. *Déchirures du col* avec *dystocies dues au col*).

PATHOGÉNIE.

1° Grossesse.......

1. **Ruptures traumatiques.**
   1. Chutes, plaies.
   2. Coups de corne.
   3. Tentatives d'a-vortement.

2. **Ruptures spontanées...**
   1. Beaucoup plus rares.
   2. Altérations de la paroi uté-rine, fibro-me, cancer.
   3. Cicatrice, or-dinairement grossesse in-terstitielle (Barier).....

2° Pendant le travail.

1. Ruptures spontanées.

1. **Méca-nisme...**
   1. *Usure avec perforation* de la paroi utérine comprimée entre tête fœtale et bassin (pubis, promon-toire, épine).
   2. *Rupture par éclatement* du seg-ment inférieur; le corps utérin se vide dans le segment infé-rieur qui, surdistendu, éclate (fig. 188).

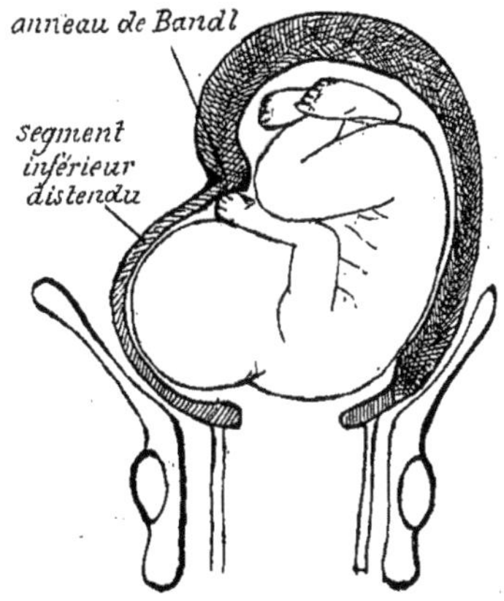

Fig. 188. — Présentation de l'épaule ; imminence de rupture du segment inférieur sur-distendu.

2. **Cause dé-terminante.** } Contraction utérine normale ou exagérée (ergot).

3. **Causes prédis-posantes tenant à.**

1. *Utérus..*
   1. Faiblesse générale de la paroi utérine...
      1. Age, mul-tiparité... } Déchéance de la fibre.
      2. Aminci et distendu..
         1. Hydramnios.
         2. Gémellité.
   2. Lésion lo-cale de la paroi.....
      1. Cicatrice utérine...
         1. Rupture antérieure.
         2. Césarienne.
      2. Altération patholo-gique.....
         Cancer.
   3. Malfor-mation utérine...
      1. Antéversion exagérée.
      2. Bifidité.

2. *Voies gé-nitales...*
   1. Col utérin....
      1. Oblitération. Obstruction (tumeur).
      2. Rigidité anatomique, cicatricielle, patho-logique.
   2. Bassin...
      1. *Rétrécissements*, surtout légers (Bandl).
      2. Tumeurs.
      3. Bassins épineux.
   3. Vagin, vulve, périnée... } Étroitesse et résistance.

3. *Fœtus...*
   1. Excès de volume, hydrocéphalie, malformations.
   2. Gémellité.
   3. *Présenta-tions vi-cieuses....*
      1. Siège, mode des fesses.
      2. Front, face (mento-postérieure).
      3. *Surtout épaule.*

2. Ruptures traumatiques.

CAUSE............ } Maladresse opératoire. ..

1. Intervention avec *instruments* (*forceps*, etc.) mal in-troduits, mal guidés.
2. Version.
   1. Introduction de la main sans mainte-nir le fond de l'utérus.
   2. Évolution pénible dans un utérus ré-tracté.

ANATOMIE PATHOLOGIQUE

1° Ruptures complètes
- 1. La déchirure — Siège et forme : 1. Sur le segment inférieur. 2. Fente longitudinale. 3. A bords irréguliers.
- 2. Fœtus et annexes :
  - 1. Peuvent rester entièrement dans l'utérus.
  - 2. Le fœtus peut passer tout entier ou en partie dans l'abdomen.
  - 3. Le placenta reste ordinairement dans l'utérus, le cordon sortant par la déchirure.
- 3. Abdomen :
  - 1. Péritoine. : 1. Souvent décollé. 2. Thrombus sous-péritonéaux. 3. Contient du sang jusque sous le diaphragme. 4. Liquide amniotique.
  - 2. L'intestin peut faire hernie à travers la déchirure.
- 4. Organes voisins : Déchirure possible du vagin, de la vessie.

2° Ruptures incomplètes
- 1. Rupture sous-péritonéale : Hématome sous-péritonéal.
- 2. Rupture extramuqueuse : 1. Très rare. 2. Corps de l'utérus.

SIGNES

1° Signes précurseurs : Utérus divisé en deux zones, en sablier, séparées par un sillon, signe de Bandl (fig. 188).

2° Début : 1. Douleur brusque. 2. Sensation de déchirure.

3° État.
- 1. *Signes d'hémorragie.*
  - 1. Externe. | Sang bleuâtre, noir, sirupeux, poisseux.
  - 2. Interne. :
    - 1. Pouls petit, fréquent.
    - 2. Face pâle, angoissée, tendance à la syncope.
    - 3. Nausées, vomissements, hoquet, bourdonnements d'oreille.
- 2. *Cessation des douleurs.*
- 3. *Examen.*
  - 1. Fœtus dans l'abdomen.
    - 1. Inspection et palpation : Deux tumeurs : 1. L'utérus. 2. Le fœtus plus facilement explorable.
    - 2. Auscultation : Bruits du cœur nuls.
    - 3. Toucher. : 1. Ne sent plus de présentation. 2. Toucher intra-utérin : montre la déchirure.
  - 2. Fœtus dans l'utérus..
    - 1. Palpation. | Plus de contraction.
    - 2. Auscultation : Plus de bruits du cœur.
    - 3. Toucher.. | Présentation remontée.

TERMINAISONS ET PRONOSTIC.
- 1. Mort de l'enfant.
- 2. Mort ordinaire de la femme : 1. Par hémorragie. 2. Par infection, péritonite.

DIAGNOSTIC
- 1° **Pendant la grossesse** : 1. Rupture tubaire....... | Laparotomie. 2. Placenta prævia....... | Hémorragie sans douleur.
- 2° **Pendant le travail** : 1. Hémorragie interne... Par décollement du placenta normalement inséré. 2. Thrombus abdomino-pelvien.

TRAITEMENT

1° Des accidents généraux : 1. Éther. 2. Caféine. 3. Sérum.

2° Extraire l'enfant
- 1. Par les voies naturelles (fœtus reste dans l'utérus) :
  - 1. Forceps. : 1. Enfant vivant. 2. Bassin large.
  - 2. Embryotomie.... : Épaule.
- 2. Par la laparotomie....... : 1. Fœtus passé dans l'abdomen. 2. Laparotomie applicable à presque tous les cas, permet de traiter la déchirure.

3° Enlever le délivre par la même voie que le fœtus.

4° De la déchirure.
- 1. Injections antiseptiques (Tarnier).
- 2. Tamponnement et drainage de l'utérus et de la déchirure (Dührsen).
- 3. Suture de la déchirure par le vagin, souvent inapplicable.
- 4. Laparotomie. :
  - 1. Toilette du péritoine.
  - 2. Puis ou bien..... :
    - 1. Suture de l'utérus.
    - 2. Tamponnement.
    - 3. Hystérectomie..... : 1. Avec pédicule (Porro). 2. Totale.

56. HÉMORRAGIES DE LA PUERPÉRALITÉ

I. — HÉMORRAGIES DU TRAVAIL.

I. — HÉMORRAGIES PAR RUPTURE DU SINUS CIRCULAIRE (fig. 189).

Ce sont des hémorragies de la grossesse aussi bien que du travail.

ANATOMIE DU SINUS CIRCULAIRE.
1. Situé à la périphérie du placenta, ne formant pas un cercle complet, mais constitué par 3 ou 4 portions séparées.
2. Inégalement développé.
3. Du volume du petit doigt, d'ordinaire à parois minces.
4. Communique avec les sinus intercotylédonaires et les lacs placentaires.

CAUSES DE LA RUPTURE.
1. Prédisposante. | Insertion marginale du placenta.
2. Déterminante. Tractions sur les parois du sinus par tension des membranes dans l'effort, la toux.
3. Souvent difficile à déterminer (par exemple dans les hémorragies silencieuses qui débutent pendant le sommeil).

SIGNES ET MARCHE.
1° Hémorragie..
  1. Externe.
  2. Interne, entre les membranes et la paroi utérine. } Utérus. { 1. Volumineux. | 3. Douloureux. | 2. Tendu, dur. | 4. Palper difficile.
  3. Mixte.
2° Signes généraux rares des hémorragies internes........... { 1. Pâleur. | 3. Pouls petit, rapide. | 2. Angoisse. |
3°. Évolution.... | Hémorragie..... | 1. *Insidieuse*, ordinairement modérée. | 2. Quelquefois inquiétante par sa continuité.

PRONOSTIC........
1° Enfant....... | Court des risques d'asphyxie.
2° Mère........ { Hémorragie rarement assez abondante pour compromettre la vie de la femme.

II. — HÉMORRAGIES PAR DÉCOLLEMENT DU PLACENTA.

PLACENTA.........
1° Vicieusement inséré...... } Voy. *Placenta prævia*.
2° Normalement inséré (fig. 190).........
  1° Causes ...... { 1. Albuminurie. | 2. Brièveté du cordon. Accidentelle ou naturelle.
  2° Signes et pronostic. { Comme ceux de la *Rupture du sinus circulaire*.

III. — HÉMORRAGIES PAR LÉSIONS DES VOIES GÉNITALES.

(Voy. *Fibromes, Cancer, Déchirure du col, Rupture utérine.*)

DIAGNOSTIC.
1° Hémorragie interne.......
  1. Utérus dur, tendu........ { 1. Rupture du sinus circulaire. | 2. Décollement du placenta.... } Diagnostic impossible.
  2. Utérus relâché. Rupture utérine....... { 1. Signes généraux graves. | 3. Cause de rupture (présentation vicieuse, etc.). | 2. Cessation des douleurs. |
2° Hémorragie externe ou mixte........ } 1. Songez d'abord au *placenta prævia*. 2. Diagnostic par le toucher.

TRAITEMENT.....
1. Rupture du sinus circulaire. { 1. Rupture des membranes.
2. Décollement du placenta, prævia ou normal........ { 2. Tamponnement. 3. Accouchement rapide.
3. Hémorragies par lésions des voies génitales.

II. — HÉMORRAGIES DE LA DÉLIVRANCE (Voy. tableau 66).
III. — HÉMORRAGIES DU POST PARTUM.

INERTIE UTÉRINE......
Générale ou partielle (segment inférieur, placenta prævia). (Voy. *Inertie utérine*, in *Hémorragies de la délivrance*.)
1. Hémorragies abondantes et rapides.
2. Utérus mou.. { 1. Vider l'utérus. | 3. Ergotine. | 2. Injections chaudes. | 4. Tamponnement.

RÉTENTION DE PLACENTA OU DE CAILLOTS.....
1. Utérus gros.. }
2. Utérus mou.. } 1. Vider l'utérus.
3. Tranchées.... } 2. Curage.

INFECTION........
1. Ce n'est pas du sang pur, c'est de la sérosité teintée. }
2. Abondance et fétidité........................·........ } Curettage.
3. Utérus gros, mou, douloureux. ....·........ }
4. Symptômes généraux d'infection..................... }

SUBINVOLUTION UTÉRINE......
Chez les femmes qui se lèvent trop tôt...·.............. { 1. Repos. | 2. Injection.

MÉTRITE HÉMORRAGIQUE.
1. Succédant à une infection utérine ou à une involution utérine incomplète........................ } Curettage.
2. Ordinairement rétention de débris de caduque....... }

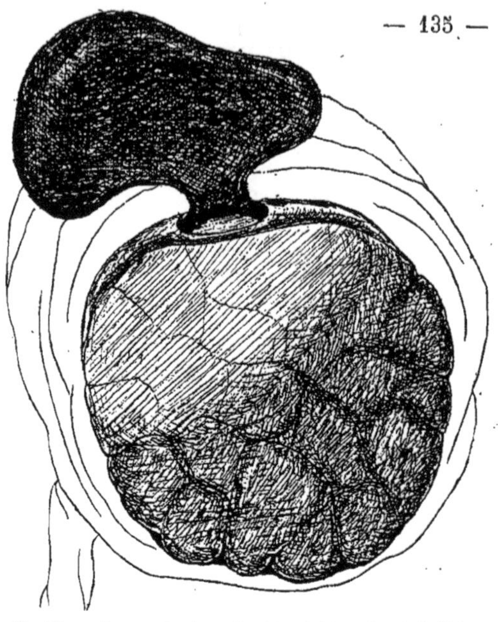

Fig. 189. — Rupture du sinus circulaire (schéma d'après Budin).

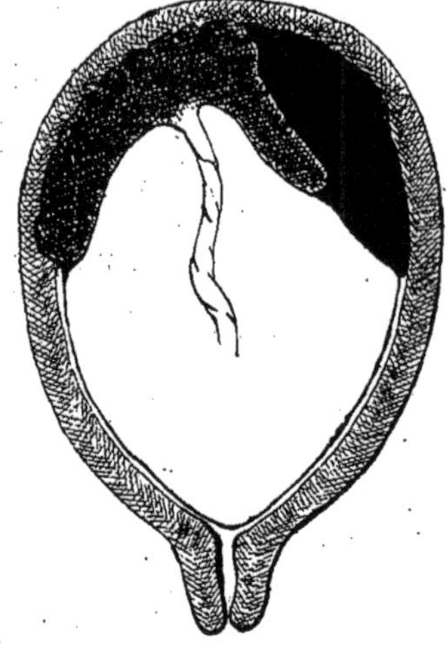

Fig. 190. — Décollement partiel du placenta : hémorragie interne pendant la grossesse.

57. DYSTOCIE FŒTALE

CAUSES.

1º **Excès de volume simple du fœtus..** | Gros enfants.

2º **Excès de volume d'une des parties du fœtus........**
- 1. Grosse tête.. | Hydrocéphalie.
- 2. Gros ventre..
  - { 1. Ascite.
  - { 2. Rein polykystique. | 3. Rétention d'urine.

3º **Tumeurs et malformations...**
- 1. Tumeur sacro-coccygienne. | 3. Spina-bifida.
- 2. Encéphalocèle.

4º **Mort du fœtus..**
- 1. Rigidité. | 3. Putréfaction.
- 2. Emphysème.

5º **Tenant aux annexes...............** | 1. Brièveté du cordon. | 2. Procidence du cordon.

6º **Fœtus multiples.** | 1. Grossesses gémellaires. | 2. Monstres composés.

7º **Mauvaises présentations et positions.**

8º **Procidence des membres.**

EXCÈS DE VOLUME SIMPLE. GROS ENFANTS.

1º Enfants pesant 5 kilos et plus.

2º On peut prévoir un gros enfant par...........
- 1. Palpation....
  - { 1. Gros utérus. | 3. Gros fœtus.
  - { 2. Peu de liquide.
- 2. Mensuration.. Grosse tête.....
  - { 1. Au palper mensurateur.
  - { 2. Au céphalomètre.
- 3. Au toucher... | 1. Sutures étroites. | 2. Tête ossifiée.
- 4. Commémoratifs.......... Les grossesses antérieures ont déjà donné de gros enfants.

3º Marche de l'accouchement, le bassin étant normal..........
- 1. La tête ne s'engage pas.
- 2. La tête sortie, difficulté pour les épaules.
- 3. Difficulté pour la tête dernière dans un siège.

4º Conduite à tenir.........
- 1. Tête première.....
  - 1. Non engagée.
    - { 1. Forceps...... { Suivant les rapports de la
    - { 2. Symphyséotomie.......... } tête et du bassin.
    - { 3. Version...... (
  - 2. Engagée..... | Forceps.
- 2. Difficulté pour les épaules......
  - 1. Tractions sur l'aisselle antérieure, le doigt en crochet.
  - 2. Tractions sur l'aisselle postérieure.
  - 3. Si l'aisselle ne peut s'engager, abaisser prudemment chacun des bras.
- 3. Tête dernière.....
  - 1. Abaisser les bras | 2. Tractions et expression utérine s'ils sont relevés. | 3. Forceps, basiotripsie.

EXCÈS DE VOLUME GÉNÉRAL DANS.
- 1. L'œdème généralisé du fœtus.
- 2. La mort du fœtus (emphysème).

58. DYSTOCIE FŒTALE (*Suite*)

I. — EXCÈS DE VOLUME D'UNE DES PARTIES DU FŒTUS.

GROSSE TÊTE.. | Hydrocéphalie.. | Voy. tableau 60.

GROS VENTRE.

1° Ascite congénitale

1. Cause ordinaire.....
- *Syphilis*....
  1. Gros foie.
  2. Grosse rate.
  3. Gros placenta. Hydramnios (ascite extrafœtale).
  4. Quantité de liquide : 1 à 4 et 5 litres.

2. Diagnostic pendant le travail........
  1. Tête ou siège sortis........
  2. Fœtus retenu par le ventre..
  3. Ou présentation transversale.
  — *Toucher manuel:* gros ventre, distendu par du liquide.

3. *Traitement*... Ponction....
  1. Entre l'ombilic et le pubis (le cordon peut servir de guide).
  2. Avec un trocart guidé sur la main.

2° Rétention d'urine..........

1. Cause ordinaire..... — Malformation : absence ou imperforation de l'urètre.
2. 2 litres et demi, dans un cas de Depaul.
3. *Traitement*... | Ponction entre l'ombilic et le pubis, comme plus haut.

3° Rein kystique ..

1. Habituellement double. Tumeur polykystique.
2. *Causes* ....
  1. Épithélioma mucoïde (Lejars).
  2. Néphrite intra-utérine, atrésie papillaire, distension des tubes urinifères (Virchow).
3. Tumeur rare.

II. — TUMEURS SURAJOUTÉES AU FŒTUS.

ENCÉPHALO-CÈLE CONGÉNITALE..

1. Tumeur molle, contenant..
  1. Soit du liquide céphalo-rachidien seul (méningocèle).
  2. Soit du liquide et de la substance cérébrale (méningo-encéphalocèle).
2. A pédicule plus ou moins large.
3. Siégeant sur la ligne médiane en général...............
  1. Soit au front.
  2. Soit à l'occiput.
4. Rarement obstacle à l'accouchement.
5. Trop grosse : ponction.

SPINA-BIFIDA

1. Fissure des arcs vertébraux, à travers laquelle sort une tumeur liquide.
2. Contenant les enveloppes de la moelle et des éléments nerveux (moelle, nerfs).
3. Recouverte par la peau...
  1. Normale.
  2. Ou mince, transparente, prête à se rompre (méningite).
4. *Traitement*...
  1. Pendant l'accouchement. | Ponction rarement nécessaire.
  2. Après l'accouchement...
    1. Excision.
    2. Fermeture du rachis.
      1. Immédiate, si rupture.
      2. Plus tard, si peau normale.

TUMEURS CONGÉNITALES SACRO-COCCYGIENNES ..

1. Inclusions....
  1. Tumeurs saillantes au périnée, derrière l'anus, volumineuses.
  2. Adhérentes par pédicule vasculaire à la face antérieure du sacrum.
  3. Contenu..
    1. Liquide.. | Muqueux ou caséeux.
    2. Solide.... | Tissus anatomiques variés, membres ou organes fœtaux.
  4. *Pathogénie* . — Inclusion...
    1. D'une partie d'un feuillet blastodermique du fœtus.
    2. Ou d'un fœtus parasite.
2. Spina-bifida sacro-coccygien.
3. Tumeurs diverses. Néoplasmes (fibromes, lipomes, cysto-sarcomes).
4. *Traitement*... | En cas de dystocie, excision aux ciseaux.

DIAGNOSTIC PENDANT L'AC-COUCHEMENT .. | Toucher manuel profond.

III. — DYSTOCIES DE CAUSES DIVERSES.

PROCIDENCE DES MEMBRES. | (Voy. tableau 62.)

CORDON......
- 1° Procidence.. | (Voy. tableau 61.)
- 2° Brièveté.
- 3° Circulaires.

MORT DU FŒTUS.
- 1° Excès de volume.......
  1. OEdème généralisé.
  2. Putréfaction fœtale.
  3. Emphysème.
- 2° Consistance .
  1. Arrachement facile des membres pendant l'extraction.
  2. Quelquefois rigidité fœtale cadavérique.

59. DYSTOCIE DANS LES GROSSESSES MULTIPLES

FŒTUS ISOLÉS.

1° Les deux fœtus présentent le sommet.........
- 1. La tête du 1er étant engagée, le 2e peut engager la tête à côté du cou du 1er (fig. 191, B).
- 2. *Traitement*... | Repousser la tête la moins engagée.

2° Deux sièges....
- 1. Sièges décomplétés . Engagement simultané des 4 membres inférieurs.
- 2. Conduite à tenir............... | Ne tirer que sur un des pieds.

3° Un sommet et un siège.........
- 1. Sommet engagé ....
  - 1. Peu de difficulté.
  - 2. Forceps sur la tête.
  - 3. Réduire les membres procidents.
- 2. Siège engagé.
  - 1. Difficulté possible pour la tête dernière accrochant la tête du 2e fœtus (fig. 191, A).
  - 2. *Traitement*...
    - 1. Repousser la tête du 2e.
    - 2. Si c'est impossible et si le 2e est vivant, décapiter le 1er pour extraire le 2e vivant.

4° Sommet engagé et épaule........
- 1. Épaule de l'enfant qui se présente peut être arrêtée par le cou du fœtus transversal (fig. 191, C).
- 2. Conduite à tenir : tenter..
  - 1. De libérer l'épaule si on peut introduire la main.
  - 2. D'extraire au forceps l'enfant qui présente le sommet.
  - 3. Craniotomie sur le premier ou décollation sur le 2e.

5° Siège engagé et épaule..........
- 1. Accrochement possible de la tête dernière au cou du fœtus transversal (fig. 191, D, et 192).
- 2. Conduite à tenir.........
  - 1. Libérer avec la main la tête restée dernière.
  - 2. Si c'est impossible, sectionner le cou du 1er pour avoir le 2e vivant.

FŒTUS ADHÉRENTS...

- 1. Ils peuvent adhérer par...
  - 1. Le tronc.
  - 2. La tête.
  - 3. Le siège.
- 2. Accouchement.........
  - 1. D'ordinaire, la membrane unissante est assez lâche pour permettre l'engagement et le dégagement successifs.
  - 2. En cas d'engagement simultané, se conduire comme s'il s'agissait de fœtus isolés. Mais on hésitera moins à mutiler l'un des fœtus.

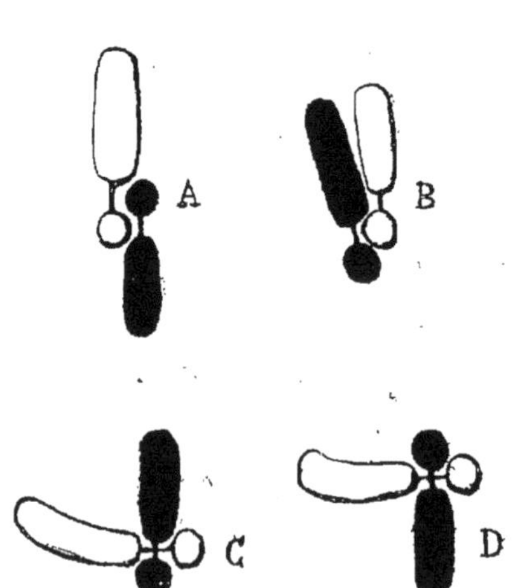

Fig. 191. — Divers modes d'accrochement du fœtus : A, siège et sommet; B, deux sommets; C, sommet et épaule; D, siège et épaule.

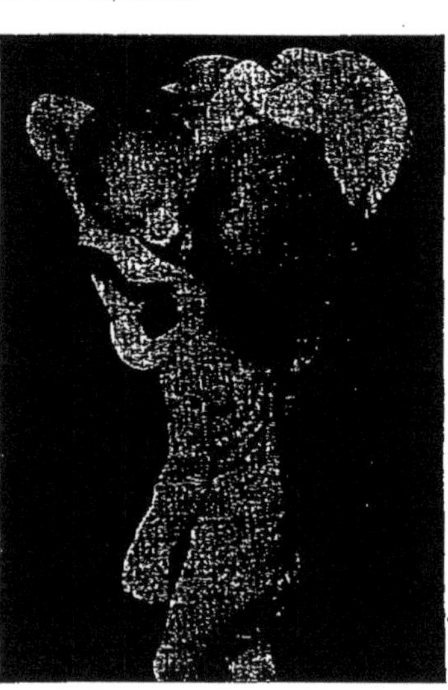

Fig. 192. — Accrochement de la tête dernière du premier fœtus par le cou du second fœtus placé transversalement.

60. HYDROCÉPHALIE

DÉFINITION ...... Tous les épanchements de sérosité qui se font dans les cavités de l'encéphale ou leurs enveloppes (Hergott).

FRÉQUENCE ...... 1 sur 2 000 accouchements.

CAUSES ....
Mal connues.
- 1º Influence de.
  - 1. *Syphilis.*
  - 2. Consanguinité.
  - 3. Crétinisme.
- 2º Influence de maladies de l'encéphale pendant la vie intra-utérine (Dareste).
- 3º Coïncidence d'autres malformations (spina-bifida, etc.).

ANATOMIE PATHOLOGIQUE.

1º Liquide ....
- **1. *Siège* ....**
  - 1º Hydrocéphalie interne .... Cavités..
    - 1. *Ventriculaires.*
    - 2. Sous-arachnoïdienne.
    - 3. Arachnoïdienne.
  - 2º Hydrocéphalie externe .... Entre la peau et le crâne, secondaire, due au travail.
- **2. *Quantité* .....**
  - 1. Fréquente.... | 1 litre.
  - 2. Extrême ..... | 10 et 12 litres.
- **3. *Qualités* ......**
  - 1. Légèrement jaunâtre.
  - 2. Un peu plus albumineux que le céphalo-rachidien.
  - 3. Sels de soude.

2º Substance cérébrale ....
- 1. *Formant une mince coque si le liquide occupe les ventricules.*
- 2. Refoulée à la base du crâne, réduite à un moignon, si le liquide est dans la cavité sous-arachnoïdienne ou arachnoïdienne.

3º Ventricules .....
- 1. *Distendus.*
- 2. Séreuse qui les tapisse très vascularisée.
- 3. Quelquefois fermés à l'aqueduc de Sylvius ou au trou de Magendie.

4º Crâne ....
- 1. Aspect général ....
  - 1. Face petite.
  - 2. Surplombée *par un crâne énorme.*
  - 3. Bosses frontales et pariétales très développées (bipariétal : 43 centimètres dans un cas de Meckel).
- 2. Les os de la voûte sont amincis, souvent parcheminés, quelquefois perforés.
- 3. *Sutures et fontanelles très larges.*

5º Malformations concomitantes ...
- 1. Spina-bifida. | 3. Hydrorachis, etc.
- 2. Pieds bots. |

INFLUENCE.

1º Sur la grossesse.
- 1. Ventre plus développé. | 3. *Cause de présentation du siège.*
- 2. Quelquefois hydramnios. |

2º Sur le travail....
- **1. *Sommet* ......**
  - 1. *Défaut d'engagement.*
  - 2. Si les contractions persistent ....
    - 1. *Rupture utérine.*
    - 2. Quelquefois le liquide devient extracranien.
  - 3. Si inertie utérine ....
    - 1. Mort du fœtus.
    - 2. Putréfaction, *infection.*
- **2. *Siège* ....** | *La tête est retenue dernière* au détroit supérieur.

SIGNES ET DIAGNOSTIC.

1º Pendant la grossesse ....
- **1. Tête en bas ..**
  - 1. *Au palper mensurateur* ..
    - *La tête,* appliquée sur le détroit supérieur, *déborde le pubis,* et cependant le bassin est normal.
  - 2. *Auscultation* .. | Foyer plus élevé.
  - 3. Mensuration .. | Augmentation des diamètres de la tête.
  - 4. *Toucher* ......
    - 1. *Tête élevée.*
    - 2. *Sutures larges* senties à travers le segment inférieur.
- **2. Siège ....**
  - Palper et mensuration ..
    - Tête volumineuse (dans un siège, le palper fait souvent voir la tête plus grosse qu'elle n'est).

2º Pendant le travail ....
- **1. Tête en bas ..**
  - 1. *Palper* ....
    - *Grosse tête,* mobile au-dessus du détroit supérieur.
  - 2. Toucher ... .
    - 1. *Tête élevée et bassin large.*
    - 2. *Sutures et fontanelles larges.*
    - 3. Crépitation parcheminée.
    - 4. Écartement exagéré des branches du forceps.
- **2. Siège ....**
  - 1. La tête est retenue dernière au-dessus du détroit supérieur ......
    - 1. Où on la voit.
    - 2. Où on la sent.
  - 2. Toucher manuel ....
    - *Élargissement* ..
      - 1. *Des sutures.*
      - 2. *De la fontanelle latérale.*

PRONOSTIC ......
- 1° Mère........ | Rupture utérine, infection.
- 2° Enfant.......
  - 1. Mort.
  - 2. Survie ......
    - 1. Idiotie.
    - 2. Mort dans les premières années.

CONDUITE A TENIR .....

- 1° Pendant la grossesse ....
  - 1. Accouchement prématuré.
  - 2. Traitement syphilitique.
- 2° Pendant le travail ....
  - 1. Tête en bas ....
    - 1. Toucher manuel.
    - 2. Ponction capillaire.....
      - 1. Au niveau d'une suture.
      - 2. Instrument conduit sur la main.

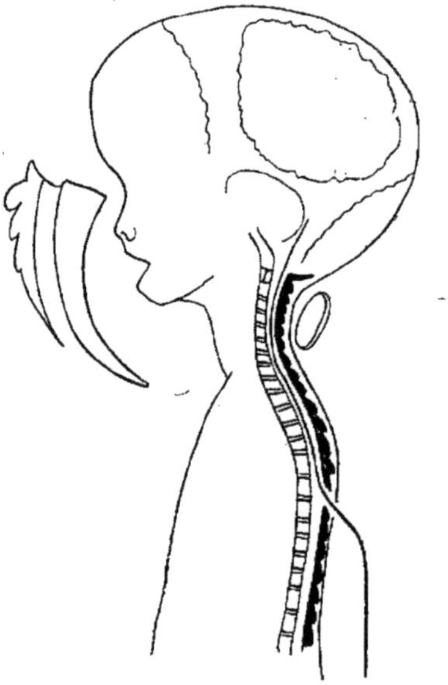

Fig. 193. — Tête d'hydrocéphale retenue dernière; évacuation du liquide par la sonde rachidienne.

  - 2. Tête dernière..
    - 1.
      - 1. Sectionner le rachis.
        - 1. D'un coup de ciseaux.
        - 2. A la colonne dorsale.
      - 2. Glisser par le canal rachidien une sonde dans le crâne, pour le vider de son liquide (fig. 193).
    - 2. Ou bien perforation au niveau de la fontanelle latérale, derrière l'oreille.

61. PROCIDENCE DU CORDON

DÉFINITION....... Engagement d'une partie du cordon entre la partie qui se présente et les parois du canal pelvi-génital.

FRÉQUENCE...... 1 sur 220.

CAUSES.

1° Circonstances qui donnent de la mobilité au cordon et au fœtus....
- 1. *Hydramnios* (écoulement trop brusque du liquide).
- 2. Petitesse du fœtus.
- 3. Procidence d'un membre.

2° Toute cause pouvant produire un espace libre où le cordon peut s'engager et faire procidence......
- 1. Absence de tonicité du segment inférieur (Nægelé).
- 2. *Positions irrégulières du fœtus*.........
  - 1. Présentations.
    - 1. *Du siège.*
    - 2. *Du tronc.*
    - 3. *De la face.*
  - 2. Gémellité.
  - 3. Procidence d'un membre.
- 3. *Déformations pelviennes* .... Dans le bassin rachitique le plus fréquent, le bassin aplati d'avant en arrière, le cordon trouve de chaque côté des ailerons du sacrum un espace libre.
- 4. Introduction de la main dans l'utérus pour une intervention obstétricale (version).

3° Intervention mal conduite....
- 1. Rupture artificielle des membranes avec écoulement trop rapide, non modéré, du liquide amniotique.
- 2. Tentative de version.

SIGNES.

1. Poche des eaux intacte.......... Battements, forme et mobilité du cordon perçus à travers.........
- 1. Le segment inférieur ..... Difficilement.
- 2. La poche des eaux.......... Facilement.

2. Poche des eaux rompue..........
- 1. Le toucher trouve à côté de la présentation le cordon arrondi, mobile, avec battements (si le fœtus est vivant).
- 2. Suivant le degré, la procidence est intra-utérine, vaginale, vulvaire.

CONSÉQUENCES ET PRONOSTIC..
- 1° Grave pour l'enfant (compression des vaisseaux du cordon. Asphyxie).
- 2° Plus grave, compression plus facile....
  - 1. Quand la procidence est grande.
  - 2. Dans la présentation du sommet que dans l'épaule ou le siège.
  - 3. Quand la poche des eaux est rompue.
- 3° Dépend de l'intervention.

CONDUITE A TENIR.

1° Avant rupture des membranes.
- 1. S'abstenir.
- 2. Tenter de réduire par position genu-pectorale.

2° Membranes rompues.

1. Enfant mort.............. S'abstenir.

2. Enfant vivant.
- 1. Dilatation complète.....
  - 1. Épaule... Version.
  - 2. Siège .... Extraction, si modification des battements.
  - 3. Sommet .
    - 1. Version ou forceps, suivant l'engagement.
    - 2. Ne pas pincer le cordon avec le forceps.
  - 4. Face.....
- 2. Dilatation incomplète...
  - 1. Épaule.
  - 2. Siège....
    - 1. Attendre ou compléter la dilatation.
    - 2. Réduction inutile.

3° Sommet ou face. Réduction.

1. Position genu-pectorale.

2. Réduction manuelle, la meilleure.
- 1. Introduire la main entière, pelotonner l'anse prolabée (fig. 194).
- 2. La remonter du bout des doigts réunis.
- 3. En passant en arrière et latéralement (où il y a le plus de place).

Fig. 194.—Réduction manuelle du cordon procident.

sonde en gomme

mandrin

cordon

Fig. 195. — Réduction du cordon procident par la sonde et le mandrin.

- 4. Jusqu'au-dessus de la tête et du détroit supérieur.

3. Réduction instrumentale.......
- 1. Instruments spéciaux pour remonter le cordon (Schœller).
- 2. Procédé de Dudan (une sonde, un mandrin, une anse de fil) (fig. 195).
- 3. Procédé d'Auvard (simple pince longue).

4. Surveiller les bruits du cœur. Voir si la procidence ne se reproduit pas.

62. PROCIDENCE DES MEMBRES

DÉFINITION....... { Il y a procidence d'un membre lorsqu'un membre, qui n'appartient pas à la région fœtale qui se présente, la précède (procidence), ou l'accompagne sans la dépasser (procubitus) (Pinard) (fig. 196).

CAUSES........... {
1. Obstacle à l'accommodation.
2. Espace libre entre le détroit supérieur et la présentation.
3. Accompagne souvent les procidences du cordon.

VARIÉTÉS.........
1º Procidence d'une main, d'un bras..... { Plus fréquente dans les présentations de la face que dans celles du sommet.
2º Procidence du pied...... { A côté de la tête, après tentative infructueuse de version (rare).

INCONVÉNIENTS
1. Gêne l'engagement.. } Lenteur du travail..
2. Gêne la rotation....
3. Gêne le dégagement. }
4. La main en arrière peut déchirer le périnée pendant l'expulsion.

CONDUITE A TENIR......
1. Si la tête est encore élevée, rétropulser le membre en procidence.
2. L'engagement est prononcé. {
1. L'accouchement progresse : attendre.
2. Le travail traîne : forceps (ne pas prendre la main ou le bras dans la cuiller).

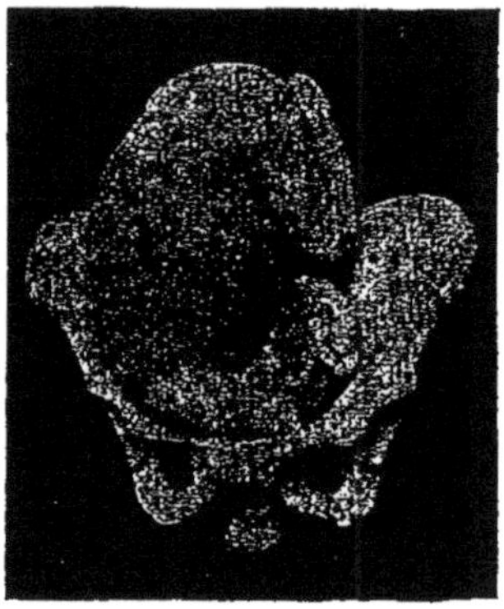

Fig. 196. — Procidence d'un bras.

---

63. ACCIDENTS IMMÉDIATS DU NOUVEAU-NÉ

I. — CÉPHALÉMATOME.

DÉFINITION......'. { Tumeur constituée par un *épanchement sanguin entre la face externe des os de la voûte et le périoste décollé* (la bosse séro-sanguine siège en dehors du périoste).

SIGNES.

1º Au début.......
1. Apparition *deux ou trois jours après* l'accouchement.
2. Tumeur...... {
1. Saillante.
2. Tendue.
3. Fluctuante, dépressible.
3. Siège......... {
1. Ordinairement à la face externe du pariétal.
2. *N'empiète jamais sur les sutures.*

2º Évolution...... {
1. S'entoure à la périphérie d'un *bourrelet* saillant avec *dépression centrale.*
2. *Disparaît peu à peu, spontanément, sans traitement.*

CAUSE.............
Décollement du périoste...... {
1. Hérédité.
2. Traumatisme. { 1. Bassin. 2. Forceps.
3. La longueur des cheveux prédispose au décollement (Pinard).

DIAGNOSTIC......
1º Bosse séro-sanguine..... {
1. Apparaît pendant l'accouchement.
2. A cheval sur les sutures.
3. Peau ecchymotique.
4. Molle, mais non fluctuante.
5. Jamais de bourrelet.
2º Méningocèle ou encéphalocèle........ {
1. Existe avant l'accouchement.
2. Occupe une suture (orifice de sortie).

II. — PARALYSIES OBSTÉTRICALES.

PARALYSIES PÉRIPHÉRIQUES.

1° Paralysie faciale
- 1. *Cause....* Compression du tronc ou des branches du facial par...
  - 1. *Forceps.*
    - 1. Prises bi-auriculaires (bec des cuillers).
    - 2. Prises obliques (bord postérieur de la cuiller).
  - 2. Saillie pelvienne.
- 2. *Guérit....*
  - 1. Ordinairement *spontanément* en quelques jours.
  - 2. Ou par l'application de courants continus.

2° Paralysie des nerfs du membre supérieur....
- 1. *Forme ordinaire.*
  - 1. *Type radiculaire : Paralysie d'Erb.*
  - 2. 5° et 6° paires cervicales .... { 1. Deltoïde. 2. Biceps. | 3. Coraco-brachial. 4. Long supinateur.
- 2. *Causes...* | 1. *Forceps.* | 2. *Extraction du siège.*
- 3. *Traitement.* | Courants continus.

PARALYSIES CENTRALES ...
- 1. Faciale : orbiculaire conservé...
- 2. Hémiplégie complète..........
  - 1. Cause.. | Hémorragie cérébrale.
  - 2. Pronostic..... { Grave, souvent mortic-

III. — FRACTURES.

I. — FRACTURES INTRA-UTÉRINES.

CAUSES ....
- Traumatisme maternel pendant la gestation.
- Friabilité spéciale des os........... { Rachitisme.

II. — FRACTURES OBSTÉTRICALES.

FRACTURES DES MEMBRES...
- 1° Cause : Intervention maladroite...
  - 1. Accouchement simple...... { Fracture de l'humérus, au dégagement des épaules.
  - 2. Extraction du siège ou version.........
    - 1. Fracture du fémur, dans l'abaissement du pied.
    - 2. Fracture de l'humérus, dans l'abaissement des bras relevés.
    - 3. Fracture de la clavicule.
- 2° Traitement..
  - 1. Prophylactique......... { Pressions parallèles à la longueur de l'os et non perpendiculaires.
  - 2. Curatif...... | Immobilisation. Attelles en cartou.

ENFONCEMENT ET FRACTURE DU CRANE.

1° Signes.... ....
- 1. Signes locaux... ....
  - Dépression des os.....
    - 1. Forme.. { 1. En rigole. 2. En cuiller (plus grave).
    - 2. Siège... Varie avec la présentation..
      - 1. Du sommet.... | En général sur le pariétal postérieur (partie antérieure).
      - 2. Du siège ...
    - 3. Avec ou sans irradiations.
- 2. Signes généraux ....
  - 1. L'enfant naît en état de mort apparente (ordinairement forme blanche), ranimé difficilement.
  - 2. Convulsions les jours suivants, élévation thermique.
  - 3. Souvent mort.

2° Cause ....
- Traumatisme par...........
  - 1. Bassin : *Promontoire* ..
    - 1. Bassin normal... { Contractions utérines exagérées. Accouchement trop rapide.
    - 2. Bassin rétréci...
      - 1. Accouchement spontané.
      - 2. Version (pendant l'expression de la manœuvre de Champetier).
      - 3. Forceps.
  - 2. *Instruments..* | Forceps.

3° Traitement.....
- 1. Préventif.... | Voy. *Traitement des rétrécissements du bassin.*
- 2. Curatif...... { Tentatives de réduction et de redressement direct (Boissard).

64. MORT APPARENTE DU NOUVEAU-NÉ

SIGNES A LA NAISSANCE.

1° Forme bleue : asphyxie, la moins grave.....

1. *Coloration...* { Cyanose générale plus marquée à la face (lèvres) et aux extrémités.
2. *Flaccidité....* | Résolution musculaire complète.
3. *Diminution ou disparition des réflexes...*
   1. Cornée.
   2. Plante du pied.
   3. Isthme du gosier.
4. *Respiration..*
   1. L'enfant ne crie pas.
   2. *Ne respire pas ou respire mal.*
      1. Apnée plus ou moins longue.
      2. Puis inspiration....
         1. Brusque.
         2. Profonde.
         3. Saccadée (secousse de tous les muscles inspirateurs.
      3. Puis apnée plus ou moins longue, et ainsi de suite.
5. *Cœur........* Battements faibles et rares..
   1. A la vue.
      1. Ondulation de la paroi.
      2. Goutte d'eau sur le creux épigastrique (Tarnier).
   2. A la palpation....
      1. Précordiale.
      2. Epigastrique.
   3. A l'auscultation. Battements rares et sourds.
6. Évolution.... Ordinairement sous l'influence du traitement.
   1. L'enfant se colore, les réflexes reviennent.
   2. Le cœur bat plus vite.
   3. La respiration se rétablit.

2° Forme blanche : syncope traumatique (Démelin), la plus grave....

1. *Coloration...* | Pâleur généralisée, sauf aux lèvres.
2. *Résolution musculaire..........* | Complète.
3. *Réflexes......* | Nuls.
4. *Respiration ..* | Comme dans la forme bleue.
5. *Cœur : deux cas (Démelin).*
   - 1er cas : battements très espacés........
     1. Forts.... | L'enfant se ranime.
     2. Faibles...
        1. Les battements diminuent dès qu'on cesse le traitement.
        2. Mauvais cas.
   - 2e cas.........
     1. Plus rare.
        1. Pâleur.
        2. Apnée.
        3. Enfant inerte avec battements du cœur de vitesse et de régularité presque normale.
     2. Forme ordinairement mortelle.

ÉTIOLOGIE ET PATHOGÉNIE.

1° Forme bleue.........

Asphyxie par troubles de la circulation fœto-placentaire.......

1. Décollement prématuré du placenta.
2. Compression du cordon procident ou non.
3. Pression intra-utérine exagérée..........
   1. Ergot de seigle.
   2. Hémorragie.

2° Forme blanche.......

Traumatisme des centres nerveux (Démelin) dans une intervention longue, pénible et violente......

1. Compression cérébrale.....
   1. Forceps.
   2. Bassin rétréci (Manœuvre de Champetier).
   3. Hémorragie méningée.
2. Élongation médullo-bulbaire......
   1. Extraction de siège (Manœuvre de Mauriceau).
   2. Version.

3° Forme mixte. | Fœtus menacé d'asphyxie sur lequel on fait une intervention.

CONDUITE A TENIR. PROPHYLAXIE ..

- 1° Surveillance attentive de l'accouchement (surtout l'expulsion).
- 2° **Activer le travail et terminer rapidement l'accouchement.**
    1. Si le liquide amniotique, clair d'abord, se teinte de méconium (en dehors de la présentation du siège), en même temps que les battements cardiaques se modifient.
    2. Si les battements du cœur se modifient et deviennent (dans l'intervalle des contractions).....
        1. Moins rapides (au-dessous de 100).
        2. Trop rapides.
        3. Irréguliers (plus grave)..
            1. D'abord rares.
            2. Puis tumultueux.
- 3° **Extraction rapide, mais sans violence.**

TRAITEMENT CURATIF.

2° Exciter la respiration.

- 1° **Libérer les voies respiratoires :....**
    - Extraire les mucosités.....
        1. Du pharynx, avec le doigt.
        2. Du larynx et de la trachée, avec le tube.
- **1. Par excitation réflexe......**
    1. Excitation cutanée.......
        1. Flagellations.
        2. Frictions. ... | 1. Main. | 2. Alcool.
        3. Agents thermiques....... { 1. Bains chauds. | 2. Bains froids. } 3. Bains sinapisés.
        4. Réchauffer l'enfant.
    2. Excitation des muqueuses ...
        1. Pituitaire (barbes de plumes).
        2. Pharyngo-laryngée (doigt dans la gorge).
    3. Tractions de la langue.
- **2. Par la respiration artificielle...**
    1. Sans insufflation...
        - Procédé de Schultze (fig. 197 et 198).
            1. L'accoucheur debout tient l'enfant suspendu par les aisselles (position d'inspiration).
            2. Il fait culbuter l'enfant en le lançant en avant (position d'expiration).
    2. Insufflation..
        1. Bouche à bouche.... ..
            1. Mouchoir sur la bouche.
            2. Fermer le nez en le pinçant.
            3. Souffler quinze fois à la minute.
        2. Avec le tube. (fig. 199)......
            1. Introduction du tube (fig. 200).
                1. Index gauche conducteur suit le dos de la langue, sent l'épiglotte et les cartilages aryténoïdes.
                2. Le tube est guidé vers le vestibule laryngé, il y pénètre par relèvement du pavillon.
            2. S'assurer que le tube est bien placé.
            3. Aspirer les mucosités.
            4. Insuffler.
                1. Doucement.. (Quinze à vingt fois par minute.
                2. Faire l'expiration en exprimant le thorax.
- **3. Combien de temps?......**
    1. Si, au bout d'une demi-heure, on n'a pas eu d'inspiration spontanée, on peut cesser.
    2. *Si le traitement donne une amélioration, il faut continuer sans se lasser.*
    3. Les battements du cœur ne se maintenant que par l'insufflation, diminuant dès qu'on la cesse, on peut renoncer au bout d'une heure.

PRONOSTIC. ÉLÉMENTS ...

1. On sauve les deux tiers environ des enfants nés en état de mort apparente.
2. Favorable....
    1. Mouvements spontanés des membres.
    2. Persistance ou retour des réflexes.
    3. Retour du rythme normal du cœur.
    4. Inspirations plus fréquentes.
    5. Coloration rosée.
3. Défavorable..
    1. Affaiblissement et ralentissement du cœur.
    2. Absence des réflexes.
    3. Enfant pâle qui devient bleu.
    4. Ou enfant bleu qui devient pâle.

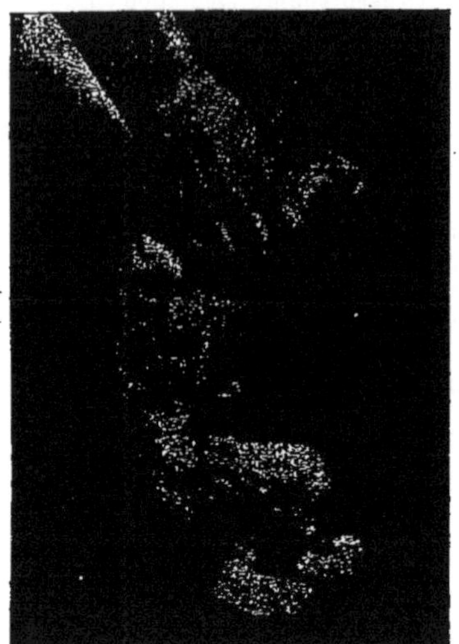

Fig. 197. — Manœuvre de Schultze,
1er temps : Inspiration..

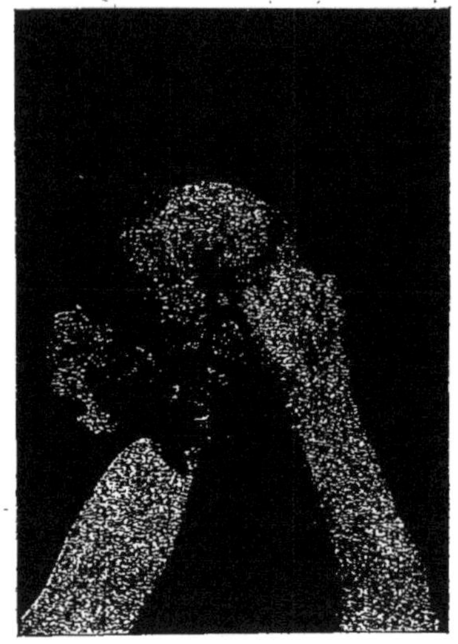

Fig. 198. — Manœuvre de Schultze,
2e temps : Expiration.

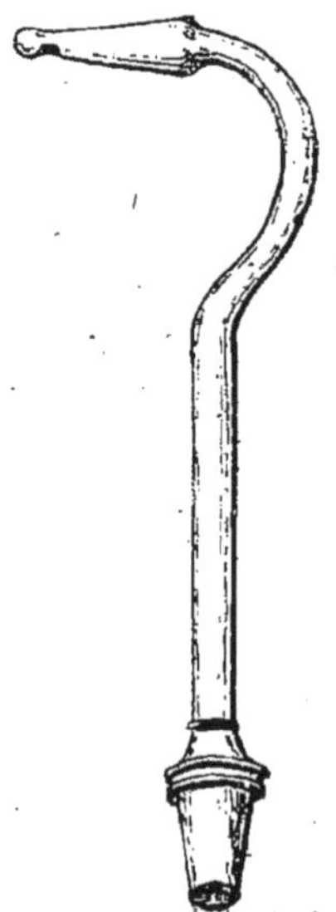

Fig. 199. — Insufflateur de Ribemont-Dessaignes.

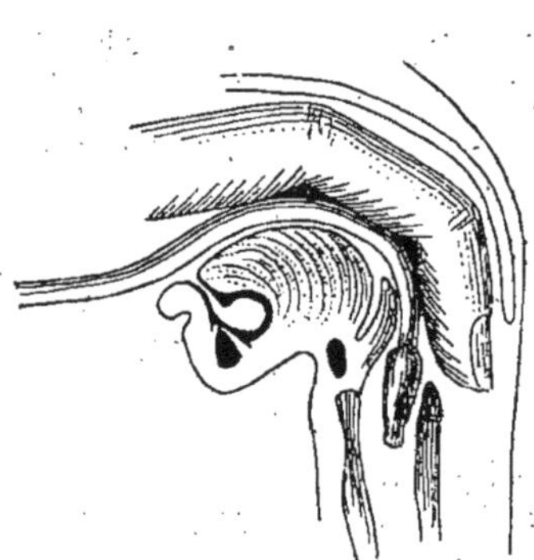

Fig. 200. — Intubation.

MORT APPARENTE DU NOUVEAU-NÉ

65. ACCIDENTS DE LA DÉLIVRANCE, RÉTENTION DU DÉLIVRE, INVERSION UTÉRINE

I. — LA DÉLIVRANCE TARDE A SE FAIRE : RÉTENTION TOTALE.

CAUSES.

1° Défaut de décollement.....

- **1. Inertie utérine.......**
  - 1. Causes....... | (Voy. *Inertie utérine*).
  - 2. Signes.......
    - 1. Au palper.... | Utérus mou.
    - 2. Si le placenta se décolle..... { Hémorragie (Voy. plus loin).
- **2. Adhérences anormales du placenta......**
  - 1. Plus ou moins résistantes, totales ou partielles.
  - 2. *Causes*.......
    - 1. Endométrite.
    - 2. Placentite : foyers sanguins transformés.
    - 3. Dégénérescence fibreuse des liens utéro-placentaires.
  - 3. Au toucher, une demi-heure après l'accouchement...... } Pas de placenta sur le col non fermé. On tire sur le cordon, qui se tend, puis qui rentre.
  - 4. Hémorragie..
    - 1. Nulle, si adhérence totale.
    - 2. Se produit, si décollement partiel.

2° Rétention par contracture anormale, Enchatonnement.

- **1. Variétés.....**
  - 1. Spasme total du corps.......... | Seigle ergoté.
  - 2. Spasme de l'orifice interne (Hour Glass), le plus fréquent.........
    - 1. Placenta retenu tout entier au-dessus.
    - 2. Placenta retenu partiellement, étranglé par l'orifice.
  - 3. Spasme partiel (enchatonnement, incarcération) (fig. 201)
    - 1. Par enkystement......... { Placenta tout entier enchatonné.
    - 2. Par encadrement......... { Un ou plusieurs cotylédons.
- **2. Pathogénie...**
  - 1. Spasme total ou partiel.
  - 2. Paralysie locale de la surface d'insertion placentaire.
- **3. Signes.......**
  - 1. Spasme total. } Globe utérin tétanisé, pas d'hémorragies.
  - 2. Spasme partiel.......... } Utérus étranglé au palper et au toucher (fig. 201).

QUE DEVIENT LE PLACENTA ABANDONNÉ DANS L'UTÉRUS? (Voy. *Avortement.*)

- **1. Si le placenta est totalement adhérent......**
  - 1. Pas d'accidents immédiats.
  - 2. Au bout d'un temps variable, l'utérus s'ouvre et le placenta se décolle et est expulsé.
  - 3. Les hémorragies sont à craindre à ce moment.
- **2. Le placenta est en partie au moins décollé.** *Accidents imminents.........*
  - 1. *Hémorragies.*
  - 2. *Putréfaction et infection.*

CONDUITE A TENIR.

- **1. S'il y avait un accident (hémorragie).....** } Délivrance artificielle.
- **2. En dehors des accidents........** } Alors, ou bien..

  La délivrance ne se faisant pas, on touche au bout d'une demi-heure.
  - 1. Le placenta est accessible, décollé au niveau de l'orifice interne ou accouché dans le col............. } *Exprimer, tendre et attendre* (Auvard).
  - 2. Le placenta n'est pas accessible......
    - 1. Orifice interne ouvert....... } Attendre.
    - 2. L'orifice interne se referme. } Délivrance artificielle.
    - 3. Enchatonnement......... } Délivrance artificielle.

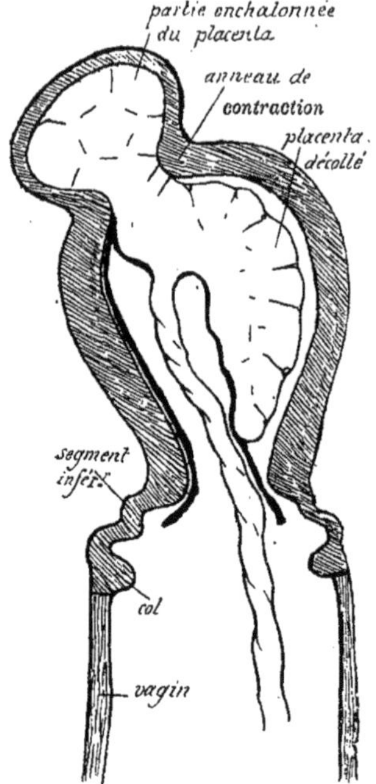

Fig. 201. — Enchatonnement du placenta.

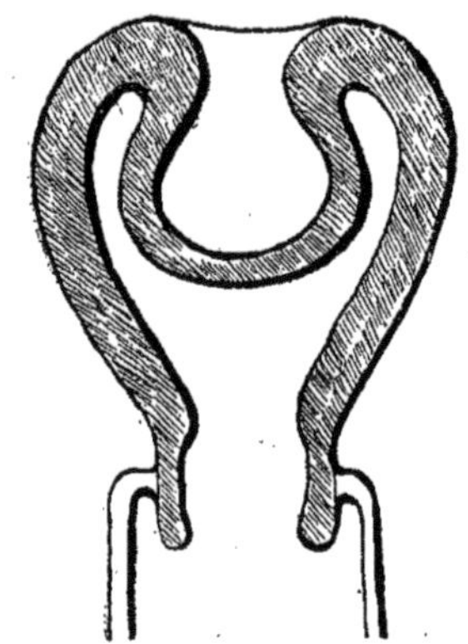

Fig. 202. — Inversion utérine : 1er degré : Variété utérine.

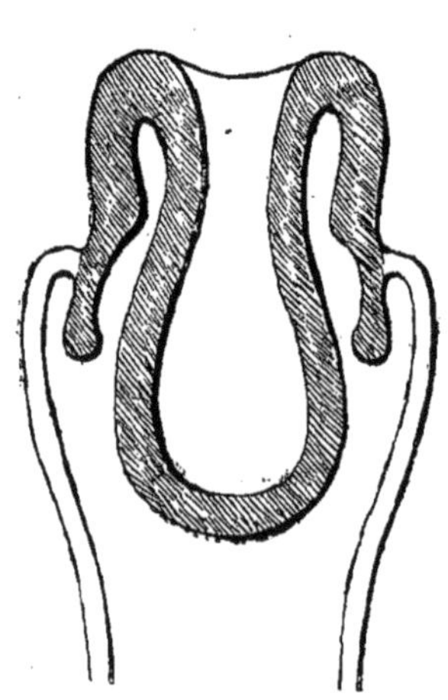

Fig. 203. — Inversion utérine : 2e degré :
Variété utéro-vaginale.

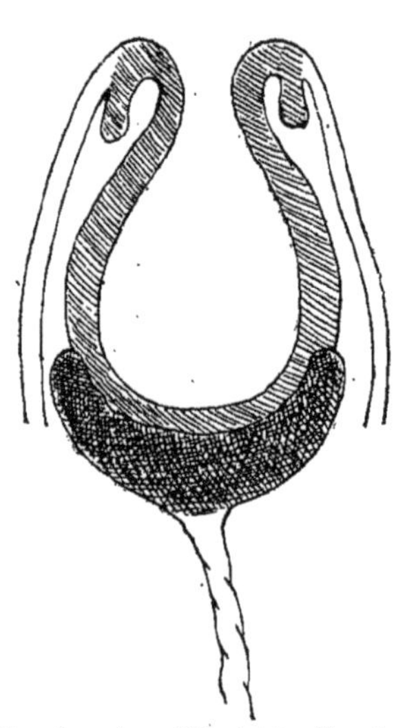

Fig. 204. — Inversion utérine totale : Placenta encore
adhérent au fond de l'utérus inversé.

RÉTENTION — INVERSION

II. — RÉTENTION PARTIELLE DU DÉLIVRE.

CAUSES

- 1º Utérus....... | Enchatonnement.
- 2º Placenta ....
  - 1. Placentas multiples ou cotylédons aberrants.
  - 2. Adhérences partielles.
- 3º Accoucheur..
  - 1. Délivrance trop rapide, avant décollement complet du placenta.
  - 2. Extraction pendant la contraction utérine (rétention de membranes).

SIGNES

- 1º Examen du délivre....... | Manque un cotylédon, ou des membranes.
- 2º Accidents de la rétention..
  - 1. Hémorragies.
  - 2. Infection (pertes fétides).

CONDUITE A TENIR

- 1º Après la délivrance.... | Si on soupçonne une rétention partielle, mettre la main dans l'utérus et extraire.
- 2º Plus tard, quand l'utérus est refermé..
  - 1. Pas d'accidents........
    - 1. Surveillance antiseptique.
    - 2. Les fragments retenus peuvent s'éliminer les jours suivants sans accident.
    - 3. Ou bien, s'ils ne sont pas expulsés au bout de vingt-quatre à trente-six heures, curage (Bar).
  - 2. A la moindre menace d'accidents, curage.
    - 1. Dilater le col (ballon, bougies de Hégar).
    - 2. Nettoyer l'utérus attiré à la vulve.........
      - 1. A la curette.
      - 2. A l'écouvillon.

III. — INVERSION UTÉRINE.

CAUSES

- 1. *Tractions sur le cordon.*
- 2. Inertie utérine locale, permettant le retournement de l'utérus sous l'influence des tractions sur le cordon ou de la pression abdominale dans l'effort.

SIGNES

- 1º Fonctionnels et généraux.......
  - 1. Douleur violente.
  - 2. *Hémorragie considérable.*
- 2º Physiques......
  - 1. Palper ....
    - 1. On ne sent plus l'utérus.
    - 2. Ou on sent son fond en cul de bouteille.
  - 2. Toucher...... *Tumeur*........
    - 1.
      - 1. Intra-utérine...
      - 2. Intra-vaginale .
      - 3. Extra-vaginale..

      Suivant le degré, (fig. 202 à 204).
    - 2. Entourée en collet par le col dont elle est séparée par une rigole.
    - 3. Portant ou non le placenta.

MARCHE

- 1. Ou bien la malade meurt d'hémorragie.
- 2. Ou bien la tumeur est réduite.
- 3. Ou l'inversion non réduite devient définitive, chronique.

TRAITEMENT

- 1º Réduction manuelle: taxis........
  - 1. Une main sur le ventre.
  - 2. Une main dans le vagin refoulant l'utérus.
- 2º Maintenir la réduction par le retour de la contraction utérine.
  - 1. Massage.
  - 2. Ergot.
  - 3. Tampon.

66. HÉMORRAGIES DE LA DÉLIVRANCE ET DÉLIVRANCE ARTIFICIELLE

I. — HÉMORRAGIES DE LA DÉLIVRANCE.

SIGNES D'HÉMORRAGIE.

1º Locaux........
- 1. *Variété externe..* | Le sang coule à la vulve.
- 2. *Variété interne..* | Le sang s'accumule dans l'utérus, gros et mou (fig. 205).
- 3. *Variété mixte.*

2º Généraux.....
- 1. Pâleur, défaillances.
- 2. Pouls petit, rapide, syncope.
- 3. Sueurs, dyspnée.
- 4. Hémorragies *souvent foudroyantes.*

CAUSES.

1ʳᵉ Inertie utérine.

1. *Conditions..*
- 1. *Décollement total ou partiel du placenta.*
- 2. *Inertie utérine* (béance des vaisseaux de la plaie placentaire).

2. *Causes prédisposantes.*
- 1. Distension utérine.... — Hydramnios, gémellité.
- 2. Surmenage utérin.. — Travail long, intervention, travail trop rapide.
- 3. Éclampsie, albuminurie, émotions.
- 4. Chloroforme.

3. *Signes.....*
- 1. Hémorragie souvent formidable.
- 2. *Défaut du globe de sûreté*, utérus gros et mou (difficile à sentir).
- 3. Placenta décollé, facile à enlever.

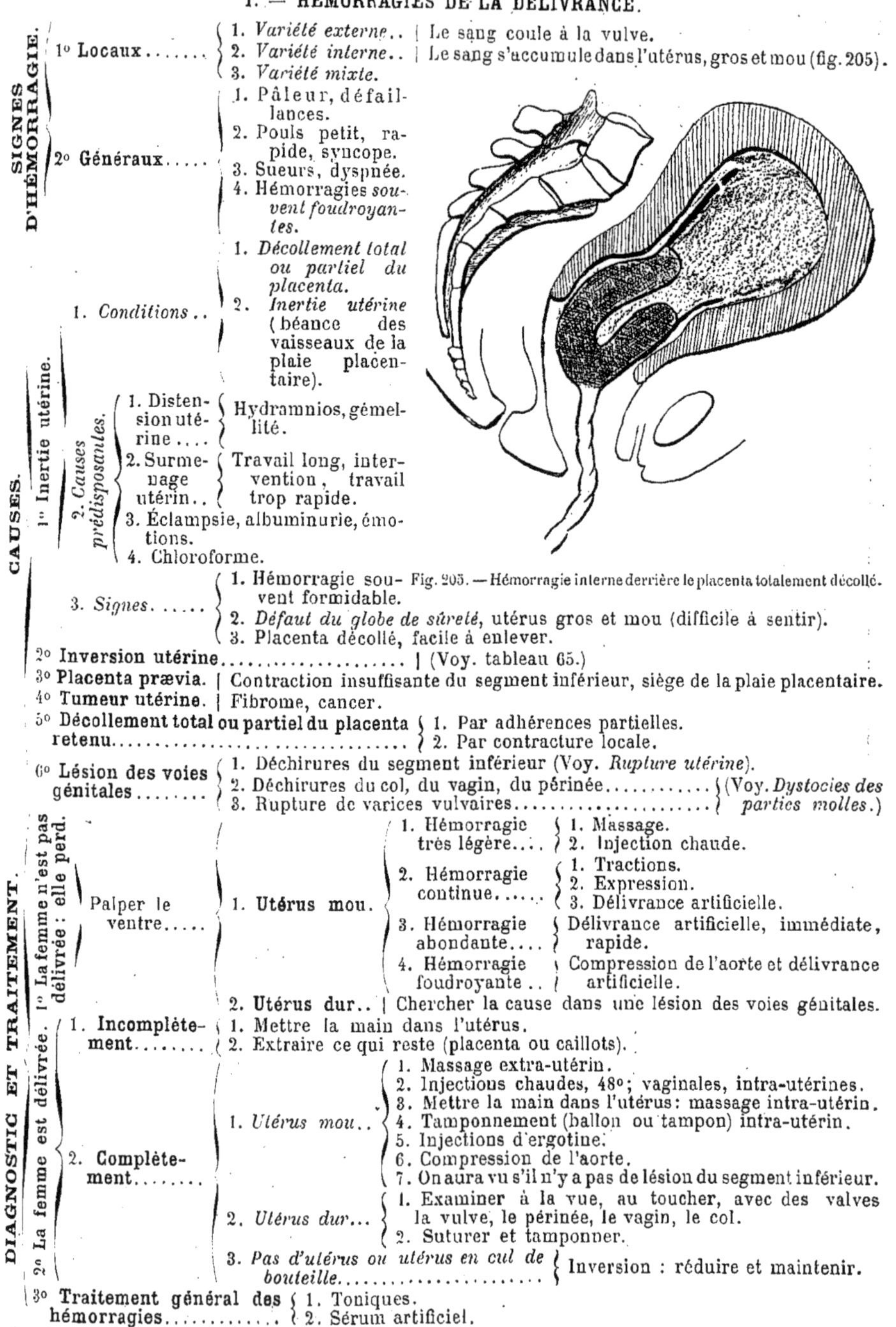

Fig. 205. — Hémorragie interne derrière le placenta totalement décollé.

2º Inversion utérine..................... | (Voy. tableau 65.)

3º Placenta prævia. | Contraction insuffisante du segment inférieur, siège de la plaie placentaire.

4º Tumeur utérine. | Fibrome, cancer.

5º Décollement total ou partiel du placenta retenu..................................
- 1. Par adhérences partielles.
- 2. Par contracture locale.

6º Lésion des voies génitales........
- 1. Déchirures du segment inférieur (Voy. *Rupture utérine*).
- 2. Déchirures du col, du vagin, du périnée........... (Voy. *Dystocies des*
- 3. Rupture de varices vulvaires..................... *parties molles.*)

DIAGNOSTIC ET TRAITEMENT.

1ʳᵉ La femme n'est pas délivrée : elle perd.

Palper le ventre.....

1. Utérus mou.
- 1. Hémorragie très légère....
  - 1. Massage.
  - 2. Injection chaude.
- 2. Hémorragie continue......
  - 1. Tractions.
  - 2. Expression.
  - 3. Délivrance artificielle.
- 3. Hémorragie abondante.... — Délivrance artificielle, immédiate, rapide.
- 4. Hémorragie foudroyante.. — Compression de l'aorte et délivrance artificielle.

2. Utérus dur.. | Chercher la cause dans une lésion des voies génitales.

2ᵉ La femme est délivrée.

1. Incomplètement........
- 1. Mettre la main dans l'utérus.
- 2. Extraire ce qui reste (placenta ou caillots).

2. Complètement.......
- 1. *Utérus mou..*
  - 1. Massage extra-utérin.
  - 2. Injections chaudes, 48º; vaginales, intra-utérines.
  - 3. Mettre la main dans l'utérus : massage intra-utérin.
  - 4. Tamponnement (ballon ou tampon) intra-utérin.
  - 5. Injections d'ergotine.
  - 6. Compression de l'aorte.
  - 7. On aura vu s'il n'y a pas de lésion du segment inférieur.
- 2. *Utérus dur...*
  - 1. Examiner à la vue, au toucher, avec des valves la vulve, le périnée, le vagin, le col.
  - 2. Suturer et tamponner.
- 3. *Pas d'utérus ou utérus en cul de bouteille...................* — Inversion : réduire et maintenir.

3º Traitement général des hémorragies...........
- 1. Toniques.
- 2. Sérum artificiel.

II. — DÉLIVRANCE ARTIFICIELLE.

DÉFINITION....... | Extraction des annexes par la main introduite *dans l'utérus*.

INDICATIONS..... | 1. Accident de la délivrance. | 1. Hémorragie. | 2. Rupture.
2. Difficulté de la délivrance. | Adhérences ou rétention par spasme.

PRÉLIMINAIRES.
1. Antisepsie minutieuse...... | 1. De la femme : vulve et vagin.
2. De l'accoucheur.
3. C'était une opération très grave avant l'antisepsie.
2. Anesthésie... | 1. Indiquée, s'il y a spasme utérin.
2. Contre-indiquée, s'il y a inertie utérine.
3. Mettre la femme en position obstétricale.

MANUEL OPÉRATOIRE (fig. 206).

1° **Placer une main sur le ventre....** | 1. Englobant et maintenant le fond de l'utérus.
2. Renseignant la main intra-utérine sur l'épaisseur de la paroi utérine.

2° **Introduire l'autre main** (la droite en général)......... | 1. Vaselinée. | 3. Suit le cordon.
2. Pénètre doigts en cône dans le vagin. | 4. Reconnaît le col et pénètre dans l'utérus.

3° **Par où commence-t-on le décollement ?.** | 1. Si le placenta est en partie au moins décollé, la main pénètre entre le placenta et l'utérus.

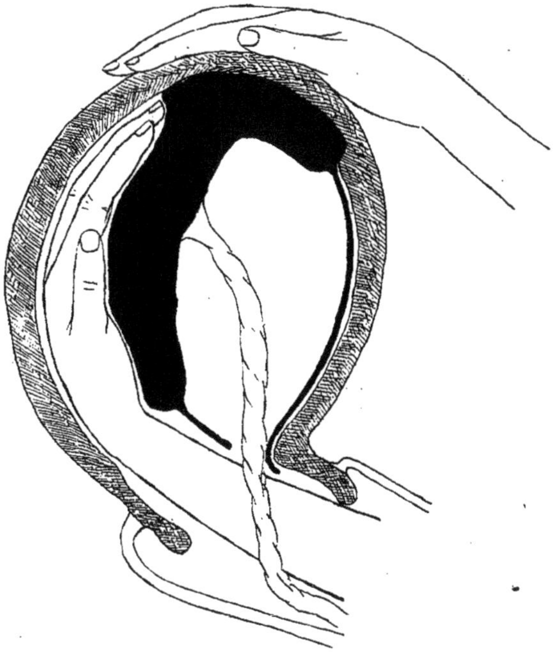

Fig. 206. — Délivrance artificielle.

2. Sinon on suit le cordon, on pénètre dans la cavité amniotique, on arrive sur le placenta ; on traverse les membranes au niveau du bord placentaire pour pénétrer entre le placenta et l'utérus.

4° **Comment détacher le placenta?** | 1. Avec le bord de la main (*comme d'un couteau à papier*).
2. Avec le bout des doigts, en grattant.
3. Décoller pas à pas, ne s'arrêter que quand tout est complètement décollé.
4. Puis décoller les membranes en glissant la main entre elles et l'utérus.

5° **Extraction......** | 1. Seulement quand le décollement est achevé.
2. En prenant le placenta à pleine main et en l'entraînant.

6° **Examen** du délivre. | Remettre la main dans l'utérus, si on doute que le délivre soit complet.

7° **Injection intra-utérine.**

RÈGLES PARTICULIÈRES.
1° **Inertie**...... | 1. Hémorragie. | 3. Pas de chloroforme.
2. Délivrance facile, faire vite. |
2° **Adhérences..** | 1. Séparation difficile. | Gratter du bout des doigts.
2. Ne pas entamer l'utérus......... | La main abdominale renseigne sur l'épaisseur de l'utérus.
3° **Spasme utérin.......** | 1. *Chloroforme.* | 3. *Insister, les doigts en cône, avec patience.*
2. *Difficulté de pénétration.* | 4. *Dilater peu à peu.*
5. Spasme du col...... | Un seul orifice à franchir.
6. Enchatonnement... | Deux étranglements à ouvrir.

67. INFECTION PUERPÉRALE

DÉFINITION....... | Infection d'origine génitale du post-partum.

CAUSES............
- **1° Microbes....**
  - 1. *Streptocoque*. } C'est à peu près le seul agent des infections puerpérales générales.
  - 2. Staphylocoque.
  - 3. Bacillum coli.
  - 4. Microbes de la putréfaction (endométrite putride).
- **2° Porte d'entrée......**
  - 1. Plaie vulvo-vaginale.
  - 2. *Plaie placentaire*.
- **3° Voies d'apport......**
  - 1. Mains de l'accoucheur.
  - 2. Instruments.
  - 3. Infection avant l'accouchement......
    - 1. Amniotite (rupture prématurée des membranes).
    - 2. Fœtus putréfié.
    - 3. Vagin infecté.
- **4° Terrain favorable : Causes prédisposantes.......**
  - 1. Accouchement laborieux..... } Interventions longues ou pénibles.
  - 2. Mauvais état général......
    - 1. Hémorragies.
    - 2. Cachexies.
  - 3. Rétention d'annexes.....
    - 1. Placenta.
    - 2. Membranes.
    - 3. Caillots.

FORMES ANATOMO-CLINIQUES......
- **1° Localisées...**
  - 1. Infections vulvo-vaginales.......
  - 2. Endométrites (fig. 207)..........
  - 3. Phlegmons du ligament large et salpingites....................
  - 4. Pelvi-péritonite........
  } Isolées ou associées.
- **2° Généralisées.**
  - 1. Péritonite généralisée (fig. 209).
  - 2. Pyohémie.
  - 3. Septicémie (fig. 210).
  - 4. Forme atténuée : Phlegmatia alba dolens (fig. 208).

I. — FORMES LOCALISÉES.

I. — INFECTIONS LOCALES, VULVO-VAGINALES.

SYMPTOMES......
- **1° Symptômes généraux.....**
  - 1. Frissons.
  - 2. Elévation thermique : 38 à 39°.
- **2° Symptômes locaux........**
  - 1. Aspect *diphtéroïde*, *grisâtre* des lésions, érosions, déchirures vulvo-vaginales.
  - 2. Siège surtout à la fourchette (escarres vulvaires, terme classique mauvais).

II. — ENDOMÉTRITE PUERPÉRALE.

SYMPTOMES.

1° Début..........
- 1. Du 3e au 5e jour, en moyenne.
- 2. Par..........
  - 1. Frisson, fièvre.
  - 2. Douleur.
  - 3. Modifications des lochies.

2° État.
- **1. Symptômes fonctionnels : Douleur.....**
  - 1. Sourde, pesanteur à l'hypogastre.
  - 2. A la pression sur le fond de l'utérus.
  - 3. Tranchées utérines.
  - 4. Céphalalgie.
- **2. Symptômes généraux (fig. 207).**
  - 1. *Fièvre*; elle monte progressivement vers 39-39°,5 ; pouls : 90 à 100.
  - 2. L'état général reste bon, si l'infection reste localisée; le ventre est souple.
  - 3. La montée laiteuse est nulle ou arrêtée.
- **3. Examen : Symptômes physiques.**
  - 1. *Lochies* ......
    - 1. Endométrite putride (rétention)....
      - 1. Lochies plus abondantes.
      - 2. Lochies plus teintées (chocolat).
      - 3. *Lochies fétides*.
    - 2. Endométrite septique......
      - Lochies purulentes.
  - 2. *Palper : Utérus........*
    - 1. *Gros.*
    - 2. *Mou.*
    - 3. *Douloureux.*
  - 3. *Toucher......*
    - 1. *Col mou*, lèvres épaisses, molles, boursouflées.
    - 2. *Col reste largement perméable.*

3° Évolution......
- 1. Endométrite putride; elle guérit rapidement par le curettage.
- 2. Endométrite septique......
  - 1. Est souvent le départ d'infections plus graves.
  - 2. Isolée, elle guérit en une dizaine de jours.
  - 3. Passage fréquent à l'état chronique.
  - 4. C'est l'origine des métrites qui ne sont pas dues au gonocoque.

III. — PELVI-PÉRITONITE.

SYMPTÔMES.

1° Forme primitive (lympho-péritonite puerpérale [Siredey])..........
1. Surtout dans *l'avortement au 4ᵉ mois*.
2. Beaucoup plus rare que la forme secondaire (périsalpingite).

2° Début..........
1. Vers le 5ᵉ jour.
2. *Douleur* à l'hypogastre, exaspérée par le moindre palper.
3. *Frissons*..... | *Température* : 40°.
4. *Vomissements*. | Fréquents, porracés.
5. Douleur à la défécation.

3° État..........

1. Toucher très prudent......
  1. Les premiers jours......... } Peu de chose : *Douleur* vive, chaleur.
  2. Vers le 4ᵉ jour. *Collection* ......
    1. Volume variable.
    2. Dans le *cul-de-sac de Douglas*.
    3. *Dure d'abord, puis molle*.
    4. *Utérus immobile*.

2. Symptômes généraux.....
  1. Fièvre à grandes oscillations.
  2. Faciès grippé, péritonéal, amaigrissement, diarrhée.
  3. Pouls petit : 120, 130 ; filiforme.

4° Terminaisons...
1. Résolution, rare.
2. Chronicité.
3. *Ouverture dans le vagin ou le rectum*.
4. Mort par septicémie.

IV. — PHLEGMON DU LIGAMENT LARGE.

SYMPTÔMES.

1° Siège..........
1. *Étage inférieur*......... } Gaine hypogastrique, envahi par lymphatiques ou veines.
2. *Étage supérieur*......... } C'est presque toujours de la salpingite avec périsalpingite.

2° Signes fonctionnels et généraux...
1. *Frissons* ..... | *Fièvre* : 39°.
2. *Douleur*...... | Dans la fosse iliaque, irradiant vers les lombes, les cuisses.
3. *Vomissements*.
4. *Pouls : 120, 130, mais net, bien frappé* et non filiforme, comme dans péritonite.
5. Ténesme rectal et vésical.

3° Signes physiques.......
1. *Toucher* (étage inférieur).....
  1. Signes nets, 4 à 5 jours après le début.
  2. *Tuméfaction dans le cul-de-sac latéral*.................... } D'abord dure, ligneuse, puis empâtée, molle.
  3. *Repoussant l'utérus* immobilisé..
  4. Pas de sillon entre elle et l'utérus.
2. *Palper* (étage supérieur).... } Plastron abdominal au-dessus de l'arcade crurale.

4° Évolution.......
1. Résolution... | Laisse des adhérences qui dévient le col.
2. Suppuration . | Ouverture dans le vagin ou le rectum.

V. — SALPINGITES.

SYMPTÔMES......

1° Lésions complexes.... } Péri-métro-salpingo-ovarites.

2° Symptômes fonctionnels et généraux..
1. Fièvre.
2. Frissons.
3. *Douleurs uni- ou bi-latérales*.

3° Symptômes physiques...
1. Douleur au toucher et au palper (latérale).
2. Cul-de-sac latéral effacé, empâté, tendu.

4° Passage ordinaire à l'état chronique..................... } Salpingite chirurgicale.

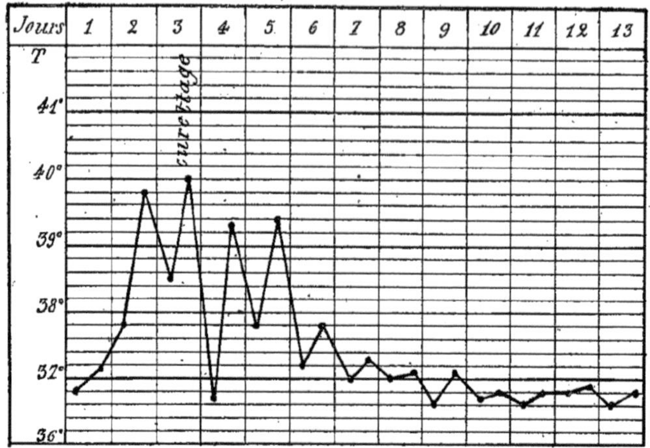

Fig. 207. — Infection puerpérale; endométrite; curettage, guérison.

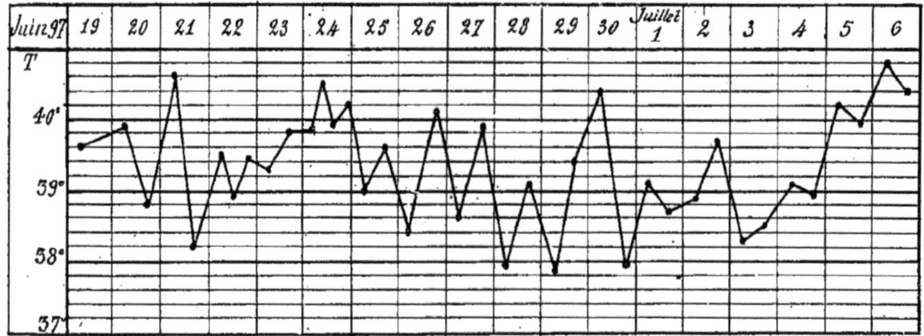

Fig. 208. — Phlébite utérine; phlegmatia alba dolens; mort.

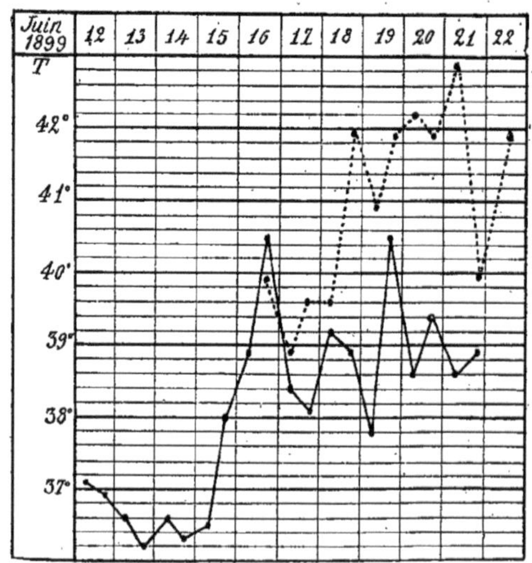

Fig. 209. — Infection puerpérale; péritonite.

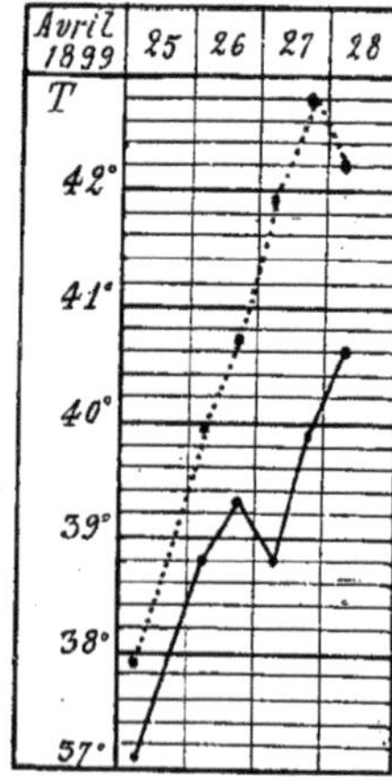

Fig. 210. — Septicémie puerpérale; mort.

II. — FORMES GÉNÉRALISÉES.

I. — PYOHÉMIE.

DÉFINITION...... *Infection par voie veineuse*......
1. Phlébite utérine macro- ou microscopique.
2. *Streptocoque* (Widal).

SIGNES ....

1° **Accès fébriles irrégulièrement intermittents.**
1. *Frissons*...... | *Violents, prolongés, multiples.*
2. *Fièvre*........ | 40°, pendant l'accès, puis 38°-38°,5.
3. *Sueurs*....... | Profuses.

2° **Signes généraux des infectés** ..... *Faciès*..........
1. *Langue sèche, soif vive,* anorexie.
2. Peau sèche, terreuse, nez effilé, pommettes saillantes.
3. Diarrhée séreuse, abondante, fétide.
4. Amaigrissement, albumine, éruptions.
5. *Ataxie* ou *adynamie, typhoïde.*

3° **Complications: Localisations.**
1. *Cardiaques*... | Endocardite ulcéreuse.
2. *Pulmonaires*..
  1. Infarctus.
  2. Abcès.
  3. Broncho-pneumonie.
3. *Pleurales* ....
  1. Pleurésies purulentes.
  2. Peu de liquide.
4. Sur les membres...
  1. *Arthrites purulentes.*
  2. Abcès.
  3. *Phlébites.*

PRONOSTIC....... | Très grave.

II. — PÉRITONITE GÉNÉRALISÉE PUERPÉRALE.

SYMPTOMES .....

1° **Symptômes généraux** ..
1. Début........
  1. Du 2e au 4°-5° jour.
  2. Par *frisson violent, unique, prolongé.*
2. *Température :* 40°.
3. *Pouls :* petit, filiforme, 140.
4. *Faciès*........
  1. Grippé, péritonéal, nez effilé; yeux enfoncés, cernés; traits tirés.
  2. Langue sèche, rouge à la pointe et sur les bords.

2° **Symptômes fonctionnels.**
1. *Douleur*......
  1. Très vive, spontanément.
  2. Exaspérée par le moindre frôlement.
2. *Vomissements,* incessants, porracés.
3. *Hoquet.*
4. *Diarrhée très fétide.*
5. *Urines rares, albumineuses*
6. Soif vive.

3° **Symptômes locaux**......
1. *Météorisme* énorme.
2. Ventre tendu, luisant.

PRONOSTIC....... | Mort en 3, 4, 5 jours.

III. — SEPTICÉMIE, INFECTION SURAIGUË GÉNÉRALE SANS LOCALISATION.

SYMPTOMES .....

1° Début....... | Précoce, par *frisson intense et prolongé.*
2° *Fièvre* .... | Considérable, 40°, sans grandes oscillations.
3° *Pouls*........ | *Petit, très fréquent,* 120, 130.
4° *Faciès* ..... .
  1. Nez effilé.
  2. Langue sèche, rouge.
  3. Lèvres fuligineuses.
5° *Respiration*... | Fréquente, anxieuse, inégale, saccadée (sans signes locaux).
6° *Ventre*....... | Peu développé, peu douloureux.
7° *Diarrhée*..... | Très fétide.
8° *Urines* .... | Rares, albumineuses.
9° **Symptômes nerveux**.... | *Ataxie* ou *adynamie.*

PRONOSTIC........ | Très grave : mort rapide.

RECHERCHE ET DIAGNOSTIC DE L'INFECTION PUERPÉRALE..

Une femme a de la fièvre, des frissons, ou de la douleur, dans les jours qui suivent l'accouchement, il faut.........

- 1º *Regarder les seins* .....
  - 1. Lymphangite.
  - 2. Crevasses.
  - 3. Galactophorite.
- 2º *Regarder et sentir les lochies* ....
  - 1. Couleur chocolat ou purulente.
  - 2. Odeur fétide (eudométrite).
- 3º *Palper le ventre* .... Douleur......
  - 1. Médiane : endométrite.
  - 2. Latérale (ligament large, annexes).
- 4º *Regarder la vulve et le vagin*..... Escarres vulvaires.
- 5º *Toucher, et, si c'est nécessaire,* Spéculum..
  - 1. Utérus gros, mou, largement ouvert.
  - 2. Cultures sur le col.
  - 3. Ecoulement utérin louche.
- 6º Si on ne trouve pas de raison génitale, chercher une infection localisée ailleurs (stercorémie, phlébite, etc.).

III. — TRAITEMENT DES INFECTIONS PUERPÉRALES.

TRAITEMENT LOCAL DES INFECTIONS LOCALES OU MIXTES.

1º **Escarres vulvaires..** Toucher à l'iode, ou à la glycérine créosotée.

2º **Endométrite..**

1. Injections vaginales.
   - 1. Simples..
     - 1. Iode à 2 ou 3 p. 1000 (solution iodurée) (vaseliner le périnée).
     - 2. Permanganate à 0,25 ou 0,50 p. 1 000.
     - 3. Sublimé à 1 p. 4 000.
   - 2. Prolongées | Dix litres.
2. Injections intra-utérines..
   - 3. Irrigation continue (peu usitée).
     - 1. Réservoir, à 40 centimètres de haut.
     - 2. Sonde intra-utérine à demeure.
     - 3. Acide borique à 3 p. 100.
     - 4. Ou naphtol-β à saturation (Pinard et Varnier).
     - 5. Ou eau phéniquée à 10 p. 1 000.
3. Drainage.
4. *Curettage.* | Merveilleux, contre l'endométrite fétide avec rétention.
5. *Écouvillonnage.*

3º **Péritonite.....**

1. Localisée.
   - 1. Glace.
   - 2. Opium.
   - 3. Ouvrir, quand il y a suppuration.
2. Généralisée...... Drainer le péritoine par le ventre et par le vagin.

TRAITEMENT GÉNÉRAL DES INFECTIONS GÉNÉRALES...

1. Toniques, alcools.
2. Bains froids.
3. Sérum artificiel.
4. Sérum de Marmorek antistreptococcique.
5. Provocations d'abcès.

68. PHLEGMATIA ALBA DOLENS

DÉFINITION
1. Forme atténuée de la phlébite caractérisée par un œdème blanc douloureux.
2. Forme commune de la phlébite des nouvelles accouchées.

CAUSE — Infection — Widal a trouvé du streptocoque atténué dans le caillot et dans la paroi veineuse.

ANATOMIE ET PHYSIOLOGIE PATHOLOGIQUES

1° Théories successives.
1. Altération primitive de la veine et thrombose consécutive (Hunter, Cruveilhier).
2. Thrombose primitive, altération secondaire de la paroi veineuse (Virchow).

2° Théorie actuelle.
1. Lésion primitive, microbienne, streptococcique, de l'endoveine.
2. Coagulation secondaire, dépôt de fibrine au niveau de l'altération de la paroi.
3. Le caillot s'accroît par dépôt de couches successives de fibrines, se prolonge en tête de serpent du côté du bout central (embolies possibles).
4. Évolution ultérieure
 1. Des bourgeons naissent de l'endoveine, pénètrent le caillot.
 2. Le caillot s'organise complètement, la veine s'oblitère définitivement.
 3. Le caillot se désagrège, ou se résorbe par son centre, la veine redevient perméable.

SIGNES.

2° Signes fonctionnels

1° Début
1. Précoce — Vers le 6e ou 7e jour (rarement).
2. Ordinaire — Vers le 12e-15e jour; rare après le 20e jour. Par la douleur, des fourmillements, de l'engourdissement. En général, précédé de petits signes d'infection dans la première semaine du post-partum.

1. Douleur
1. Siège
 1. Au début, au pli de l'aine en général; envahit bientôt tout le membre.
 2. Son maximum est toujours sur le trajet des vaisseaux où il faut la chercher très doucement.
 3. Elle peut suivre le trajet des nerfs (crural, sciatique).
2. Caractères
 1. Continue, gravative, avec élancements intermittents très douloureux.
 2. Exagérée par les mouvements, la pression.

2. Impotence fonctionnelle. Due à la douleur et à un certain degré de parésie musculaire.

3° Signes généraux. Température : 38°,5 au début, et au moment des nouvelles poussées.

4° Signes physiques.

1. OEdème blanc douloureux.
 1. Siégeant au début à la racine de la cuisse, il envahit tout le membre de haut en bas.
 2. Peau blanche luisante, lisse, cireuse, quelquefois rosée (forme lymphangitique [De Brun]).
 3. Arborisations veineuses.
2. Au palper
 1. OEdème dur.
 2. Cordon dur et douloureux au niveau des veines thrombosées (saphène, crurale); palpation très douce.
 3. Élévation locale de la température.
3. Hydarthrose du genou.

TERMINAISONS.
1° Résolution — Longue : trois ou quatre semaines au moins; plusieurs mois, souvent.
2° Mort — Par embolie.

COMPLICATIONS.
1° Précoces
1. Poussées successives.
2. Embolie pulmonaire.
 1. Rare, après six semaines.
 2. Complication grave : mort en quelques minutes.

2° Tardives
1. Douleurs.
2. OEdèmes chroniques.
3. Varices.
4. Troubles trophiques.
5. Pied bot phlébitique (Verneuil).

TRAITEMENT
1° Préventif — Traitement prophylactique et curatif de l'infection.
2° Curatif
1. Repos absolu; gouttière.
2. Enveloppements
 1. Ouaté ou humide.
 2. Topiques contre la douleur.
3. Plus tard, massage, électricité.

69. INFECTIONS MAMMAIRES

I. — CREVASSES DU MAMELON ET DE L'ARÉOLE.

CAUSES........... { 1. Peau délicate.
{ 2. Seins mal tenus.

SYMPTOMES..... { 1. *Douleur* horrible, quand l'enfant tette.
{ 2. Saignement à la succion (mélæna).

COMPLICATIONS. { 1° Mère....... | *Lymphangites* et abcès du sein.
{ 2° Enfant....... | Infections gastro-intestinales.

TRAITEMENT.... { 1° Préventif.... | Laver le sein après la tetée.
{ 2° Curatif....... { 1. Pansement humide.
{ 2. Glycérine au tannin (Tarnier).

II. — INFLAMMATIONS DU SEIN.

I. — ABCÈS DU TISSU CELLULAIRE, INFECTION LYMPHANGITIQUE.

PATHOGÉNIE.... { 1° *Infections par voie lymphatique.*
{ 2° Porte d'entrée : les crevasses.

VARIÉTÉS....... { 1° Superficiels.. { 1. Abcès de l'aréole.
{ { 2. Abcès du tissu cellulaire sous-cutané.
{ 2° Profonds.... | Sous-mammaires.

SIGNES.......... { 1° Généraux.... | Fièvre.
{ { 1. Rougeur (lymphangite).
{ 2° Locaux...... { 2. Empâtement, tuméfaction sans limites ; plus tard, fluctuation.
{ { 3. Douleur.
{ { 4. Ganglions axillaires.

II. — MASTITE PUERPÉRALE VRAIE, GALACTOPHORITE.

PATHOGÉNIE..... { 1. *Infection canaliculaire ascendante.*
{ { 1. Malpropreté du sein ou de la bouche de l'enfant.
{ 2. Causes....... { 2. Engorgement laiteux.
{ { 3. Stase laiteuse.

SIGNES ET DIAGNOSTIC...

{ 1° Symptômes généraux.... { 1. Malaise.
{ { 2. Fièvre.

{ 2° Symptômes locaux......
{ 1. Douleur.
{ 2. Pas de rougeur comme plus haut.
{ 3. Au début, on sent dans l'épaisseur du sein un ou plusieurs lobes augmentés de volume, douloureux, à contour diffus.
{ 4. *Signe de Budin*...... { On vide par la pression le lobe engorgé; on recueille ce qui en sort sur un linge ou un tampon. Cela fait une tache en cocarde à zone externe claire, formée par le lait; à zone centrale, formée par du pu jaune vert, épais.

{ 3° Évolution.... { 1. Traitée, peut guérir sans abcès.
{ 2. Sinon, abcès qui devient superficiel.

TRAITEMENT....

{ 1° Préventif.... { 1. Propreté du sein et de la bouche de l'enfant.
{ 2. Traitement des crevasses.

{ 2° Curatif.......
{ 1° Lymphangites.... { 1. Pansements humides.
{ 2. Pulvérisation.
{ 2° Galactophorite. { Sans abcès. { 1. Supprimer l'allaitement du côté malade.
{ 2. Faire vider la glande.
{ 3° Abcès du sein.... { Incisions.... { 1. Larges et étendues. } Sans quoi, abcès multiples.
{ 2. Large drainage.

70. PATHOLOGIE DU NOUVEAU-NÉ

I. — INFECTIONS DU NOUVEAU-NÉ.

I. — OPHTALMIE PURULENTE.

SYMPTOMES.

1º Début, le 3ᵉ ou le 4ᵉ jour, par.....
1. Rougeur de la conjonctive.
2. Ecoulement séreux, jaunâtre; devient purulent deux jours après.

2º État...........
1. Gonflement des paupières.
2. Ecoulement purulent; dure une semaine.
3. Conjonctives rouges, souvent diphtéroïdes.

3º Formes.........
1. Précoces..... | Au bout de vingt-quatre heures, graves.
2. Tardives..... | Du 6ᵉ au 10ᵉ jour, moins graves.

4º Complications..
1. Lésions cornéennes......
1. Fréquentes, avec l'aspect diphtéroïde.
2. La cornée *se tache*, devient blanchâtre, bombe d'abord, puis s'excave.
3. *Perforation cornéenne*.....
1. Forme... { 1. Étroite, centrale. 2. Ou en croissant, le long du limbe.
2. Complications..... { 1. Hernie de l'iris, synéchies ultérieures. 2. Fonte purulente de l'œil.
2. Dacryocystites.
3. Rechutes fréquentes.

CAUSE............. { Le gonocoque.. | Contamination pendant l'accouchement, ou plus tard par les linges.

TRAITEMENT.

1º Prophylactique.
1. Mère........ | Désinfection du vagin des femmes à pertes blanches.
2. Enfant, à la naissance ....
1. Laver les yeux à l'eau boriquée.
2. Instillation de nitrate d'argent au 1100ᵉ ou au 1150ᵉ, sans neutraliser.
3. Jus de citron ou acide citrique à 5 p. 100 (Pinard).

2º Curatif.........
1. Nitrate d'argent...... | *Deux fois par jour*, retourner les paupières et badigeonner la conjonctive au pinceau avec nitrate d'argent à 1, 2 ou 3 p. 100. Neutraliser.
2. Ou bien : méthode de Kalt..........
1. Matin et soir, avec le *laveur de Kalt*.
2. Solution tiède (25º) de permanganate à 1 p. 2 000.
3. Pression très faible, pas plus de 50 centimètres d'eau.
3. Ou bien : glycérine phéniquée au 1/20ᵉ (Panas), trois fois par jour.
4. S'il y a menace de perforation, instillation d'ésérine à 5 centigrammes pour 10 grammes.

II. — INFECTIONS OMBILICALES.

FORMES...........
1. Suppurations du sillon, élimination du cordon.
2. Lymphangite.
3. Erysipèle péri-ombilical.
4. Phlegmon ombilical.

COMPLICATIONS.
1. *Artérite ombilicale*.
2. *Phlébite ombilicale*......... { Conséquence .... | *Infection générale*.

CAUSE.... .... { Infection de la plaie ombilicale.... { 1. Infection maternelle. 2. Défaut d'asepsie.

TRAITEMENT.....
1º Prophylactique................ | Pansement propre du cordon.
2º Curatif...... | Pansement humide.

III. — MUGUET.

CAUSE............. { *Oïdium albicans*.
1. Apporté par les biberons, les teterelles malpropres.
2. Terrain favorable..... { 1. Débilité. 2. Athrepsie.

SIGNES...........
1. *Plaques blanches*, épaisses, *adhérentes*, sur fond rouge.
2. Siège ....
1. Dos de la langue.
2. Voile et voûte du palais.
3. Face interne des joues, des lèvres.
3. *État général*. | Athrepsie.

DIAGNOSTIC ...... | Avec grumeaux de lait, qui s'enlèvent quand on frotte.

TRAITEMENT.....
1º Prophylactique .... { Propreté des seins ou des biberons.
2º Curatif ...... { 1. Eau de Vichy. | 3. Sublimé. 2. Borax.

IV. — GASTRO-ENTÉRITES DES NOURRISSONS.

CAUSES............ Enfant mal nourri.......
- 1. Sein.........
  - 1. Tetées mal réglées.
  - 2. Mère mal nourrie (choux), galactophorite.
- 2. Biberon......
  - 1. Biberon malpropre, à tube.
  - 2. Lait non coupé, fermenté.
  - 3. Tetées trop fréquentes.

FORMES.

1° Aiguë.........
- 1. *Symptômes principaux*....
  - 1. Vomissements, lait caillé.
  - 2. Diarrhée.....
    - 1. Séreuse, jaune ou verte.
    - 2. Abondante et fétide.
    - 3. Fièvre.
    - 4. Diminution de poids.
- 2. *Variétés*......
  - 1. Légère.
  - 2. Pyrétique....
    - 1. Météorisme..........
    - 2. Fièvre...............
    - 3. Selles vertes, fétides.
    - 4. Vomissements.......

    } Très graves.
  - 3. Algide.......
    - 1. Diarrhée...........
    - 2. Ventre plat.........
    - 3. Hypothermie........
- 3. *Traitement*...
  - 1. Diète hydrique (deux jours au plus), un litre d'eau bouillie.
  - 2. Calomel.
  - 3. Acide lactique.
  - 4. Lavages de l'estomac et de l'intestin.
  - 5. Sérum artificiel.

2° Chronique......
- 1. *Signes*.......
  - 1. Gros ventre.
  - 2. Vomissements.
  - 3. Diarrhée jaune, verte.
  - 4. Athrepsie.
- 2. *Traitement*... | Régler l'alimentation.

COMPLICATIONS.
- 1. Forme aiguë.
  - 1. Congestion pulmonaire.
  - 2. Convulsions.
  - 3. Thromboses.
  - 4. Ictères.
- 2. Forme chronique....
  - 1. Broncho-pneumonies.
  - 2. Convulsions.
  - 3. Rachitisme.
  - 4. Muguet.
  - 5. Abcès multiples.
  - 6. Erythèmes (fessier et généralisé).

V. — ICTÈRES DU NOUVEAU-NÉ.

VARIÉTÉS.

1° Ictère simple du nouveau-né. Ictère d'origine sanguine........
- 1. *Ictère pléiochromique*.... | Destruction des globules sanguins et destruction insuffisante du pigment.
- 2. *Signes*.......
  - 1. Coloration jaune des téguments.
  - 2. Coloration des matières.
  - 3. Urines colorées (hématoïdine, hémaphéine).
- 3. *Pronostic*.... | Bénin.

2° Ictère d'origine biliaire.........
- 1. Obstruction congénitale des voies biliaires.
- 2. Polycholie chez des enfants qui tettent trop (Pinard), ictère qui disparaît quand on modifie l'alimentation.

3° Ictères infectieux ......
- 1. Infection intestinale .... { *Diarrhée verte.*
- 2. Infection par les vaisseaux ombilicaux ... } *Suppuration ombilicale.*
- 3. Souvent épidémiques..... } *Pronostic grave.*

VI. — SYPHILIS

(Voy. tableau 25.)

II. — HÉMORRAGIES DU NOUVEAU-NÉ.

ÉTIOLOGIE GÉNÉRALE .....
- 1. Traumatismes ....
  - 1. Intervention.
  - 2. Flagellations.
- 2. Troubles circulatoires..... Gêne de la respiration.
- 3. Faiblesse congénitale des vaisseaux (chez les prématurés).
- 4. Infection.

I. — HÉMORRAGIES OMBILICALES.

CAUSES ET PATHOGÉNIE.

SIGNES ....
- 1° Locaux ...... Le sang coule...
  - 1. Goutte à goutte (veine).
  - 2. En jet (artère).
  - 3. En nappe (capillaire).
- 2° Généraux ....
  - 1. Pâleur.
  - 2. Signes généraux des hémorragies, associés ou non à des signes d'infection.

- 1° Hémorragies précoces des premières heures ....
  - 1. *Condition*....
    - 1. Nécessaire ...
      - 1. Cordon déchiré, rompu.
      - 2. Cordon non lié ou mal lié, peu serré ou coupé par le fil.
    - 2. Non suffisante.
      - 1. Un cordon non lié ne saigne pas fatalement.
      - 2. Il faut un trouble de la respiration (Ribemont).
  - 2. *Cause déterminante*..
    - 1. Gêne respiratoire.
    - 2. Trouble de la circulation.... Par.........
      - 1. Asphyxie.
      - 2. Maillot trop serré.

- 2° Hémorragies tardives, secondaires, spontanées......
  - 1. Du 5e au 9e jour (chute du cordon).
  - 2. Hémophilie.
  - 3. Infection ombilicale ....
    - 1. Ictère.
    - 2. Hémorragies multiples.
    - 3. Infection générale.
  - 4. Syphilis (lésions des vaisseaux).

TRAITEMENT ....
- 1° Préventif ....
  - 1. Bonne ligature du cordon (en bouchon de champagne) (Budin).
  - 2. Antisepsie ombilicale.
- 2° Curatif ....
  - 1. Ligature du cordon.
  - 2. Compression (un tampon, un sou, une bande de diachylon).
  - 3. Ligature en masse du tubercule ombilical.
  - 4. Traitement général.

II. — HÉMORRAGIES GASTRO-INTESTINALES.

DATE D'APPARITION.
- 1. Précoces..... Quatre premiers jours, plus fréquentes.
- 2. Tardives..... Huitième jour en moyenne.

CAUSES ....
- 1. Troubles de la circulation...
  - 1. Gêne respiratoire.
  - 2. Malformation du cœur (Hergott).
  - 3. Thrombose de la veine ombilicale.
- 2. Infection intestinale ou générale.

SIGNES ....
- 1° Locaux ......
  - 1. Hématémèse.
  - 2. Mélæna...... Rouges ou noirs, plus ou moins abondants.
- 2° Généraux ....
  - 1. D'anémie.
  - 2. D'infection (hémorragies tardives)......
    - 1. Ictère.
    - 2. Fièvre.
    - 3. Hémorragies multiples

DIAGNOSTIC ......
- 1. Sang ingéré.
- 2. Sang provenant du filet de la langue.
- 3. Sang provenant du sein de la nourrice.

TRAITEMENT .....
- 1. Glace à l'intérieur.
- 2. Perchlorure de fer.
- 3. Ergotine.

III. — HÉMORRAGIES GÉNITALES.

DATE D'APPARITION ... Premier ou cinquième jour, poussée ovarienne.

PRONOSTIC .... Bénin.

IV. — HÉMORRAGIES BRONCHO-PULMONAIRES.

SIGNES............ ......
1. Infarctus pulmonaire.
2. Suintement sanguin par la bouche.
3. Cyanose.
4. Dyspnée.

V. — HÉMORRAGIES ENCÉPHALO-RACHIDIENNES.

ANATOMIE PATHOLOGIQUE..

1° Hémorragies intra-craniennes...
1. Cavité arachnoïdienne.
2. Face externe des hémisphères.
3. Lobes postérieurs.
4. Cervelet.
5. Enfoncements craniens.
6. Ecchymoses sous-périostées.

2° Hémorragie intra-rachidienne ..
1. Hématorachis.
2. Hématomyélie.

CAUSES............
1. Traumatisme.
2. Version.
3. Forceps.
4. Tractions des manœuvres de Mauriceau et de Champetier.
5. Friabilité vasculaire.
6. Prématurés.

SIGNES.............

1° **Précoces.....** | L'enfant naît en état d'asphyxie blanche ou bleue.

2° **Tardifs......**
1. Cyanose.
2. Convulsions.
3. Raideur générale.
4. Réflexes exagérés.
5. Coma.
6. Mort au bout de quelques heures ou de quelques jours.

III. — MALFORMATIONS ANO-RECTALES.

VARIÉTÉS.........
1. Rétrécissements.
2. Imperforations.
3. Absence.
4. Abouchements anormaux.

CONDUITE A TENIR......

1. Toujours.....
1. Examiner l'anus à la naissance.
2. S'inquiéter de l'expulsion du méconium.

2. Traitement de l'imperforation.........
1. Doit être immédiat.
2. Manuel. .....
1. Chercher le rectum par l'incision périnéale, l'abaisser, l'aboucher, le suturer à l'anus.
2. Si on ne le trouve pas, anus iliaque.

IV. — BEC-DE-LIÈVRE.

1°
1. Bec-de-lièvre simple unilatéral....
2. Fente du voile du palais seul.....
1. N'entravent pas la succion.
2. A opérer vers le 3e mois.

2° Fissure labio-palatine (surtout bilatérale).....................
1. Menace rapidement l'existence........
2. Succion impossible, déglutition difficile..
1. Soins extrêmes.
2. Nourrir à la cuiller.
3. Opérer vers 6 ou 7 ans (Trélat, Broca).

V. — SCLÉRÈME.

CAUSES..... ......
1. Chez les prématurés, les débiles, les mal nourris.
2. Influence du froid (coagulation de la graisse).

SIGNES...........

1. *Début.........*
1. Dans les 15 premiers jours.
2. Par le mollet et la cuisse.
3. Puis l'avant-bras, le bras.
4. Plus tard, la face.

2. *Aspect.......*
Peau tendue, lisse, violacée, ligneuse ; ne glisse pas, ne se plisse pas.

3. Abaissement de la température locale et générale.

PRONOSTIC .... | Traité, il guérit.

TRAITEMENT.....
1. Couveuse.
2. Ouate.
3. Boules.

71. INJECTIONS INTRA-UTÉRINES

INDICATIONS.....

1° Injection prophylactique.
1. Après la délivrance dans l'accouchement simple (Tarnier) abandonnée.
2. Après les interventions où on a mis la main dans l'utérus.
3. Infection amniotique.

2° Injection curative.....
1. Hémorragies de la délivrance ou du post partum.
2. Rétention de caillots.
3. Infection puerpérale.

INSTRUMENTS...

1. Injecteur.... | Bock.

2. Canule intra-utérine......
  1. Simple...... | Canule Tarnier, plate, en verre.
  2. A double courant.........
    1. Canule de Budin, en fer à cheval.
    2. Canule de Doleris, en lyre.
    3. Canule d'Auvard.

3. Bassin se vidant par un tube de caoutchouc faisant siphon.
4. Eau bouillie à 40° (48° pour hémostase).
5. Antiseptiques divers (Voy. *Traitement de l'infection*).

MANUEL OPÉRATOIRE...

1° Préliminaires
1. Position.....
  1. Dans le lit, ou en travers (plus facile).
  2. Exceptionnellement, on mettra des valves et une pince sur le col.
2. Soins préalables....
  1. Lotion vulvaire (savon et sublimé).
  2. Injection vaginale.

2° Index et médius glissés jusque sur le col et mieux dans le col (fig. 211).
3° Purger la canule d'air.

Fig. 211. — Injection intra-utérine, sonde guidée sur la main.

4° *Glisser la canule sur les deux doigts*; elle franchit le vagin, le col, l'orifice interne rétréci.

5° La main conductrice retirée est placée sur le ventre.....
1. Elle réduit l'antéflexion utérine.
2. Elle sent la sonde au fond de l'utérus.

6° **Précautions** .
1. Hauteur maxima du réservoir 40 centimètres.............
2. Suspendre l'injection, si l'utérus se contractant, le liquide ne ressort pas..............
Pour éviter d'injecter les trompes ou les sinus.

ACCIDENTS

1° Locaux.........
1. Coliques utérines.
2. Lésion utérine.......
  1. Superficielle (hémorragie).
  2. Perforation utérine (péritonite).

2° Généraux.
1. Frisson, fièvre, une demi-heure après l'injection.
2. *Accidents nerveux.....*
  1. Dyspnée......
  2. Convulsions..
  3. Lypothymies, syncope.
  4. Mort subite...
Dus à..
  1. Phénomènes réflexes.
  2. Introduction d'air dans le sinus.
  3. Introduction de solutions toxiques..
    1. Dans le péritoine par les trompes.
    2. Dans la circulation par les sinus.

72. TAMPONNEMENT

I. — TAMPONNEMENT VAGINAL.

INDICATIONS.

1° Pour arrêter une hémorragie......

1. Hémorragie utérine......
  - 1. Placenta prævia.......
  - 2. Hémorragies de l'avortement.........

Le tampon.....
  - 1. Fait l'hémostase.
  - 2. Provoque la contraction utérine.

2. Hémorragie des voies génitales. Déchirure....
  - 1. Du segment inférieur .....
  - 2. Du col.......
  - 3. Du vagin.....

Mieux vaut la suture, quand on peut la faire.

2° Pour provoquer la contraction utérine..........
  1. Accouchement provoqué (ne se fait plus).
  2. Rétention placentaire dans l'avortement avec utérus fermé (Voy. *Avortement et rétention des annexes*).

INSTRUMENTS...

1. Un tampon stérilisé......
  - 1. 60 tampons de coton, de la grosseur d'une noix, munis d'un fil, isolés, ou en queue de cerf-volant.
  - 2. Ou bien une bande de gaze iodoformée faible, 15 centimètres de large, en triple, longue de 10 mètres.
2. Une pince porte-tampon longue.
3. Deux valves ou un spéculum (on peut s'en passer).
4. Vaseline stérilisée. *Le tampon doit être très largement vaseliné.*

PRÉPARATIFS...

1. Position obstétricale.
2. Désinfection (savonnage de la vulve, injection vaginale).
3. *Vider la vessie* et le rectum.

MANUEL OPÉRATOIRE...

1. Placer la main gauche dans le vagin (si on ne se sert pas de valves), elle guidera le tampon porté par la pince, et indiquera le point où il faut le placer.
2. Bourrer successivement ..
  - 1. Les culs-de-sac tout autour du col.
  - 2. Le vagin.
  - 3. La vulve.
3. Appliquer ensuite sur la vulve un pansement serré maintenu par un bandage en T (fig. 212).
4. Le tampon ne doit pas rester en place plus de 12 heures. Il est souvent douloureux. On devra songer à sonder la femme.

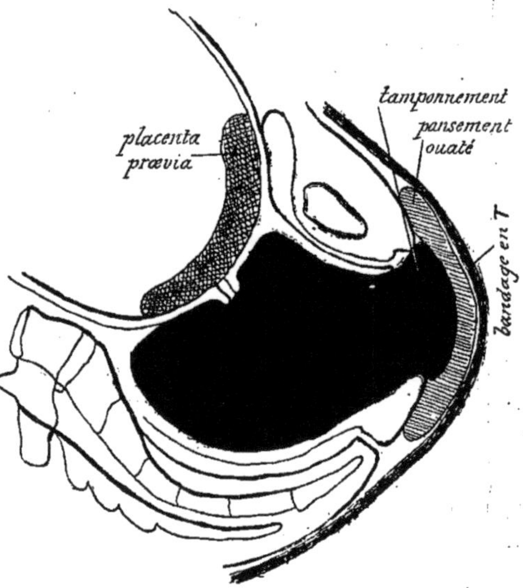

Fig. 212. — Tamponnement vaginal.

II. — TAMPONNEMENT INTRA-UTÉRIN.

INDICATIONS.....
1. *Hémorragies par inertie utérine après la délivrance.*
2. Après le curettage (Voy. *Curettage*).

MANUEL OPÉRATOIRE...
1. Préparer la femme comme ci-dessus.
2. Placer une valve postérieure.
3. Saisir chaque lèvre du col dans une pince, *attirer l'utérus à la vulve.* Injection intra-utérine.
4. *Placer une main sur le fond de l'utérus* qui sentira où va la pince porte-tampon à travers l'utérus et la paroi.
5. Bourrer l'utérus avec la bande de gaze stérilisée ou iodoformée portée par une pince.
6. Tamponner le vagin.
7. Enlever le pansement utérin, au bout de 24 heures.

73. ACCOUCHEMENT PRÉMATURÉ ARTIFICIEL

DÉFINITION....... | Accouchement provoqué avant terme, fœtus viable.

INDICATIONS.

1° Dans l'intérêt de la mère surtout.
1. Urémie.
2. Eclampsie.
3. Albuminurie.
4. Accidents gravido-cardiaques.
5. Accidents pulmonaires.
6. Tuberculose.
7. Vomissements incoercibles.
8. Hémorragies du placenta prævia.
9. Cancer utérin.

2° Dans l'intérêt de l'enfant..........
1. Dystocie .....
 1. Rétrécissements pelviens.
  1. Degré du rétrécissement.
  2. Volume de la tête.
  3. Degré d'ossification.
 2. Tumeurs pelvienne ou péri-utérine.
 3. Fœtus habituellement trop volumineux.
2. Mort habituelle du fœtus à date fixe.

CONTRE-INDICATIONS..
1. Mort du fœtus.
2. Rétrécissement pelvien trop prononcé.

PRÉLIMINAIRES.
Préparer la femme........
1. Bain. Raser, savonner.
2. Pendant trois jours, 2 injections vaginales, suivies de tamponnement vaginal à la gaze iodoformée.
3. Dilatation préalable du col à la laminaire, si elle est nécessaire.

PROCÉDÉS.

1° Procédé de Krause (sonde)..
1° Instruments.
 1. Sonde en caoutchouc rouge n° 16, avec ou sans mandrin.................... } Stérilisées.
 2. Ou bougie demi-molle en gomme......
2° Manuel opératoire....
 1. Guider la sonde sur 2 doigts.
 2. Faire pénétrer 12 à 15 centimètres entre l'utérus et les membranes.

2° Ballon (Tarnier).

1. Instruments.
 1. *Ballon Tarnier* (caoutchouc)........
 Bouilli, vérifié, gonflé et conservé 24 heures d'avance dans la glycérine phéniquée; nouer à l'extrémité du ballon un fil double, pour le fixer sur le conducteur.
 2. *Conducteur* ..
 Tige-gouttière demi-cylindrique ; un trou à l'extrémité pour passer un des fils; l'autre fil s'enroule autour de la tige du conducteur qui porte le tube du ballon dans sa concavité.

2. Manuel opératoire...
 1. Introduction.
  1. Femme en position obstétricale.
  2. Index et médius gauche dans le vagin, l'index dans le col.
  3. Introduction du conducteur porte-ballon vaseliné qui pénètre dans le col et porte le ballon jusqu'au-dessus de l'orifice interne (arrêt marqué sur la tige).
 2. On gonfle le ballon avec une seringue (30 à 40 grammes d'eau boriquée).
 3. On place une ligature sur le tube de caoutchouc.
 4. On déroule le fil et on retire doucement le conducteur.

3° Ballon de Champetier.

1. Instruments.
1. Ballon de Champetier...
1. En tissu de soie caoutchoutée (fig. 213).

Fig. 213. — Ballon de Champetier.

2. Forme conique, grandeurs diverses.
3. *Préparation* .. Doit être, la veille, brossé, savonné, bouilli, gonflé et vérifié.

2. Pince conductrice...
1. A mors longs et larges, courbés sur le plat et sur le champ.
2. A articulation permettant de retirer chaque branche isolément.

PROCÉDÉS (Suite).

3° Ballon de Champetier (*Suite*)......

2. Manuel opératoire....

1. Le ballon roulé en fuseau est saisi dans la pince, en long, le ballon dépassant la pince (fig. 214).
2. Femme en position obstétricale.
3. Main gauche dans le vagin, index et médius dans le col, guidera la pince.
4. Glisser le ballon vaseliné sur la main. Il pénètre dans le col et franchit l'orifice interne, par abaissement du manche de la pince (10 centimètres de pince au-dessus de l'orifice externe).
5. Déclencher la pince, en la laissant en place.
6. Injecter l'eau phéniquée tiède.
7. Retirer l'une après l'autre les 2 branches, pincer ou lier le tube.

3. Avantages...

1. Provoque les contractions (au bout de quelques heures).
2. Produit la dilatation du col et des parties molles (périnée des primipares, symphyséotomie).
3. Agit rapidement.
4. Peut servir de tampon (placenta prævia).

4. Inconvénients........

1. Rupture des membranes.
2. Cause de présentations de l'épaule (le ballon de Boissard, à fond en cul de bouteille, n'aurait pas cet inconvénient).

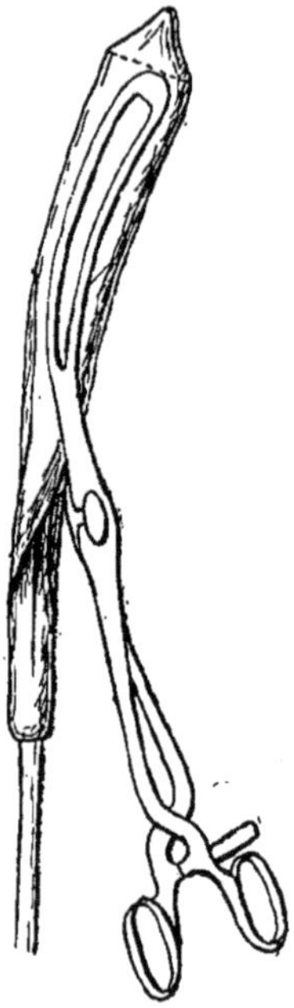

Fig. 214.— Ballon de Champetier, roulé et placé dans les mors de la pince porte-ballon pour l'introduction.

4° Écarteur Tarnier.........

1. Instruments (fig. 215)... .

1. Trois tiges métalliques, 35 centimètres, coudées à angle obtus; articulation par emboîtement.
2. Extrémité utérine : ailette à bords mousses, coudée à angle obtus.
3. Extrémité externe : crochets sur lesquels on applique les anneaux de caoutchouc.

2. Application..

1. Position obstétricale.
2. Main gauche dans le vagin, index dans le col guide l'ailette au-dessus de l'orifice interne.
3. La première branche placée à droite ou à gauche est maintenue par un aide.
4. La deuxième, introduite, est amenée en face de la première par un mouvement de rotation.
5. La troisième n'est pas nécessaire.
6. Articulation.
7. Application des anneaux de caoutchouc.

5° Dilatation manuelle........ (Voy. tableau 75.)

6° Procédés peu usités..........

1. Rupture artificielle des membranes (infection amniotique).
2. Médicaments.
3. Topiques : crayon de nitrate d'argent, injection intracervicale de glycérine.

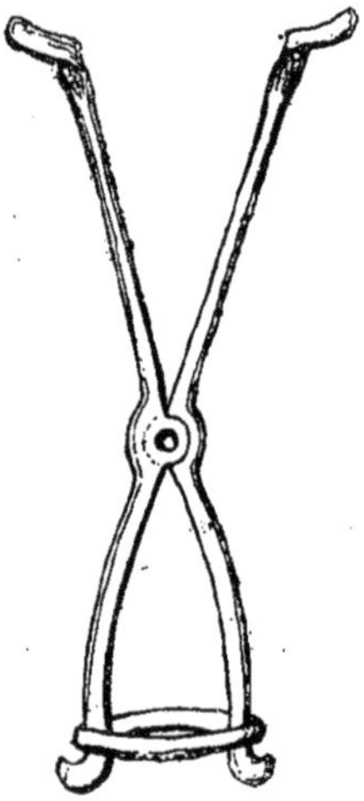

Fig. 215. — Écarteur Tarnier.

74. AVORTEMENT PROVOQUÉ, INTERRUPTION DE LA GROSSESSE AVANT LA VIABILITÉ DU FŒTUS (6 premiers mois)

INDICATIONS .....
- 1º Rétrécissements extrêmes du bassin ...... — Préférez la césarienne, à terme si la mère y consent.
- 2º Cas où la vie de la femme est sérieusement compromise par la grossesse .....
  - 1. Vomissements incoercibles .. — Après échec des traitements ordinaires.
  - 2. Accidents gravido-cardiaques.
  - 3. Môle hydatiforme .... — 1. Grossesse inutile. — 2. Grossesse dangereuse.

PRÉCAUTIONS.

1º Pour la femme ....
- 1. Asepsie parfaite .... — 1. De la femme préparée plusieurs jours d'avance si on a le temps. — 2. Des instruments et de l'accoucheur.
- 2. Prévenir les accidents et complications de l'avortement spontané. — 1. Infection. — 2. Rétention. — 3. Hémorragies.

2º Pour le médecin ......
- 1. Consultation et avis écrit d'un confrère.
- 2. Prévenir le commissaire de police.

PROCÉDÉS ....
- 1º Déterminer la production de l'avortement ..
  - 1. *Ballon* Tarnier ou *de Champetier*.
  - 2. Sonde de Kraüse.
  - 3. Perforation de l'œuf.
- 2º Ou faire l'avortement en un temps ..
  - 1. *Dilatation extemporanée* (dilatateur ou bougies de Hégar).
  - 2. *Évacuer l'utérus* .... — 1. *Au doigt.* — 2. *A la curette* (Doléris).

---

75. ACCOUCHEMENT RAPIDE

DÉFINITION ...... — C'est l'accouchement dans lequel on pratique extemporanément la dilatation, ou dans lequel on complète une dilatation insuffisante pour extraire immédiatement le fœtus.

INDICATIONS DE TERMINER RAPIDEMENT DANS L'INTÉRÊT ....

1º De la mère ...
- 1. *Hémorragies du placenta prævia.* Quand l'hémorragie continue (Bonnaire). — 1. Malgré le tamponnement. — 2. Malgré la rupture des membranes. — 3. Ou malgré le ballon de Champetier.
- 2. Lenteur excessive du travail, membranes rompues.
- 3. Infection amniotique ...... — Danger pour la mère et l'enfant.
- 4. Éclampsie .... — 1. Repoussé par Varnier. — 2. Systématique chez Dührsen.
- 5. Accidents gravido-cardiaques.
- 6. Chez les femmes à l'agonie. — 1. Sur 41 femmes mourantes, l'accouchement rapide en a guéri 18, amélioré 5. — 2. 34 enfants extraits vivants. — 3. 6 ont survécu (Mortagne).

2º De l'enfant ... Menacé par ..... — 1. Procidence du cordon. — 2. Ralentissement des bruits du cœur.

PROCÉDÉS.

1º Lents ....
- 1. Écarteur Tarnier ....
- 2. Ballons (de Champetier, de Boissard) .... — (Voy. *Accouchement provoqué.*)

2º Rapides.
- 1. Dilatation manuelle ....
  - 1. Procédé de choix dans les formes graves du placenta prævia.
  - 2. Femme mise en position obstétricale, anesthésie, désinfection.
  - 3. Si le col est fermé, l'index droit, appliqué à l'orifice externe, l'ouvre par des mouvements de vrille ; il ouvre ensuite l'orifice interne.
  - 4. On glisse l'autre index à côté du premier jusqu'au-dessus de l'orifice interne.
  - 5. On écarte les deux index dans tous les sens comme les branches d'un dilatateur.
  - 6. Puis trois doigts, quatre doigts, etc., jusqu'aux quatre doigts de chaque main.
  - 7. Les deux mains écartent les lèvres du col jusqu'à toucher les parois pelviennes.
  - 8. Dilatant dans tous les sens, sans à-coup, lentement et de façon soutenue ; à dilatation complète, on extrait par la version ou le forceps.
- 2º Incisions du col ....
  - 1. Petites et multiples.
  - 2. Ou profondes (Dührsen) ..... — Césarienne vaginale. Deux incisions latérales aux ciseaux jusqu'aux culs-de-sac. Sutures du col, après extraction.

---

76. VERSION

DÉFINITION...... { Faire une version, c'est transformer une présentation en une autre présentation.

DIVISION........
- 1° La version peut se faire par...
  1. *Manœuvres externes.* | A travers la paroi abdominale.
  2. *Manœuvres internes.* | Une main dans l'utérus.
  3. *Manœuvres combinées.*
- 2° La version peut être..........
  1. *Céphalique*..... { Quand elle produit une présentation du sommet.
  2. *Podalique.* { Quand elle amène une présentation du siège.

I. — VERSION PAR MANŒUVRES EXTERNES.

INDICATIONS ....
1. Présentation transversale....... { Pendant le dernier mois de la gros-
2. Présentation du siège........... { sesse.

DIFFICULTÉS ....
- 1° Paroi abdominale...
  1. Douloureuse.
  2. Résistante.
  3. Epaisse.
- 2° Utérus.......
  1. Antéversion.
  2. Tumeur utérine.

CONTRE-INDICATIONS..
- 1° Fœtus mort et macéré.
- 2° Fœtus peu mobile........
  1. Liquide amniotique peu abondant.
  2. Présentations du siège...... { 1. Définitives (Pinard). 2. Décomplété, mode des fesses.
  3. Grossesses gémellaires.
- 3° Hydramnios (pendant la grossesse).
- 4° Pendant le travail........
  1. Quand le liquide amniotique s'est écoulé.
  2. Quand les contractions sont fréquentes.
  3. Quand il faut terminer rapidement l'accouchement.

MANUEL OPÉRATOIRE.

1° Préliminaires...
1. Vider la vessie et le rectum.
2. Mettre la femme dans le décubitus dorsal, bras allongés, cuisses fléchies.

2° Manœuvres.

1. Pendant la grossesse ...

1. Le siège est en bas........
- 1. Mobiliser le fœtus, sortir le siège du détroit supérieur.....
  1. Soit en insinuant le bout des doigts entre le bassin et le fœtus: les deux mains à plat de chaque côté de l'hypogastre s'enfoncent dans l'aire du détroit supérieur.
  2. Ou bien un aide repousse le siège avec deux doigts introduits dans le vagin (Pinard).
- 2. Repousser le siège vers la fosse iliaque.
- 3. Faire évoluer le fœtus......
  1. Une main empaume la tête.
  2. L'autre main repousse le siège.
  3. Par des pressions lentes et soutenues, qui amènent la tête au détroit supérieur.
  4. Par le chemin. { 1. Le plus court. 2. Ou le plus facile.

2. La tête est au voisinage du détroit supérieur........ (Une main sur chaque pôle fœtal pousse la tête vers le détroit supérieur, repousse le siège en sens inverse...................) Pressions lentes et soutenues.

3. Maintenir la présentation par la ceinture entocique.....
1. Spéciale, avec deux réservoirs latéraux qu'on gonfle d'air.
2. Ou simple bande de flanelle avec un tampon de chaque côté.

2. Pendant le travail.......
1. N'agir que dans l'intervalle des contractions.
2. Maintenir la présentation par la rupture artificielle des membranes.

II. — VERSION PAR MANŒUVRES COMBINÉES, VERSION BIPOLAIRE.

INDICATIONS — Pendant le travail, quand la dilatation n'est pas suffisante pour laisser passer la main.

PROCÉDÉ —
1. Deux doigts dans le col.
2. Une main sur l'abdomen.

I. — VERSION CÉPHALIQUE.

INDICATIONS —
1. Présentation de la face.
2. Ou tête dans la fosse iliaque.

CONDITIONS —
1. Liquide amniotique suffisant.
2. Proximité de la tête du détroit supérieur.
3. Dilatation suffisante pour laisser passer deux doigts.

MANUEL —
1. Anesthésie, position obstétricale.
2. Deux doigts dans le vagin repoussent la partie qui se présente, face ou acromion.
3. La main abdominale pousse la tête vers le détroit supérieur.
4. On fixe la présentation par une ceinture entocique.

II. — VERSION PODALIQUE.

INDICATIONS — *Hémorragies du placenta prævia* — *Méthode de Braxton-Hicks*, si on ne fait pas l'accouchement rapide comme le fait Bonnaire.

MANUEL —
1. Main gauche vaginale, deux doigts dans le col, repousse la tête.
2. Main droite abdominale, pousse le siège vers la droite.
3. Le siège abaissé, la main vaginale accroche un genou et abaisse le pied dans le vagin.

III. — VERSION PAR MANŒUVRES INTERNES.

DÉFINITION — La version céphalique par manœuvres internes est à peu près abandonnée. On ne fait plus que la *version podalique*.

INDICATIONS.

1° Pour modifier une présentation défavorable
1. Présentations de l'épaule, version externe impossible —
   1. *Enfant vivant.* | *Indication formelle.*
   2. *Enfant mort..* — Si l'utérus paraît rétracté, on préférera l'embryotomie.
2. Présentations du front —
   1. Non ou peu engagées.
   2. Qu'on n'a pu transformer ni en sommet ni en face.
3. Certaines présentations de la face.
4. Certains cas de procidence des membres.

2° Dans les présentations du sommet

1. Pour terminer rapidement l'accouchement dans l'intérêt de la mère ou de l'enfant —
   1. Hémorragies du travail —
      1. Décollement placentaire ...
      2. Placenta prævia ...
   2. Rupture utérine (mieux valent le forceps ou l'embryotomie) ...
   3. Éclampsie ...
   4. Certaines procidences du cordon.

   } Choix à faire entre forceps et version.

2. Pour vaincre une dystocie —
   1. Certains cas de tumeurs dystociques.
   2. *Rétrécissements du bassin* —
      1. *Bassin asymétrique.* — Pour mettre l'occiput en rapport avec la partie large du bassin.
      2. *Bassin aplati rachitique.* — Choix entre —
         1. Versions. (Budin.)
         2. Forceps.
         3. Symphyséotomie (Pinard).

CONDITIONS.

1° Conditions indispensables
1. Col dilaté ou complètement dilatable — On pourrait compléter la dilatation —
   1. Manuellement.
   2. Au ballon de Champetier.
   3. A l'écarteur.
2. Engagement nul ou peu prononcé — Sinon la version serait —
   1. Difficile.
   2. Dangereuse (rupture utérine).
3. Bassin pas trop étroit ... | Sinon difficulté pour la tête dernière.
4. Utérus pas trop rétracté — Sans quoi, version difficile et dangereuse (rupture utérine).

2° Conditions favorables
1. Petit volume du fœtus.
2. Liquide amniotique en quantité suffisante.
3. Utérus lâche (multiparité).

1° Diagnostic de la situation exacte du fœtus.

PRÉLIMINAIRES.

2° Préparatifs .....

- **1. De l'accoucheur ....**
  - 1. Manches relevées jusqu'à l'épaule.
  - 2. Antisepsie minutieuse des mains et des avant-bras.
- **2. De la patiente ......**
  - 1. Position obstétricale.
  - 2. Vider la vessie, le rectum, si on a le temps.
  - 3. Raser, savonner la vulve ; injection et savonnage du vagin.
  - 4. Anesthésie...
    - 1. Utile toujours.
    - 2. Nécessaire souvent.
- **3. Des objets nécessaires. Préparer .....**
  - 1. Des lacs, pinces, fils, ciseaux.
  - 2. De quoi ranimer l'enfant..
    - 1. Eau chaude.
    - 2. Alcool.
    - 3. Insufflateur.
  - 3. Tenir un forceps prêt pour la tête dernière, si c'était nécessaire.

MANUEL OPÉRATOIRE.

1er temps : Introduction de la main. Recherche et saisie d'un pied (fig. 216).

- **1° Choix de la main à introduire ....** Celle qui regarde naturellement par la paume le ventre du fœtus au-devant duquel sont les pieds .... *Voy. Cas particuliers.*
- 2° *Placer l'autre main sur le ventre, pour maintenir et fixer le fond de l'utérus (sinon rupture vagino-utérine).*
- 3° *La main vaselinée est introduite, doigts en cône, dans l'intervalle des contractions.*
- **4° Rompre les membranes, si elles sont intactes ....**
  - 1. Dans l'intervalle des contractions.
  - 2. Au niveau de l'orifice utérin.
  - 3. *Empêcher l'issue trop abondante de liquide.*
- **5° Aller à la recherche des pieds dans l'intervalle des contractions ..**
  - 1. Soit en suivant le ventre du fœtus ....
    - 1. Saisie directe du pied.
    - 2. S'assurer que ce n'est pas une main.
  - 2. Soit suivant le plan latéral. — Suivre la fesse, la cuisse, la jambe, le pied.
- **6° Saisie du pied (un seul) ......**
  - 1. Lequel ? ......
    - 1. On les distinguera par la situation du gros orteil.
    - 2. Saisir....
      - 1. Le bon de préférence (celui qui par l'évolution deviendra antérieur).
      - 2. Souvent celui que l'on pourra.
  - 2. Comment ?... — Entre l'index et le médius à cheval sur le talon et le cou-de-pied.

2e temps : Évolution (fig. 217).

- **1. On fait basculer le fœtus ...**
  - 1. En tirant sur le pied saisi..
  - 2. En repoussant la tête à travers la paroi. — Dans l'intervalle des contractions.
- **2. Deux cas .....**
  - 1. On tire sur le bon pied .....
    - 1. Le fœtus s'incurve.
    - 2. La tête remonte.
    - 3. Le siège s'engage naturellement, car on tire sur la hanche antérieure.
  - 2. On tire sur le mauvais pied.
    - 1. Le siège amené au DS ne s'engage pas, la hanche antérieure est assise sur le rebord pelvien antérieur ; on tire sur la hanche postérieure (fig. 234).
    - 2. Il faut faire une rotation par le chemin le plus long pour amener en avant la hanche du pied saisi (fig. 237).

3e temps .... Extraction du siège (fig. 218) ; ne fait plus à proprement parler partie de la version.

LES TROIS TEMPS DE LA VERSION PAR MANOEUVRES INTERNES

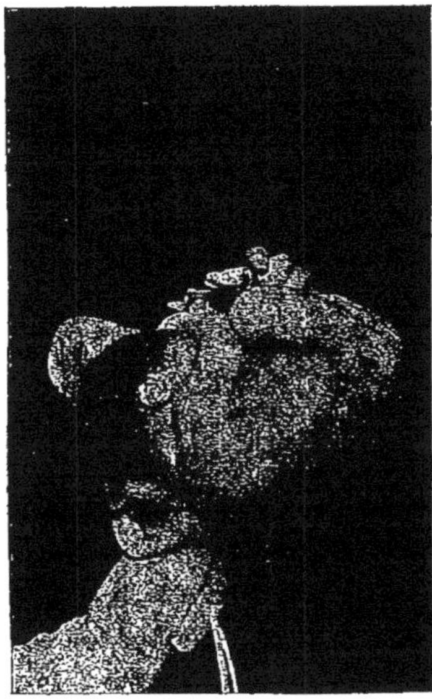

Fig. 216. — 1ᵉʳ temps : Recherche et saisie d'un pied.

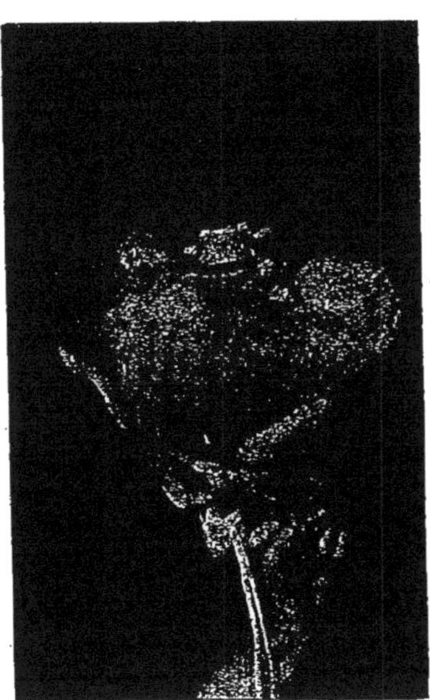

Fig. 217. — 2ᵉ temps : Évolution du fœtus.

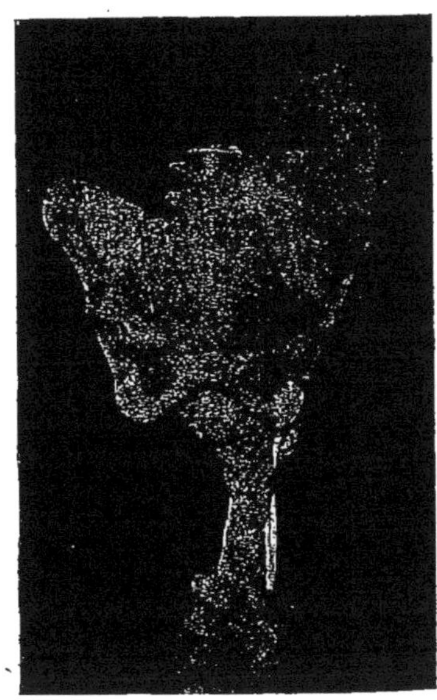

Fig. 218. — 3ᵉ temps : Extraction.

77. VERSION DANS LA PRÉSENTATION DE L'ÉPAULE GAUCHE, DOS EN AVANT

I. — AVEC LE PIED GAUCHE (BON PIED).

MANUEL OPÉRATOIRE.

PRÉPARATIFS ET PRÉLIMINAIRES.
(Voy. tableau 76.)
On a mis un lacs sur le bras gauche, s'il est procident.

1° Choix de la main et introduction..

1. **Main droite..** | Placée sur le ventre maintiendra l'utérus.

2. **Main gauche vaselinée.....**
1. Ira naturellement en haut, en arrière et à gauche où sont les pieds (fig. 219).
2. Remontant le long du bras procident suivant l'aisselle, les côtes, le ventre au-devant duquel sont les pieds (fig. 219).

2° Choix et saisie du bon pied : pied gauche.....
Reconnu et saisi entre l'index et le médius en crochet (fig. 220).

3° Évolution......

1. **Les tractions sur le pied gauche.......**
1. Abaissent le pied et la jambe dans le vagin (on met un lacs sur le pied).
2. *Font incurver le fœtus sur son flanc gauche (flanc inférieur).*
3. L'épaule remonte (fig. 220 et 221).
4. La hanche gauche, hanche du pied saisi, descend et vient *directement* se placer derrière l'éminence iléo-pectinée droite.

2. **Position du fœtus par les seules tractions SIGA (fig. 222).**
1. Dos en avant, occiput en avant.
2. C'est sur la hanche antérieure qu'on tire, elle s'engagera.

4° Extraction.....

1. **Les tractions engagent facilement....**
1. La hanche antérieure, celle qu'on tire, derrière l'éminence iléo-pectinée droite.
2. La hanche postérieure (jambe relevée), devant la symphyse sacro-iliaque gauche.
3. Le siége en SIGA (occiput en avant) (fig. 223).
4. Descente du siége en SIGA (fig. 224).
5. Rotation en SIGT en amenant la hanche saisie sous la symphyse (fig. 225).
6. Dégagement en SIGT (fig. 226 et 227).

2. **Extraction...**
1. Dégagement de la jambe postérieure relevée.
2. Anse au cordon (fig. 228).
3. Tractions en bas sur le siège entouré de compresses, dos en l'air (fig. 229).

4. **Abaissement des bras (avec la main droite).**
1. Bras antérieur..... } Abaissé par le lacs.
2. Bras postérieur... } Index et médius glissés le long de l'humérus font moucher le fœtus.

5. **Manœuvre de Mauriceau (fig. 230 et 231).**
1. Fœtus à cheval sur l'avant-bras gauche.
2. *Chercher la bouche en arrière et à droite.*
3. Fléchir la tête par tractions sur le menton.
4. Main droite doigts en crochet à cheval sur le cou et les épaules.
5. Tractions.
6. Rotation en OP.
7. Dégager en relevant.

VERSION DANS LA PRÉSENTATION DE L'ÉPAULE GAUCHE, DOS EN AVANT.
PAR LE PIED INFÉRIEUR (BON PIED)

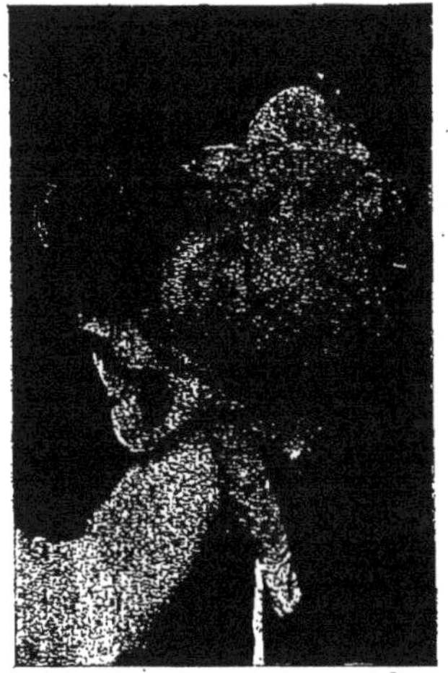

Fig. 219. — Saisie du pied inférieur (gauche) par la main gauche.

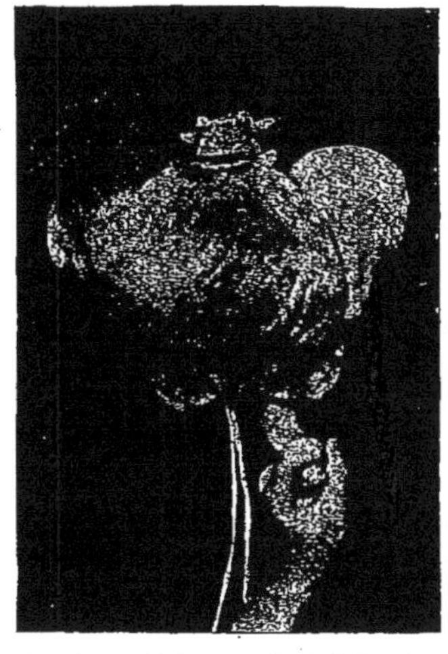

Fig. 220. — Abaissement du pied, l'épaule remonte.

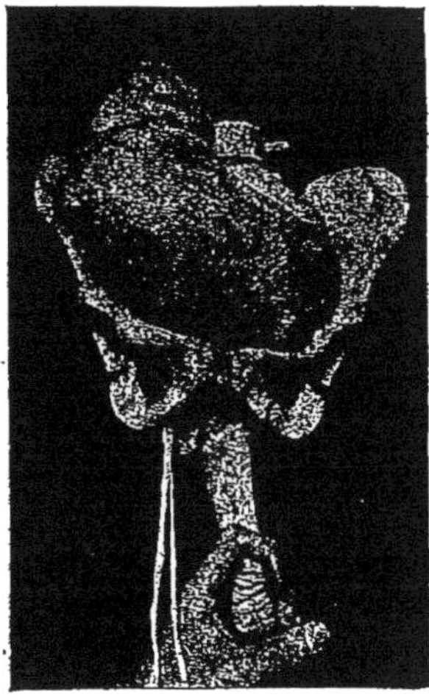

Fig. 221. — Abaissement du siège.

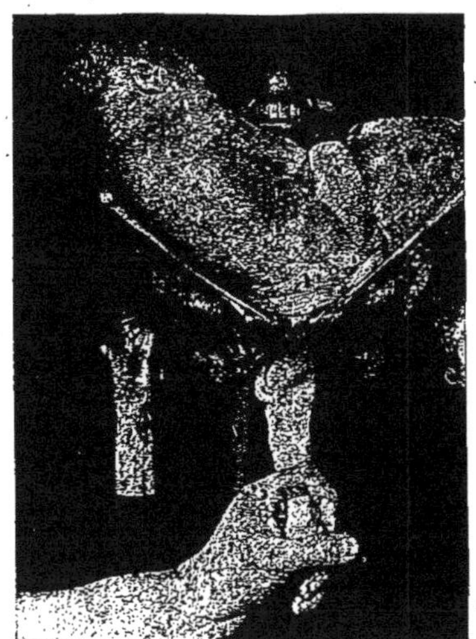

Fig. 222. — Le siège vient se présenter en SIGA.

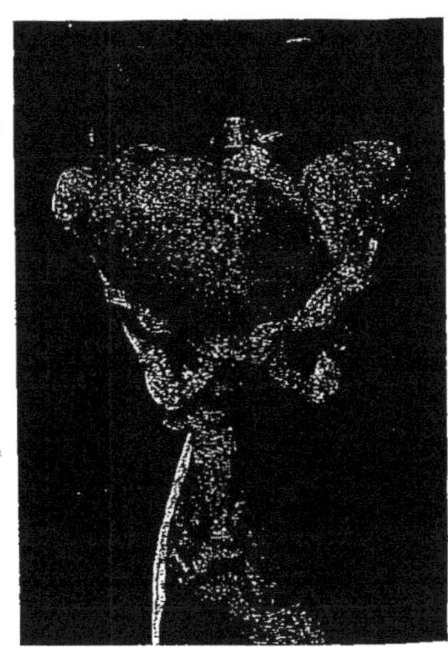

Fig. 223. — Engagement facile du siège en SIGA.

VERSION (*Suite*). — EXTRACTION DU SIÈGE.

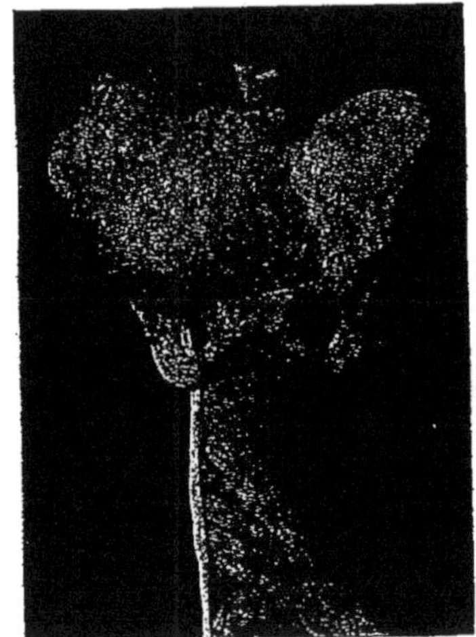

Fig. 224. — Descente du siège en SIGA.

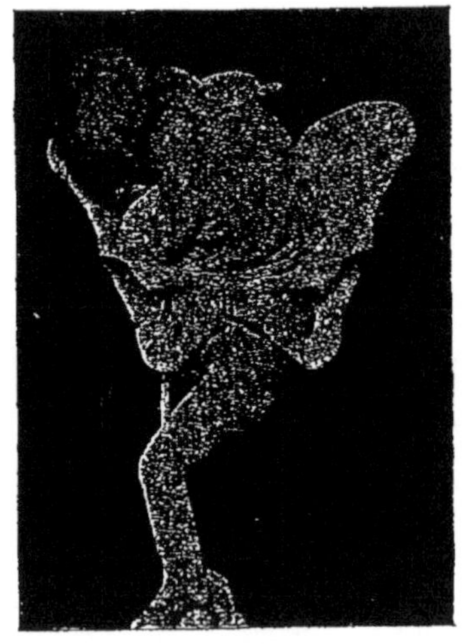

Fig. 225. — Rotation en SIGT et extraction en SIGT.

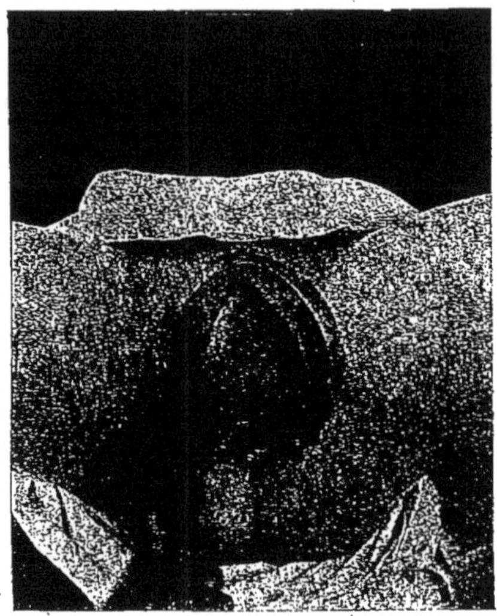

Fig 226. — Tractions en bas pour dégager la hanche antérieure.

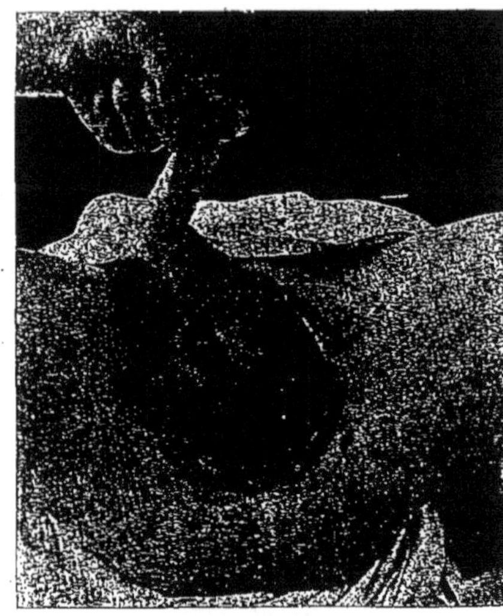

Fig. 227. — Tractions en haut pour dégager la hanche postérieure.

VERSION (*Suite*). — EXTRACTION DU SIÈGE.

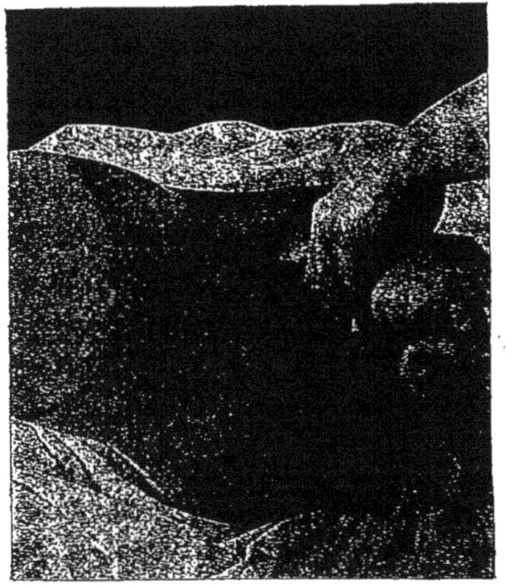

Fig. 228. — Anse ou cordon.

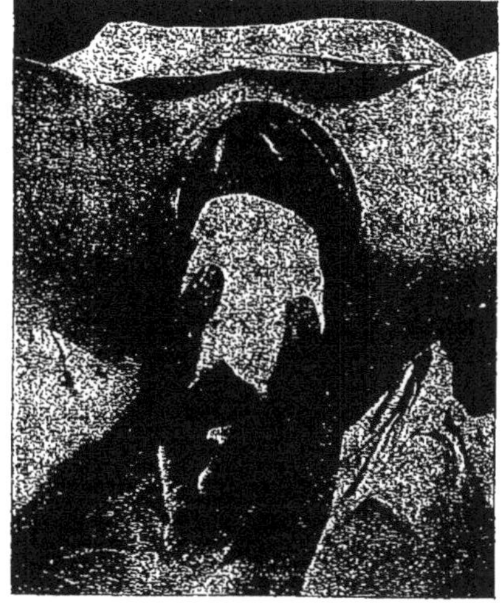

Fig. 229. — Tractions sur le siège entouré de compresses.

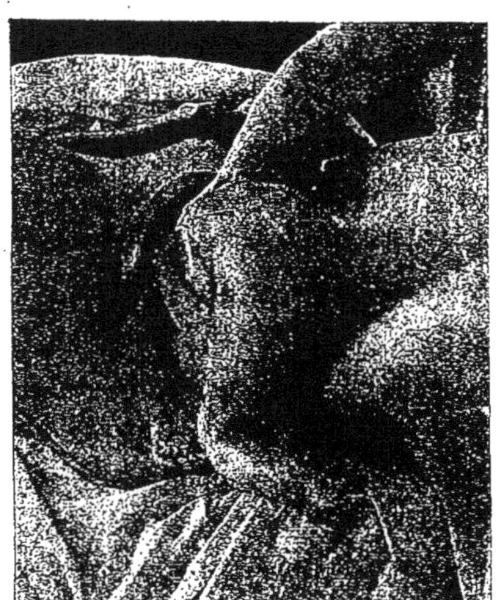

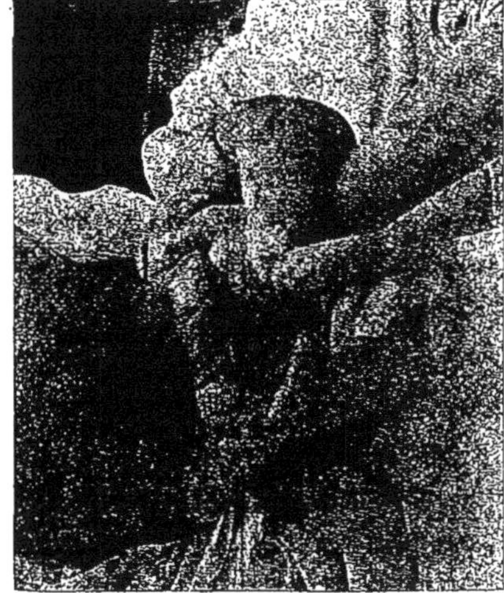

Fig. 230 et 231. — Manœuvre de Mauriceau.

78. VERSION DANS LA PRÉSENTATION DE L'ÉPAULE GAUCHE, DOS EN AVANT

II. — SI ON A SAISI LE MAUVAIS PIED (PIED DROIT).

MANUEL OPÉRATOIRE.

2ᵉ temps : Évolution.......

1° Les tractions sur le pied droit, pied de la hanche supérieure ...
1. Amènent le pied et la jambe dans le vagin (on met un lacs).
2. Abaissent la hanche droite (hanche supérieure) en l'inclinant en arrière (symphyse sacro-iliaque).
3. *Le fœtus subit un double mouvement ...*
   1. *D'incurvation.*
   2. *De torsion* (fig. 232 et 233).
4. L'épaule est remontée.

2° Attitude du fœtus donnée par les seules tractions..... SIGP (fig. 234)..
1. Hanche droite sur laquelle on tire devant la symphyse sacro-iliaque droite.
2. *Hanche gauche, jambe relevée, assise sur l'éminence iléo-pectinée gauche* (Farabeuf et Varnier).
3. Engagement impossible avec un fœtus volumineux.

3° Rotation nécessaire (fig. 234 à 237).
1. Il faut amener en avant la hanche postérieure pour permettre l'engagement.
2. Une rotation de 90° donne SIDP (fig. 237).
   1. Engagement du siège possible.
   2. Mais la tête s'engagerait en OID postérieure.
3. *Une rotation de 180° donne SIDA........*
   1. Engagement possible du siège.
   2. Engagement favorable de la tête en OIDA.
4. Cette rotation se fait spontanément, ou doit se faire artificiellement en faisant tourner le fœtus, *la hanche obstacle (Farabeuf) allant à reculons.*

3ᵉ temps : Engagement et extraction.......

1. Engagement.
   1. Hanche droite sur laquelle on tire derrière l'éminence iléo-pectinée gauche.
   2. Hanche gauche, jambe relevée, devant la symphyse sacro-iliaque droite.
   3. L'ensemble du siège en SIDA. Dos en avant par conséquent.
2. Descente par traction en SIDA.
3. Rotation en SIDT, en amenant la hanche saisie sous la symphyse (fig. 238).
4. Dégagement en SIDT (fig. 239).
5. Dégagement de la jambe postérieure relevée.
6. Anse au cordon.
7. Tractions en bas, sur le siège, dos en l'air, entouré de compresses.
8. Engagement et rotation des épaules par tractions.
9. Dégagement des bras......
   1. Abaissés. | Spontanément.
   2. Relevés..
      1. Bras gauche *postérieur* abaissé par le lacs.
      2. Bras droit antérieur .
         1. Se servir de la *main gauche.*
         2. Bras relevé .
            1. En avant : faire moucher l'enfant (fig. 240).
            2. En arrière (*dû à la rotation*), faire gratter le dos du fœtus (fig. 241 à 243).
10. Mauriceau..
    1. Fœtus à cheval sur le bras droit.
    2. Chercher la bouche devant la symphyse sacro-iliaque gauche.
    3. Fléchir la tête.
    4. Main droite doigts en crochets sur le cou et les épaules.
    5. Tractions, engagement, descente.
    6. Rotation en OP. | Dégagement.

PRÉSENTATION DE L'ÉPAULE GAUCHE, DOS EN AVANT. VERSION PAR LE PIED DROIT (MAUVAIS PIED).

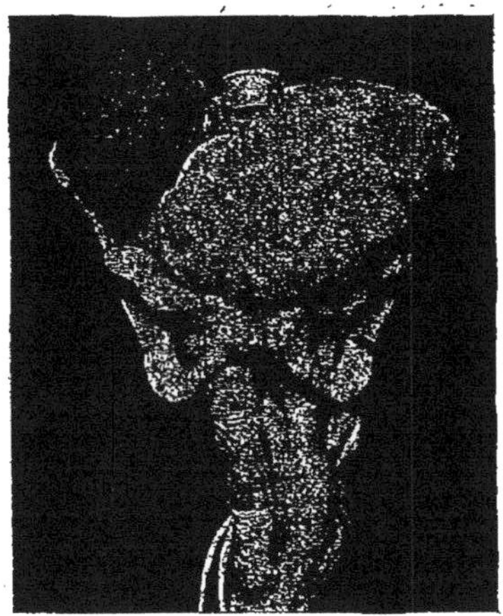

Fig. 232.— On a saisi et on abaisse le pied supérieur, pied droit.

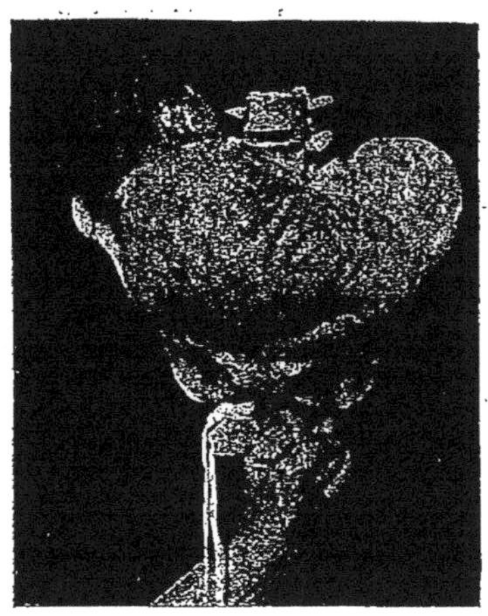

Fig. 233. — Abaissement du pied droit, l'épaule remonte; l'évolution se fait par incurvation et torsion du fœtus.

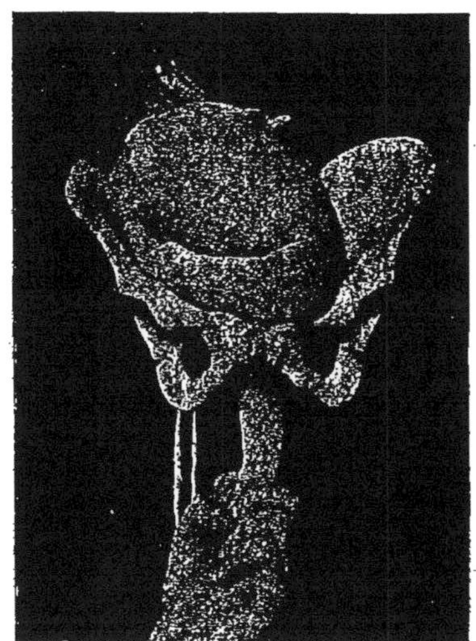

Fig. 234. — Le siège abaissé vient se présenter en SIGP; engagement impossible ou difficile. En tirant sur le pied droit, on fait asseoir la hanche antérieure gauche sur le détroit supérieur.

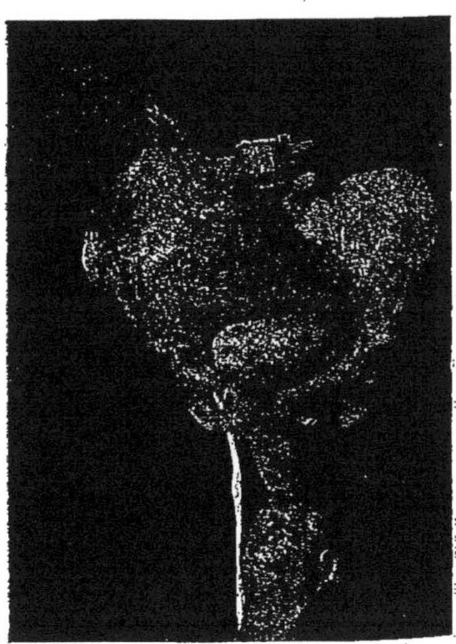

Fig. 235. — On fait la rotation nécessaire en tordant la jambe abaissée pour faire tourner le siège, la hanche d'arrêt allant à reculons.

VERSION. ÉPAULE GAUCHE, DOS EN AVANT, MAUVAIS PIED (*Suite*).

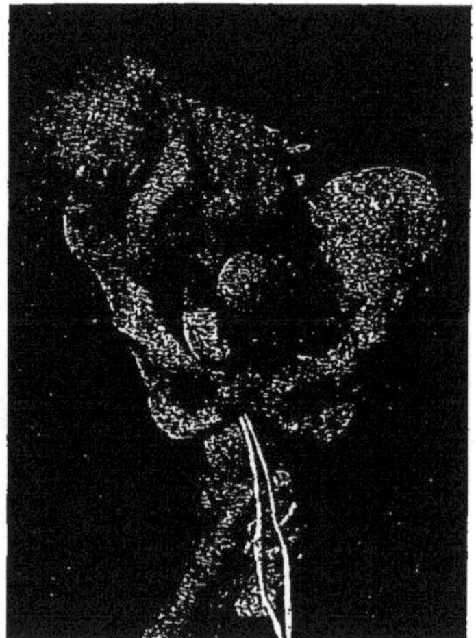

Fig. 236. — Rotation en sacro-sacrée.

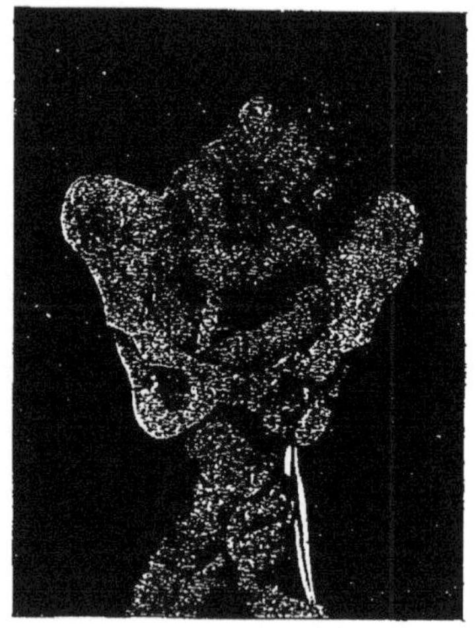

Fig. 237. — Rotation en SIDP; engagement possible, mais l'occiput est tourné en arrière; il vaudrait mieux continuer la rotation jusqu'en SIDA.

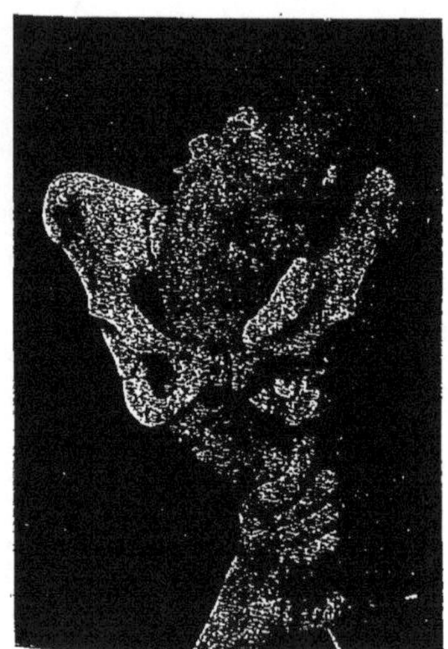

Fig. 238. — Descente du siège ; rotation en SIDT

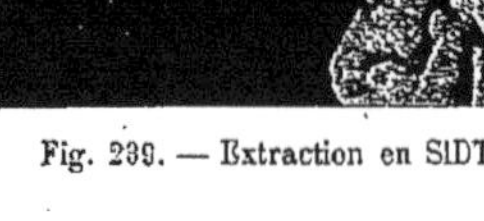

Fig. 239. — Extraction en SIDT.

SAULIEU et LEBIEF. — Obstétrique.

12

ABAISSEMENT DES BRAS (ÉPAULE GAUCHE, DOS EN AVANT, MAUVAIS PIED)

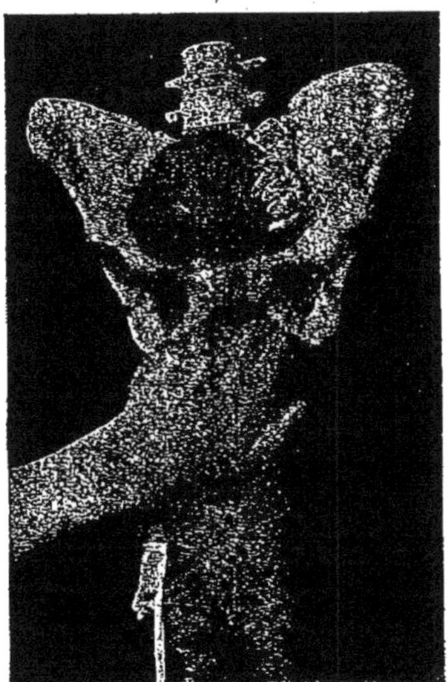

Fig. 240. — Bras antérieur relevé au-devant de la tête. L'index et le médius de la main gauche glissés le long du bras vont l'abaisser en faisant moucher le fœtus. Le bras postérieur est abaissé par le lacs.

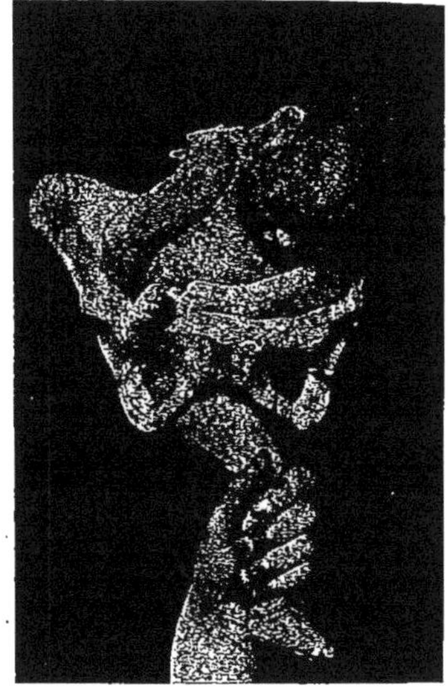

Fig. 241.

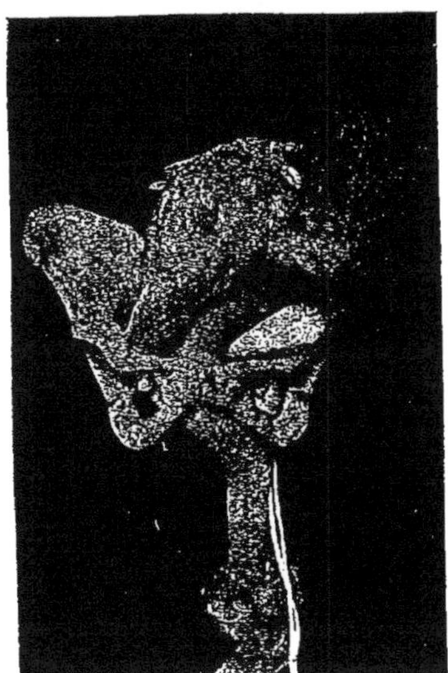

Fig. 242.

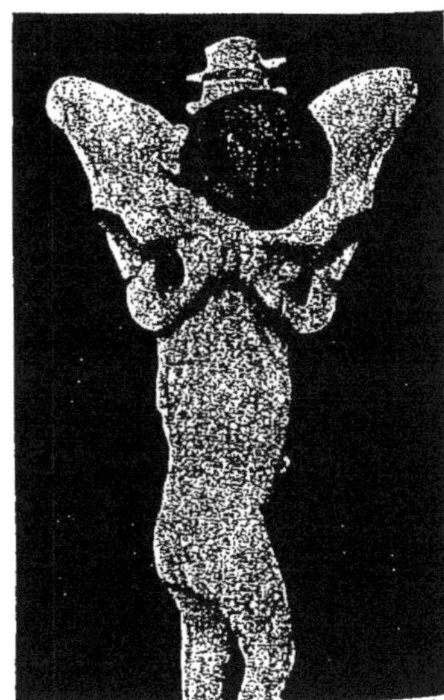

Fig. 243.

Fig. 241, 242, 243. — Relèvement du bras antérieur derrière le dos et la tête, dû à la rotation et à l'extraction par le mauvais pied. Pour abaisser le bras ainsi relevé derrière la tête, il faudra lui faire suivre en sens inverse le chemin qu'il a suivi pour se relever (faire gratter le dos du fœtus).

79. VERSION DANS LA PRÉSENTATION DE L'ÉPAULE GAUCHE, DOS EN ARRIÈRE

I. — AVEC LE PIED DROIT (BON PIED).

PRÉLIMINAIRES. } (Voy. tableau 76.) { 1. Mettre un lacs sur le bras gauche s'il est procident.
2. Bien se représenter l'attitude du fœtus.

MANUEL OPÉRATOIRE.

1er temps..........

1. Main gauche sur le ventre, maintient l'utérus.

1. Choix de la main et introduction.

2. *Main droite..*
1. Vaselinée, introduite, *paume en arrière*, le long du ventre du fœtus.
2. *Dirigée en haut, à droite et en avant* où sont les pieds.
3. Remonte suivant le bras, l'aisselle, le thorax, le ventre du fœtus au-devant duquel sont les pieds.

2. Choix et saisie du bon pied : pied droit.

2e temps : Évolution..........

1. Les tractions sur le pied...
1. Abaissent le pied et la jambe dans le vagin (on met un lacs).
2. Abaissent la hanche droite, hanche supérieure, en la faisant basculer en avant.
3. *Le fœtus subit un double mouvement ...* { 1. *D'incurvation.* 2. *De torsion.*

2. Les seules tractions amènent directement une présentation en SIDA..........
1. Le dos est *en avant* et à droite.
2. *Et on tire sur la hanche antérieure.*
Conditions favorables à l'extraction.

3. Les tractions engagent facilement....
1. La hanche antérieure, celle sur laquelle on tire (la droite) derrière l'éminence iléo-pectinée gauche.
2. La hanche postérieure (jambe relevée) devant la symphyse sacro-iliaque droite.
3. Le siège en SIDA.

3e temps : Extraction......

1. Descente du siège en SIDA.
2. Rotation en SIDT en amenant la hanche du pied saisi sous la symphyse.
3. Dégagement en SIDT.
4. Dégagement de la jambe postérieure relevée.
5. Anse au cordon.
6. Tractions en bas sur le siège entouré de compresses, dos en l'air.
7. Engagement, descente et rotation des épaules par les tractions.

8. Abaissement des bras avec la main gauche.......
1. Bras postérieur, gauche, abaissé par le lacs.
2. Bras antérieur, droit........ { Index et médius, glissés le long du bras du fœtus, le font moucher.

9. Mauriceau...
1. Fœtus à cheval sur l'avant-bras droit.
2. Recherche de la bouche en arrière et à gauche.
3. Fléchir la tête par les tractions sur le menton.
4. Main gauche doigts en crochets à cheval sur le cou et les épaules.
5. Tractions.
6. Rotation en OP. | Dégager en relevant.

VERSION DANS LA PRÉSENTATION DE L'ÉPAULE GAUCHE, DOS EN ARRIÈRE, BON PIED (PIED SUPÉRIEUR DROIT)

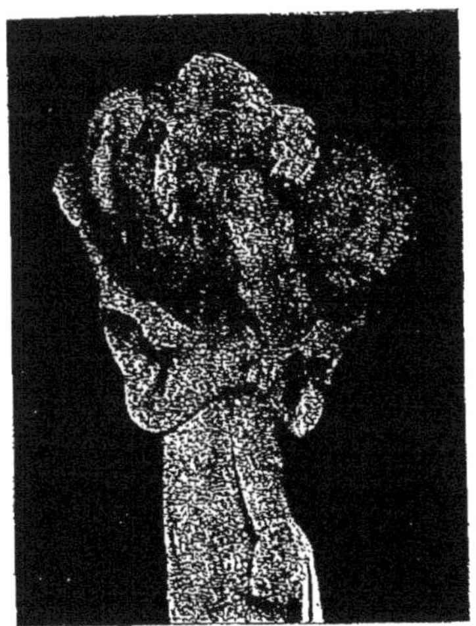

Fig. 244. — Saisie du pied droit par la main gauche.

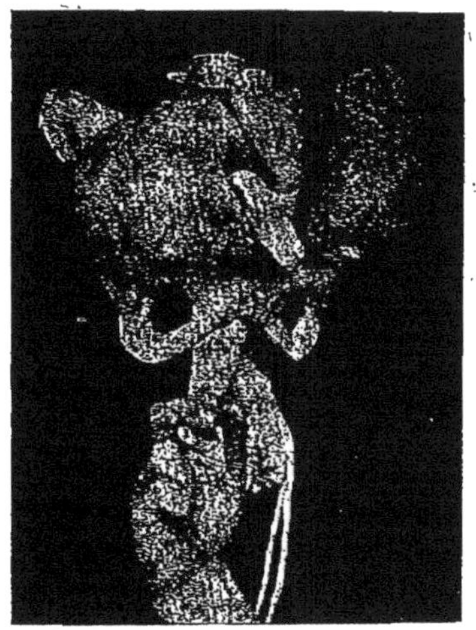

Fig. 245. — Évolution par incurvation et torsion du fœtus.

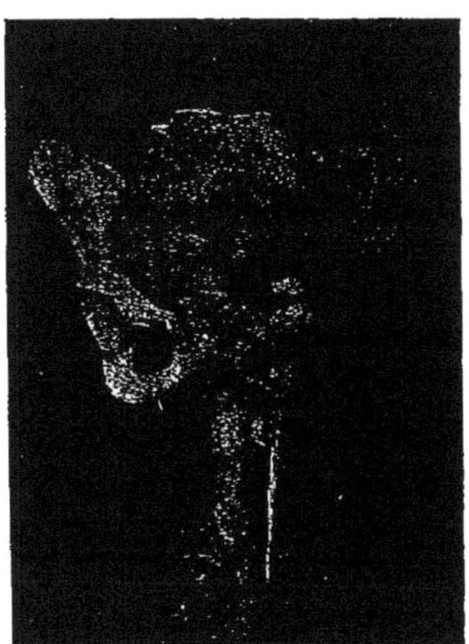

Fig. 246. — Le siège abaissé vient directement se présenter en SIDA. L'engagement sera facile.

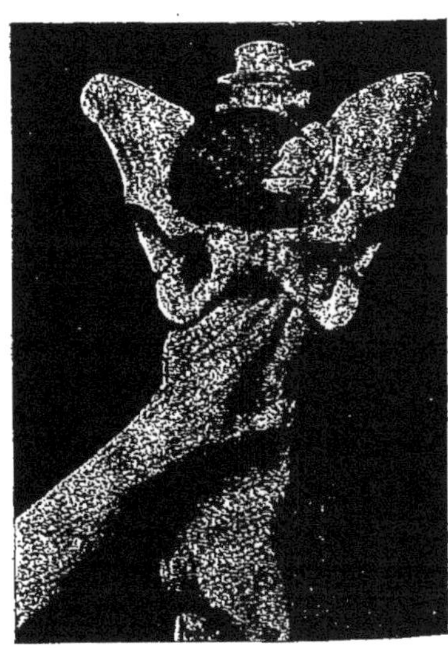

Fig. 247. — Abaissement du bras antérieur relevé au-devant de la tête après extraction en SIDT.

80. VERSION DANS LA PRÉSENTATION DE L'ÉPAULE GAUCHE, DOS EN ARRIÈRE (*Suite*)

II. — SI ON A SAISI LE PIED GAUCHE (MAUVAIS PIED).

MANUEL OPÉRATOIRE.

2e *temps* : Evolution........

1° Les tractions sur le pied gauche (pied de la hanche inférieure)....
1. Abaissent le pied et la jambe dans le vagin (on me un lacs).
2. Abaissent la hanche inférieure (la gauche, celle qu'on tire) directement.
3. *Le fœtus s'infléchit latéralement*, le dos restant en arrière.

2° Position du fœtus par les seules tractions SIDP...
1. Hanche gauche, sur laquelle on tire, devant la symphyse sacro-iliaque gauche.
2. *Hanche droite, jambe relevée, assise sur l'éminence iléo-pectinée droite* (Farabeuf et Varnier).
3. Engagement difficile.

3° Rotation nécessaire....
1. Il faut amener en avant la hanche sur laquelle on tire, pour permettre l'engagement.
2. Une rotation de 90° donne SIGP .... { 1. Engagement du siège possible. 2. Mais la tête s'engagerait en OIG *postérieure.*
3. Une rotation de 180° donne SIGA .... { 1. Engagement favorable du siège. 2. Engagement favorable de la tête en OIGA.
4. *Cette rotation se fait naturellement ou doit se faire la hanche d'arrêt allant à reculons.*

3e *temps* : Engagement et extraction.

1° Engagement........
1. Hanche gauche sur laquelle on tire devant l'éminence iléo-pectinée droite.
2. Hanche droite postérieure, jambe relevée devant la symphyse sacro-iliaque gauche.
3. *Ensemble du siège en SIGA.*

2° Extraction..
1. Descente par tractions en SIGA.
2. Rotation en SIGT en amenant la hanche saisie sous la symphyse.
3. Dégagement en SIGT.
4. Dégagement de la jambe postérieure relevée.
5. Anse au cordon.
6. Tractions en bas sur le siège dos en l'air, entouré de compresses.
7. Engagement, descente et rotation interne des épaules par des tractions.

8. Dégagement des bras......
1. Abaissés . | Spontanément.
2. Relevés..
   1. Bras antérieur (gauche) abaissé par le lacs.
   2. Bras postérieur (droit).
      1. Se servir de la main droite.
      2. *Bras relevé.*
         1. *En avant :* Faire moucher.
         2. *En arrière :* Dû à la rotation. Faire gratter le dos.

9. Mauriceau...
1. Fœtus à cheval sur l'avant-bras gauche.
2. Chercher la bouche en arrière et à droite.
3. Fléchir la tête par tractions sur le maxillaire.
4. Enfourcher le cou de la main droite.
5. Tractions, engagement, descente.
6. Rotation en OP.
7. Dégager en relevant.

VERSION DANS LA PRÉSENTATION DE L'ÉPAULE GAUCHE, DOS EN ARRIÈRE, MAUVAIS PIED (PIED GAUCHE)

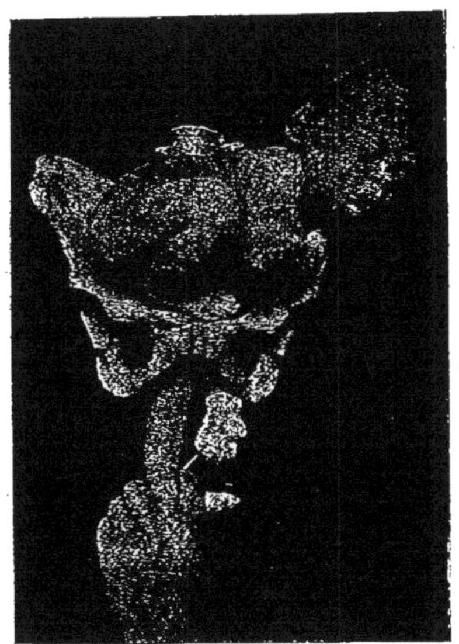

Fig. 248. — Tractions sur le mauvais pied, pied gauche. Évolution par inclinaison latérale du fœtus et abaissement direct du siège.

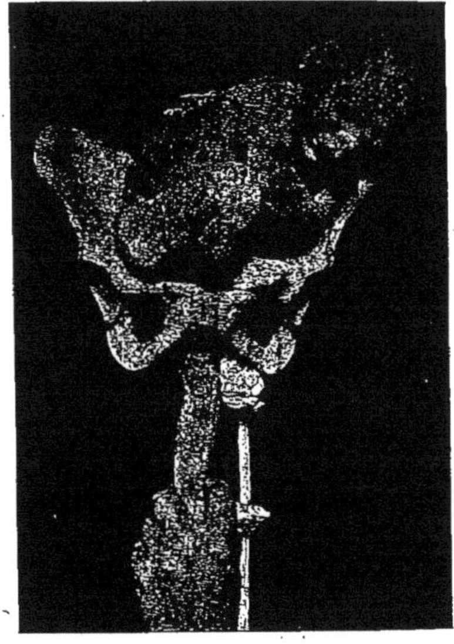

Fig. 249. — Le siège abaissé vient se présenter en SIDP. Engagement difficile, sinon impossible. La hanche antérieure assise sur le détroit supérieur empêche l'engagement.

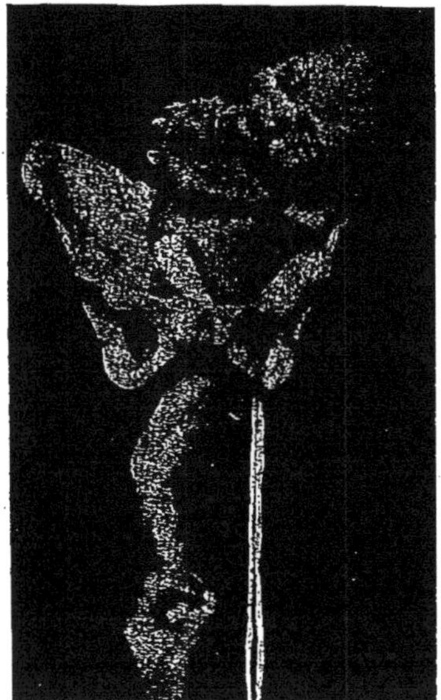

Fig. 250. — Rotation nécessaire en SIGP. La hanche sur laquelle on tire est devenue antérieure, le mauvais pied est devenu le bon. L'engagement est facile.

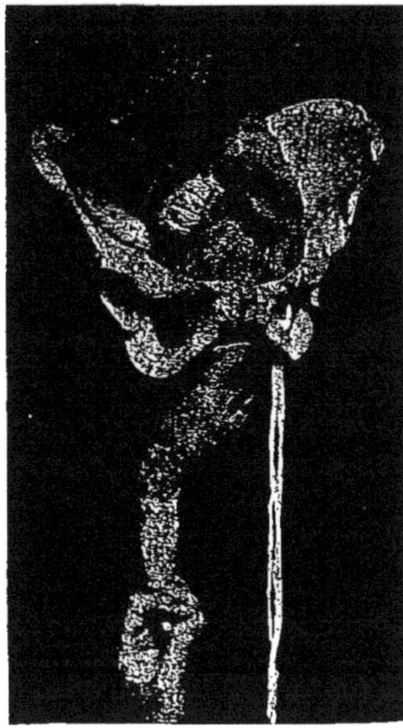

Fig. 251. — Rotation en SIGT, pour l'extraction.

81. VERSION DANS LA PRÉSENTATION DE L'ÉPAULE DROITE, DOS EN AVANT. MÉCANISME DE LA VERSION

I. — AVEC LE PIED DROIT (BON PIED).

MANUEL OPÉRATOIRE.

1er temps : Introduction de la main et saisie du pied………

1° Choix de la main………
1. *Main droite* qui ira naturellement en haut, en arrière et à droite où sont les pieds du fœtus.
2. Remontant le long du bras procident dans le vagin, s'il y est.
3. Suivant l'aisselle, le gril costal et le ventre du fœtus.

2° Choix du pied……….
1. *Pied droit*, celui de la hanche inférieure, homonyme de l'épaule qui se présente.

3° Saisie du pied.
2. Entre l'index et le médius mis en crochet.

2e temps : Évolution……….

1. Sous l'influence des tractions sur le pied droit………
1. Abaissement du pied dans le vagin (lacs).
2. *Le fœtus s'incurve sur son flanc droit.*
3. L'épaule remonte.
4. La hanche droite descend et vient directement se placer derrière l'éminence iléo-pectinée gauche.

2. *Le fœtus vient tout naturellement se présenter au détroit supérieur en sacro-iliaque. Droite antérieure.*

1. Les tractions engagent sans obstacle………
1. La hanche *droite* (celle du pied abaissé) antérieure derrière l'éminence iléo-pectinée gauche.
2. La hanche postérieure devant la symphyse sacro-iliaque droite, jambe relevée.
3. Le siège en *sacro-iliaque droite antérieure.* Dos en avant par conséquent.

1. Descente en SIDA.
2. Rotation en SIDT amenant la hanche saisie sous la symphyse.
3. Dégagement du siège.
4. Dégagement de la jambe postérieure relevée.
5. Le siège est saisi avec des compresses. On tire en bas, dos ramené en l'air.
6. Anse au cordon.
7. Abaissement des bras (main gauche)…….
  1. Bras antérieur. | Abaissé par le lacs.
  2. Bras postérieur. | Avec l'index et le médius gauche (fig. 252 et 253).

3e temps : Extraction.

2. L'extraction du siège est simple……

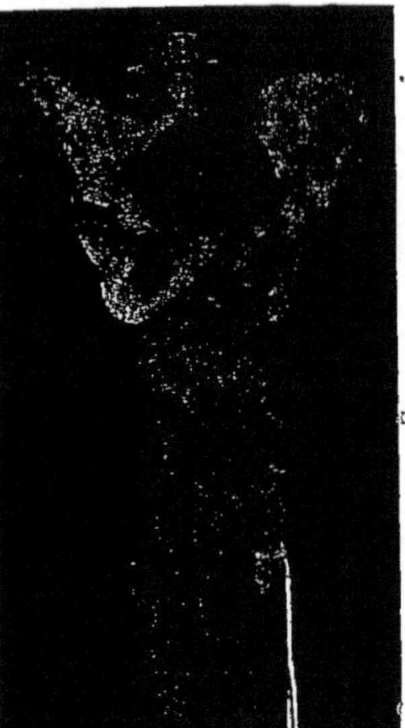

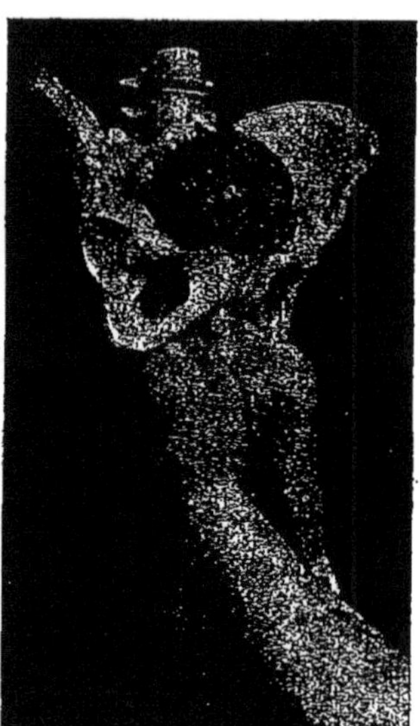

Fig. 252. — Épaule droite, dos en avant : la version faite par le pied droit a amené le siège à s'engager en SIDA ; l'extraction s'est faite en SIDT ; le bras antérieur a été abaissé par le lacs ; le bras postérieur relevé gêne la sortie de la tête dernière.

Fig. 253. — Abaissement du bras par l'index et le médius gauche glissés le long du bras.

8. Mauriceau.
1. Fœtus à cheval sur le bras droit.
2. *Chercher le menton et la bouche en arrière et à gauche.*
3. Fléchir la tête.
4. Main gauche, doigts en crochet, à cheval sur le cou et les épaules.
5. Tractions.
6. Rotation en OP.
7. Dégagement.

II. — AVEC LE PIED GAUCHE (MAUVAIS PIED).

2e temps : Évolution.

1. Les tractions sur le pied gauche (pied de la hanche supérieure) ..
1. Abaissent le pied dans le vagin (lacs).
2. Abaissent la hanche gauche en l'amenant en arrière (symphyse sacro-iliaque gauche).
3. Le fœtus subit un double mouvement............ : 1. D'incurvation. 2. De torsion.
4. L'épaule est remontée.

2. Attitude du fœtus donnée par les seules tractions ....
1. *Les seules tractions amènent le fœtus à se présenter en SIDP, dos en arrière par conséquent.*
2.
  1. Hanche gauche (jambe déployée) devant la symphyse sacro-iliaque gauche.
  2. *Hanche droite relevée, assise sur l'éminence iléo-pectinée droite.*
  3. Engagement impossible si le fœtus est volumineux.

3. Rotation nécessaire...
1. Il faut amener en avant la hanche postérieure pour permettre l'engagement.
2. Rotation de 90° donne SIGP ..
   1. Engagement du siège possible.
   2. *Mais* la tête s'engagerait en OIG *postérieure.*
3. Rotation de 180° donne SIGA...........
   1. Engagement possible du siège.

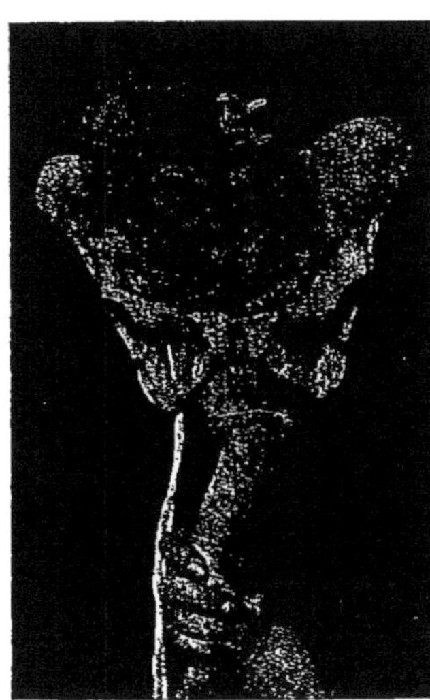

Fig. 254. — Extraction en SIGT, après la rotation nécessaire dans une version de l'épaule, droite dos en avant, par le mauvais pied.

   2. Engagement favorable de la tête en OIGA.
4. Rotation faite en faisant tourner le fœtus, la hanche d'arrêt allant à reculons.

3e temps : Extraction.

1. Engagement en SIGA.
2. Descente.
3. Rotation en SIGT en amenant la hanche tirée sous la symphyse (fig. 254).
4. Dégagement en SIGT.
5. Dégagement de la jambe postérieure relevée.
6. Tractions sur le siège entouré de compresses, dos en l'air.
7. Anse au cordon.
8. Engagement, descente et rotation des épaules par tractions.

9. Dégagement des bras ....
1. Abaissés spontanément.
2. Relevés......
   1. Bras droit postérieur abaissé par le lacs.
   2. Bras gauche antérieur relevé........
      1. En avant. : Faire moucher le fœtus.
      2. En arrière ... :
         1. Dû à la rotation.
         2. Faire gratter le dos du fœtus.
         3. Dégagement difficile.

10. Manœuvre de Mauriceau.
1. Fœtus à cheval sur l'avant-bras gauche.
2. Chercher le menton et la bouche en arrière et à droite.
3. Fléchir la tête par tractions sur le maxillaire.
4. Main droite doigts en crochet à cheval sur le cou et les épaules.
5. Tractions, rotation en OP.
6. Dégager en relevant lentement, dès que la bouche est sortie, si l'enfant va bien.

82. VERSION DANS LA PRÉSENTATION DE L'ÉPAULE DROITE, DOS EN ARRIÈRE

I. — AVEC LE PIED GAUCHE (BON PIED).

PRÉLIMINAIRES. | On a mis un lacs sur le bras droit, s'il est procident.
(Voy. tableau n° 76.)

MANUEL OPÉRATOIRE.

1er temps. —

1° Choix de la main : Introduction

1. Main droite placée sur le ventre maintenant le fond de l'utérus.

2. *Main gauche.*
 1. Vaselinée, introduite *paume en arrière*, regardant le ventre du fœtus.
 2. *Dirigée en haut, à gauche et en avant*, où sont les pieds du fœtus.
 3. Remonte suivant l'aisselle, le thorax, le ventre du fœtus au-devant duquel sont les pieds (fig. 255 et 256).

2° Choix et saisie du bon pied. — *Pied gauche* reconnu et saisi entre l'index et le médius repliés en crochet.

2e temps : Évolution

1° Les tractions sur le pied gauche (pied de la hanche supérieure)

1. Abaissent le pied et la jambe dans le vagin (on met un lacs).
2. Abaissent la hanche gauche, hanche supérieure, en la faisant basculer en avant (fig. 257).
3. *Le fœtus subit un double mouvement* —
 1. *D'incurvation.*
 2. *De torsion.*
4. L'épaule est remontée.

2° Les seules tractions amènent directement une présentation en SIGA (fig. 258)

1. Le dos est *en avant* et à gauche.
2. C'est sur la hanche *antérieure* qu'on tire.
3. Conditions favorables à l'extraction.

3e temps : Extraction

1° Les tractions engagent facilement

1. La hanche gauche antérieure (celle sur laquelle on tire) derrière l'éminence iléo-pectinée droite.
2. La hanche postérieure (jambe relevée) devant la symphyse sacro-iliaque gauche.
3. Le siège en SIGA.

2° Extraction

1. Descente du siège en SIGA.
2. Rotation en SIGT en amenant la hanche du pied saisi sous la symphyse.
3. Dégagement en SIGT.
4. Dégagement de la jambe postérieure relevée.
5. Anse au cordon.
6. Tractions en bas sur le siège entouré de compresses, dos en l'air.
7. Engagement, descente et rotation des épaules par les tractions.

8. **Abaissement des bras (avec la main droite).**
 1. Bras postérieur (droit).. } Abaissé par le lacs.
 2. Bras antérieur (gauche). } Index et médius glissés le long du bras du fœtus le font moucher.

9. **Mauriceau...**
 1. Fœtus à cheval sur l'avant-bras gauche.
 2. Recherche de la bouche en arrière et à droite.
 3. Fléchir la tête par tractions sur le menton.
 4. Main droite doigts en crochets à cheval sur le cou et les épaules.
 5. Tractions.
 6. Rotation en OP.
 7. Dégagement.

VERSION DANS LA PRÉSENTATION DE L'ÉPAULE DROITE, DOS EN ARRIÈRE; BON PIED, PIED GAUCHE

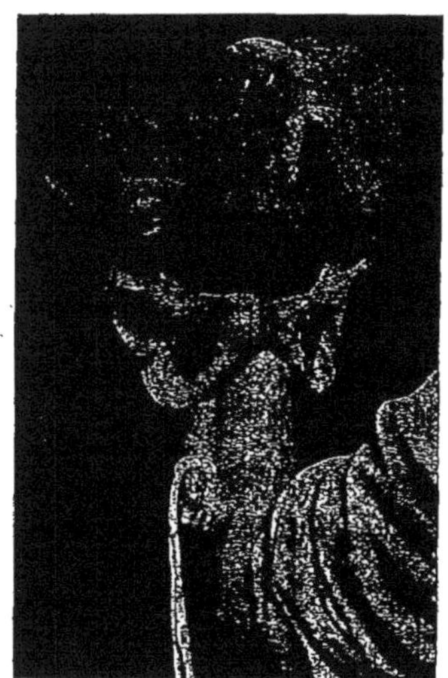

Fig. 255. — Recherche et saisie par la main gauche du pied gauche (bon pied).

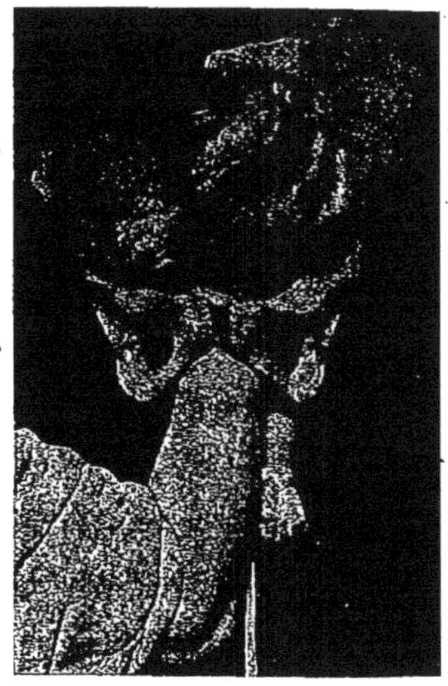

Fig. 256. — La main droite serait gênée par le pubis dans la recherche du pied.

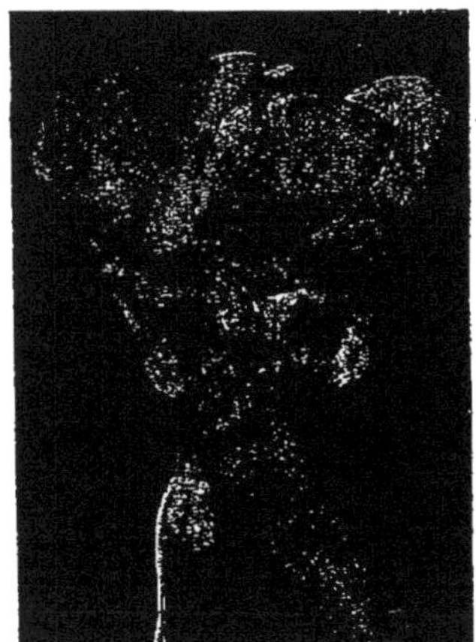

Fig. 257. — Évolution du fœtus par incurvation et torsion. Abaissement du pied de la hanche supérieure. L'épaule remonte.

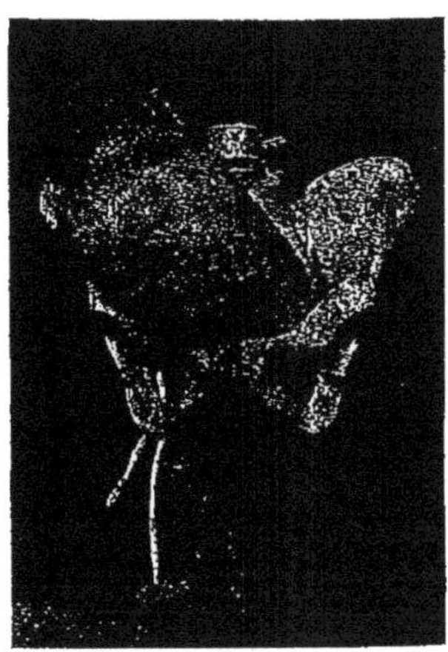

Fig. 258. — Le siège abaissé vient naturellement se présenter en SIGA; c'est sur la hanche antérieure qu'on tire, l'engagement est facile.

83. VERSION DANS LA PRÉSENTATION DE L'ÉPAULE DROITE, DOS EN ARRIÈRE (*Suite*)

II. — SI ON A SAISI LE PIED DROIT (MAUVAIS PIED).

MANUEL OPÉRATOIRE.

2ᵉ temps : Évolution

1º Les tractions sur le pied droit (pied de la hanche inférieure),
1. Amènent le pied et la jambe dans le vagin (on met un lacs sur le pied).
2. Abaissent la hanche inférieure (la droite, celle qu'on tire) directement.
3. Le fœtus *s'infléchit latéralement*, le dos restant en arrière.
4. L'épaule remonte.

2º Position du fœtus par les seules tractions — SIGP
1. Hanche droite sur laquelle on tire devant la symphyse sacro-iliaque droite.
2. *Hanche gauche, jambe relevée, assise sur l'éminence iléo-pectinée gauche* (fig. 259) (Farabeuf).
3. Engagement difficile, impossible avec un fœtus volumineux.

3º Rotation nécessaire : 180º transforment SIGP en SIDA.
1. Il faut amener en avant la hanche sur laquelle on tire pour permettre l'engagement.
2. *Une rotation de 90º donne SIDP* —
   1. Engagement du siège possible.
   2. Mais la tête s'engagerait en OID *postérieure*.
3. *Une rotation de 180º donnera SIDA* —
   1. Engagement favorable du siège.
   2. Engagement favorable de la tête en OIDA.
4. *Cette rotation se fait ou doit se faire la hanche d'arrêt* (Farabeuf) *allant à reculons*.

3º temps : Extraction.

1º Engagement
1. Hanche droite sur laquelle on tire s'engage facilement derrière l'éminence iléo-pectinée gauche.
2. Hanche gauche, jambe relevée, devant la symphyse sacro-iliaque droite.
3. Ensemble du siège en SIDA.

2º Extraction
1. Descente par tractions en SIDA.
2. Rotation en SIDT en amenant la bouche saisie sous la symphyse (fig. 260).
3. Dégagement en SIDT.
4. Dégagement de la jambe postérieure relevée.
5. Anse au cordon.
6. Tractions en bas, sur le siège dos en l'air, entouré de compresses.
7. Engagement et rotation interne des épaules par les tractions.

8. **Dégagement des bras**
   1. Abaissés. | Spontanément.
   2. Relevés..
      1. Bras droit antérieur, abaissé par le lacs.
      2. Bras gauche postérieur. — Se servir de la *main gauche*.
         1. Se servir de la *main gauche*.
         2. *Bras relevé*.
            1. *En avant* (fig. 261 et 262) : Faire moucher.
            2. *En arrière* : *Dû à la rotation*. Faire gratter le dos.

9. **Manœuvre de Mauriceau**
   1. Fœtus à cheval sur l'avant-bras droit.
   2. Chercher la bouche en arrière et à gauche.
   3. Fléchir la tête.
   4. Main droite, doigts en crochet à cheval sur le cou et les épaules.
   5. Tractions, engagement, descente.
   6. Rotation en OP.
   7. Dégager en relevant lentement, dès que la bouche est sortie.

VERSION DANS LA PRÉSENTATION DE L'ÉPAULE DROITE, DOS EN ARRIÈRE, MAUVAIS PIED, PIED DROIT

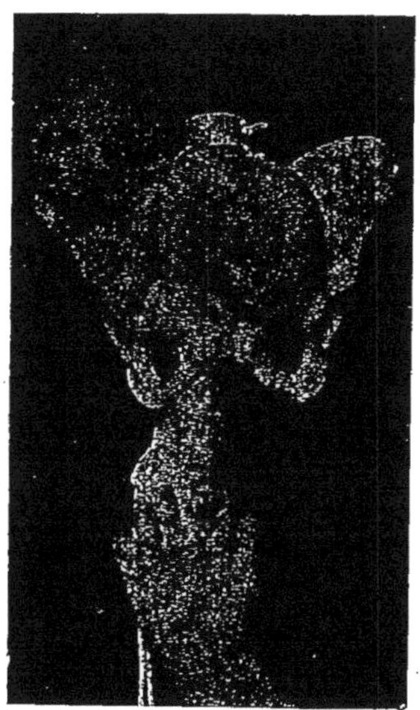

Fig. 259. — Abaissement du pied droit. Le siège s'abaisse par incurvation latérale du fœtus sur son flanc droit. Le siège va se présenter en SIGP. Engagement impossible. Hanche antérieure assise sur le détroit supérieur.

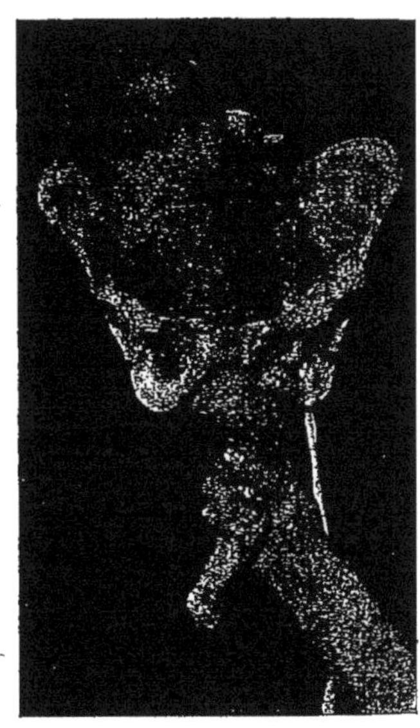

Fig. 260. — Extraction en SIDT après la rotation qui a été nécessaire pour transformer SIGP en SIDA pour rendre l'engagement facile et favorable.

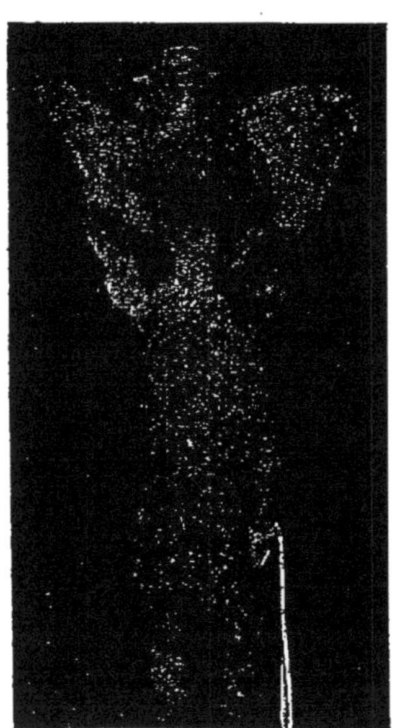

Fig. 261. — Relèvement du bras postérieur pendant l'extraction.

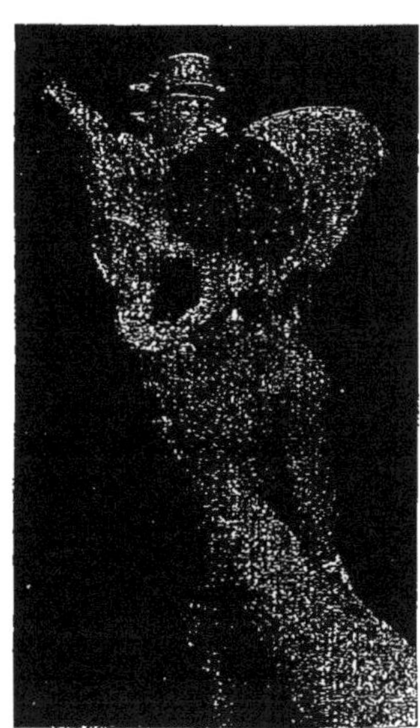

Fig. 262. — Abaissement du bras postérieur relevé. L'index et le médius gauche glissés le long de l'humérus vont faire moucher le fœtus.

84. FORCEPS, INDICATIONS, PRISES IDÉALES

INDICATIONS.

1° Il y a lieu de terminer rapidement l'accouchement..
- 1. Dans l'intérêt de la mère... Accident au cours du travail.
  - 1. Éclampsie.
  - 2. Hémorragie.
  - 3. Rupture utérine.
  - 4. Accidents cardiaques ou pulmonaires.
- 2. Dans l'intérêt de l'enfant...
  - 1. Procidence du cordon, impossible à réduire dans une présentation du sommet.
  - 2. Quand l'enfant souffre ....
    - 1. Expulsion du méconium (la tête se présentant).
    - 2. Bruits du cœur lents, rapides ou irréguliers (dans l'intervalle des contractions).

2° Dystocies.
- 1. Disproportion entre l'enfant et le bassin.......
  - 1. Enfant trop gros.
  - 2. Bassin trop petit.......... Bassin de 9 à 11 — Choix à faire entre........
    - 1. Forceps.
    - 2. Version si le bassin est large latéralement.
    - 3. Symphyséotomie.
- 2. Anomalies de la durée ou du mécanisme de l'accouchement........
  - 1. Dystocie des parties molles.
    - 1. Insuffisance des contractions utérines.
      - 1. Les interventionnistes terminent l'accouchement deux heures après la dilatation complète.
    - 2. Anneau de Bandl........
      - 2. Pinard applique le forceps quand, pendant la période d'expulsion, la tête reste deux heures sans progresser.
    - 3. Résistance du périnée.......
    - 4. Tête retenue dernière par les parties molles.
  - 2. Positions postérieures de la face ou du sommet qui ne tournent pas en avant.

CONDITIONS ET CONTRE-INDICATIONS ..
1. Col dilaté ou dilatable complètement, naturellement ou artificiellement.
2. Membranes rompues.
3. Présentations de la tête (siège décomplété, mode des fesses, ne se fait plus).
4. Enfant vivant (enfant mort, préférer l'embryotomie pour peu que le bassin soit étroit).
5. Pas trop de disproportion entre la tête et le bassin (exclut l'hydrocéphalie et les bassins de moins de 9).
6. Diagnostic minutieusement établi.

LE FORCEPS TARNIER.

1° Forceps croisé, à courbures fœtale et pelvienne, permettant de tirer dans l'axe pelvi-génital.

2° Deux branches, appareil de préhension........
- 1. Chaque branche présente .....
  - 1. Une cuiller, fenêtrée, courbée de champ et sur le plat.
  - 2. Un manche portant à l'extrémité un crochet qui indique l'orientation de la cuiller.
- 2. Caractères différentiels..
  - 1. Branche *gauche, porte un pivot, se tient de la main gauche et se place à gauche de la femme.*
  - 2. Branche *droite, porte une encoche, se tient de la main droite et se place à droite de la femme.*
  - 3. Les deux branches se croisent, s'articulent, la *branche droite à encoche se place sur la branche gauche.*

3° Appareil de traction........
1. Deux tiges dont le point d'attache est à la cuiller.
2. Un tracteur séparé, à coudure périnéale, et terminé par un palonnier transversal.
3. Permet de tirer dans l'axe pelvien, les manches du forceps servent d'aiguille indicatrice.

APPLICATIONS IDÉALES DU FORCEPS (fig. 263 et suivantes)..

1° Le forceps doit prendre la tête en général.......
Symétriquement et transversalement, en long et par les côtés (Farabeuf), au delà de la partie la plus large (bosses pariétales) qui doit être dans la fenêtre des cuillers.

2° Sur le sommet.
- 1. On doit voir dans la fenêtre en partant du bec de la cuiller (la jumelle antérieure seule empiète sur l'oreille)..............
  - 1. Angle du maxillaire.
  - 2. Os malaire.
  - 3. Bosse pariétale.
- 2. La concavité pelvienne du forceps tournée du côté de l'occiput (sauf dans les occipito-postérieures).

3° Sur la face ...
- 1. On doit trouver dans la cuiller en partant du bec : bosse pariétale, os malaire, angle maxillaire.
- 2. La concavité pelvienne du forceps tournée du côté du cou (sauf dans les mento-postérieures).

4° Par rapport au bassin ....
La concavité pelvienne du forceps doit regarder le pubis.

BONNES ET MAUVAISES PRISES DE FORCEPS

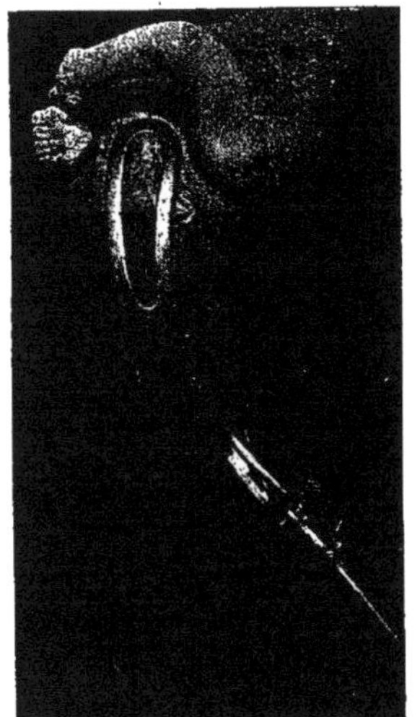

Fig. 263. — Forceps sur le sommet, prise idéale.

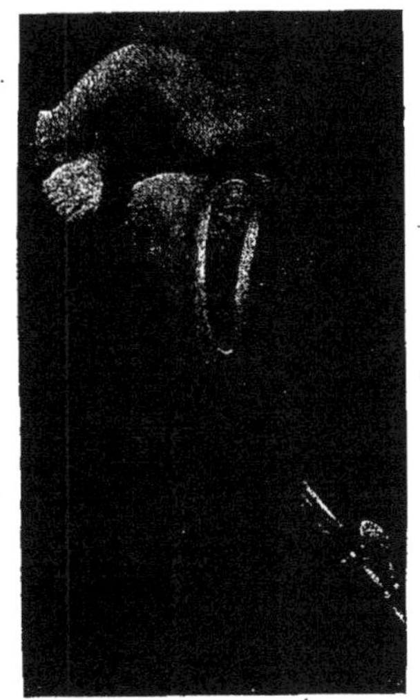

Fig. 264. — Prise bi-auriculaire, solide, utilisable au détroit supérieur (la tête est insuffisamment fléchie).

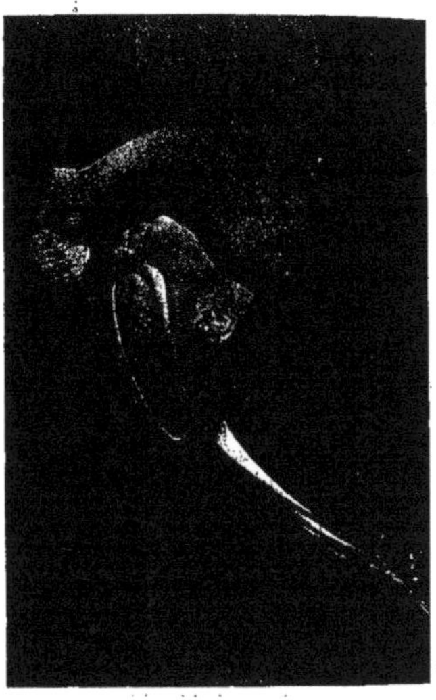

Fig. 265. — Prise oblique fronto-mastoïdienne; bonne prise au détroit supérieur (Budin).

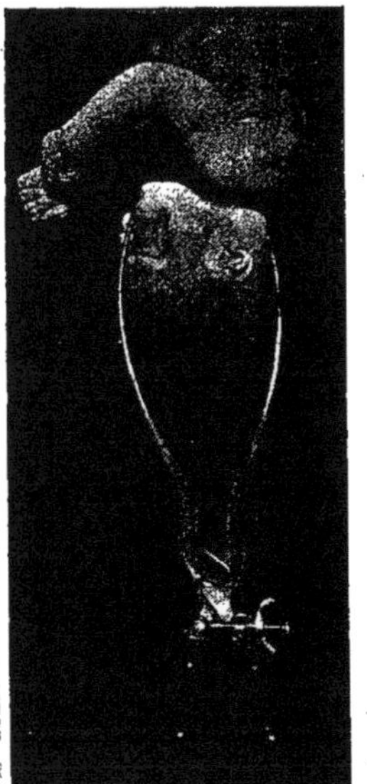

Fig. 266. — Prise occipito-faciale au détroit supérieur (Auvard).

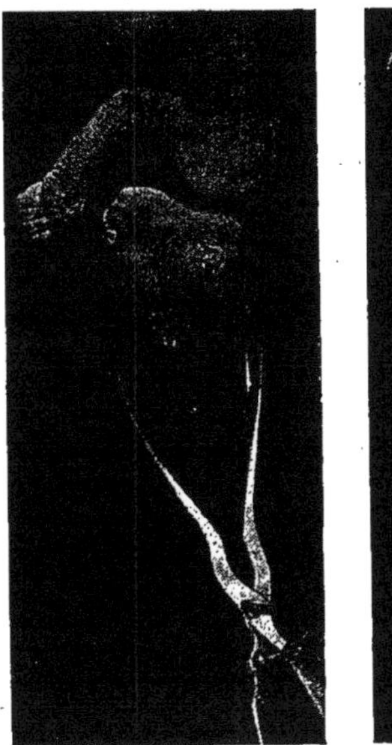

Fig. 267 et 268. — Prises mauvaises, inefficaces et dangereuses.

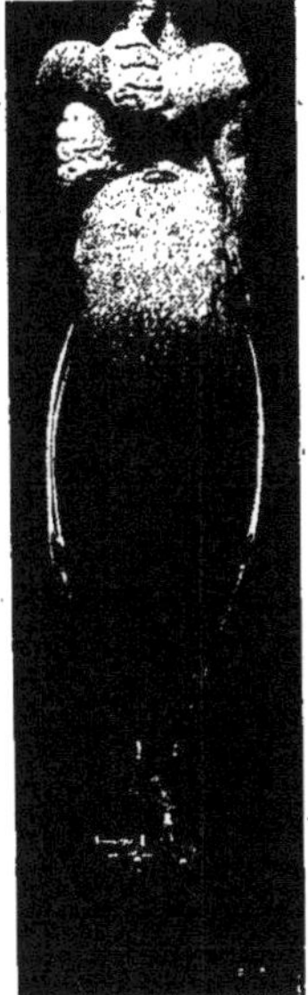

Fig. 269. — Forceps sur la face.

FORCEPS. — LES TRACTIONS DANS L'AXE

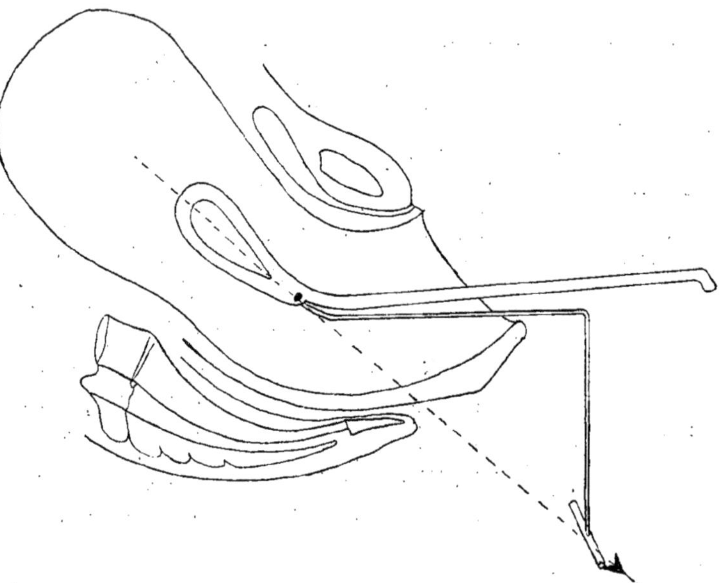

Fig. 270. — Comment le tracteur permet de tirer dans l'axe de la filière pelvi-génitale.

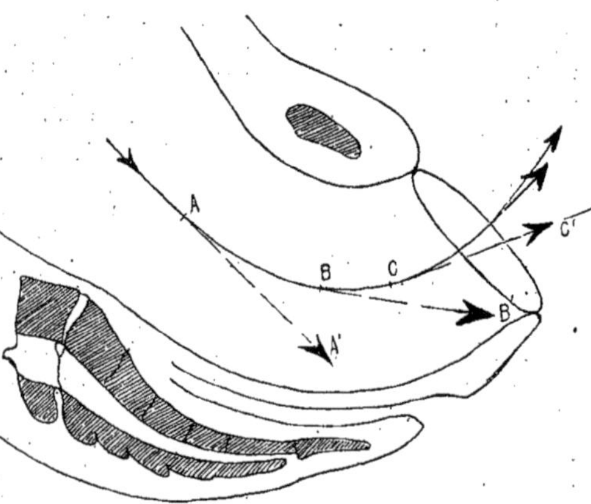

Fig. 271. — Directions successives des tractions lorsqu'on tire « dans l'axe ».

85. RÈGLES GÉNÉRALES DE TOUTE APPLICATION DE FORCEPS

PRÉPARATIFS...

1° La femme....
1. Position obstétricale.
2. Anesthésie utile toujours, nécessaire souvent.
3. Désinfection de la vulve et du vagin.

2° Les instruments........
1. Forceps stérilisé, face externe des cuillers vaselinée, désarticulé.
2. De quoi ranimer l'enfant.
3. De quoi suturer le périnée, si déchirure.

3° L'accoucheur. | Antisepsie.

MANUEL OPÉRATOIRE GÉNÉRAL.

1° Nécessité d'un examen complet de l'attitude de la tête fœtale......
1. Situation.
2. Orientation.
3. Degré........
   1. De flexion.
   2. D'inclinaison.

2° Bien se représenter.....
1. L'attitude de la tête.
2. L'attitude du forceps appliqué......
   1. Sur la tête... Suivant une des prises idéales précédentes.
   2. Sur le bassin. La concavité doit finalement regarder du côté du pubis.

3° Cuillers.........
1. Les cuillers doivent être..
   1. Introduites...
      1. L'une après l'autre.
      2. De chaque côté et en arrière (où il y a de la place) (fig. 272).
   2. Amenées ensuite sur la région fœtale qu'elles doivent recouvrir.
2. *C'est la cuiller postérieure qui doit être placée la première.*
3. *Une cuiller ne doit être introduite........*
   1. *Qu'après la main-guide protectrice.*
   2. Et que guidée par celle-ci.
4. La cuiller *gauche* se tient de la main *gauche*, doit être placée *à gauche* guidée par la main droite.
5. La cuiller *droite* se tient de la main *droite*, doit être placée *à droite*, guidée par la main gauche.

4° Introduction de la main-guide. Recherche de l'oreille postérieure......
1. Enfoncer d'abord la main-guide vaselinée des deux côtés........
   1. Main droite à gauche.
   2. Main gauche à droite.
   Profondément en arrière et du côté où on doit placer la cuiller.
2. Cette main doit sentir........
   1. *L'oreille* fœtale postérieure repère.
   2. Le *col* utérin, dans lequel elle pénètre pour protéger les parties maternelles contre la cuiller.
3. C'est seulement alors qu'on glisse sur elle la cuiller.

5° Introduction et mise en place de la cuiller postérieure......
1. La cuiller, tenue verticalement (fig. 276 et 277), présentée verticalement à la main-guide, doit être introduite *avec la douceur d'un cathétérisme.*
2. Elle ne doit pas quitter la main-guide surtout de son bec pendant l'introduction.
3. La cuiller postérieure est placée sur la région fœtale qu'elle doit recouvrir, d'après les indications de la main-guide.
4. Elle est introduite par abaissement et inclinaison latérale du manche (fig. 273 et 274, 276 et 278)......................
   1. La cuiller chemine en sens inverse du manche.
   2. Le crochet indique la position de la cuiller.

6° La branche est confiée à un aide.
1. On retire la main-guide...... | Faire tenir la branche à un aide (fig. 279).
2. Veiller à ce qu'elle ne change pas de position.

7° Mise en place de la deuxième branche........
1. Main-guide...
   1. Du côté opposé, on introduit, jusque dans le col, l'autre main-guide.
   2. Par-dessus la branche placée.
2. La seconde cuiller, introduite comme la première (abaissement et inclinaison du manche), est amenée en regard de la première par les mouvements de spire (torsion du manche).
3. Elle vient croiser par-dessus la première.

8° Articulation....
1. Amener le pivot en regard de l'encoche. Retirer la branche la plus enfoncée. Déplacer plutôt la seconde branche que la première placée.
2. S'il y a une difficulté réelle, la prise est mauvaise, il faut recommencer.
3. Dans les positions droites, il faut décroiser les branches pour articuler.

9° Vérifier si la tête est bien et seule prise............................ Pas de cordon, pas de col, pas de membre.

10° Détacher les tiges..........
1. Mettre le tracteur.
2. Tirer, pendant les contractions, par le palonnier.

11° Tirer dans l'axe. | On tire dans l'axe quand les tiges restent à 1 centimètre des manches.

12° Suivre le mécanisme normal.... D'engagement, de descente, de rotation, de dégagement, d'après les indications des manches-aiguilles.

13° Si le forceps tend à déraper..... | Il vaut mieux recommencer la prise.

14° Pour enlever les branches...
1. Désarticuler.
2. Retirer les cuillers l'une après l'autre, en rabattant le manche en sens inverse du mouvement d'introduction (fig. 280).

FORCEPS. — INTRODUCTION DES CUILLERS SUR LA MAIN-GUIDE ET MISE EN PLACE DÉFINITIVE

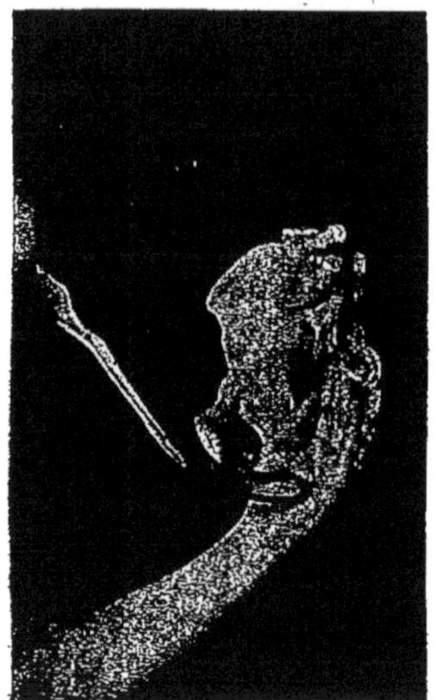

Fig. 272. — La main-guide est introduite en arrière et latéralement. L'autre main lui présente la branche du forceps.

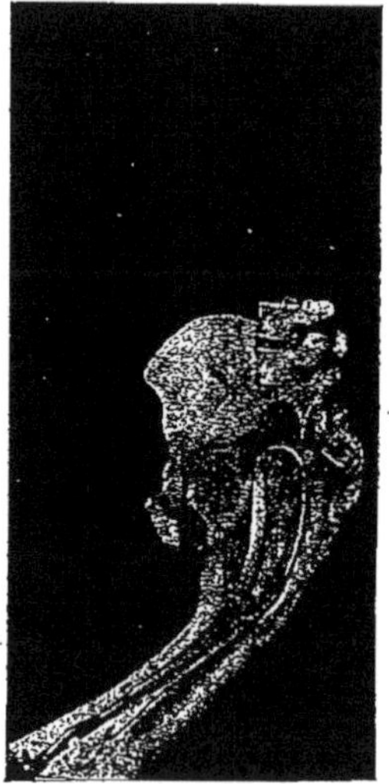

Fig. 273. — Introduction de la cuiller sur la main-guide par abaissement du manche.

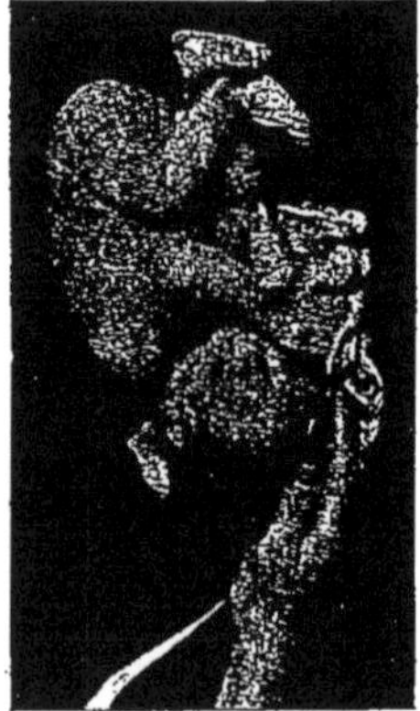

Fig. 274 et 275. — La cuiller, introduite en arrière sur la main-guide (274), est amenée latéralement en avant à sa place définitive par un mouvement de spire (275).

FORCEPS. — INTRODUCTION DES CUILLERS

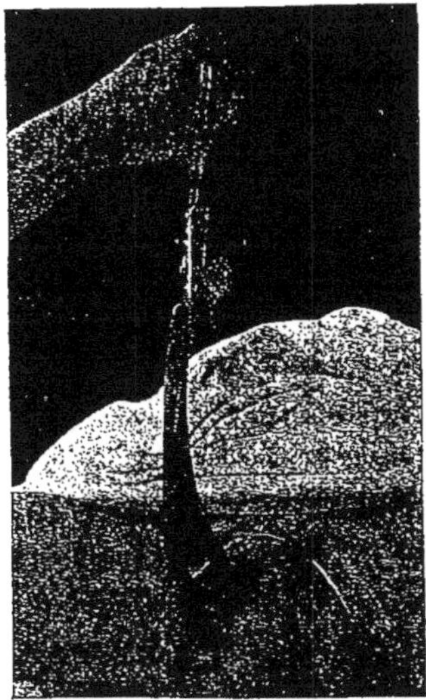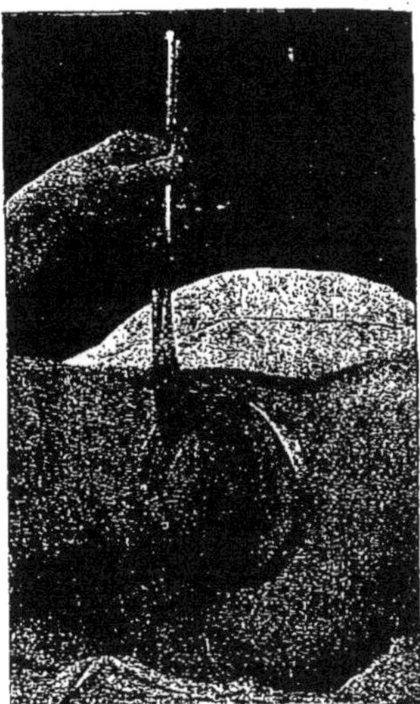

Fig. 276 et 277. — La branche gauche, tenue verticalement par le crochet (276) ou comme une plume à écrire (277), est présentée à la main-guide introduite dans les parties génitales.

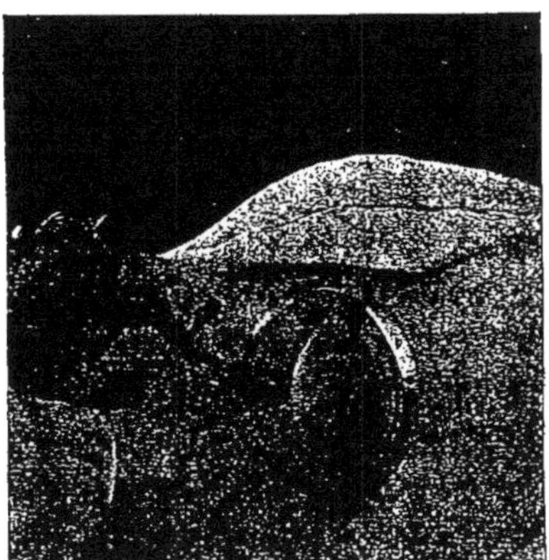

Fig. 278. — Introduction de la cuiller par abaissement du manche.

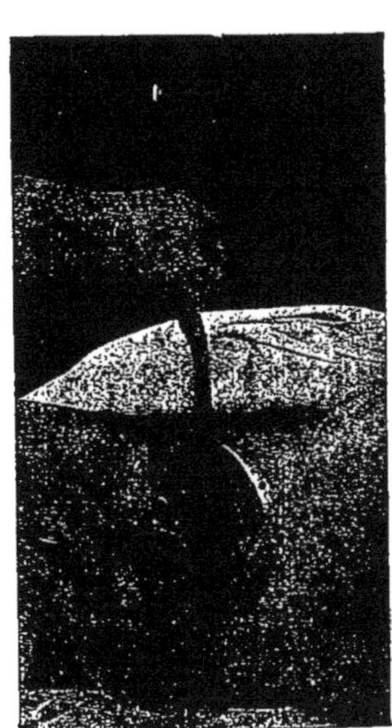

Fig. 279. — La branche gauche est confiée à un aide. La branche droite est introduite sur la main gauche guide.

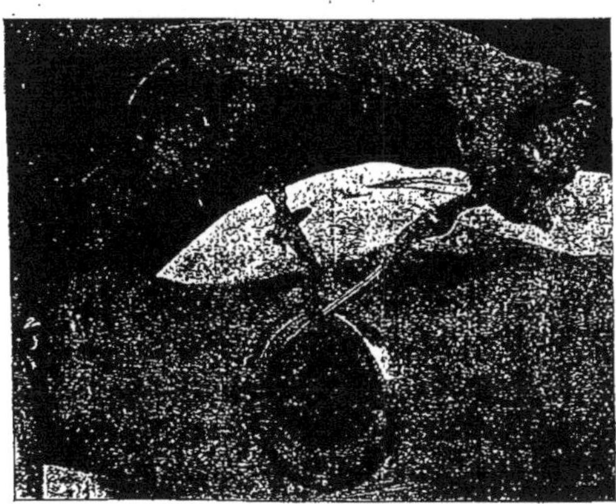

Fig. 280. — Comment on enlève les branches du forceps l'une après l'autre pour faire une autre prise.

86. FORCEPS AU DÉTROIT INFÉRIEUR

APPLICATION SUR LE SOMMET EN OCCIPITO-PUBIENNE.

INDICATIONS.... | Le plus souvent, il s'agit d'une résistance du périnée.

PRÉPARATIFS...
- 1º De la femme.................. — Comme précédemment. Le chloro-
- 2º De l'accoucheur.......... — forme est moins nécessaire que
- 3º Des instruments............ — pour les applications plus hautes.

BIEN SE REPRÉSENTER (fig. 282).......

- 1º La position de la tête dans le bassin.....
  - 1. L'occiput sous la symphyse..... (Si la tête est encore bien fléchie.
  - 2. La fontanelle postérieure au centre.
  - 3. La suture sagittale antéro-postérieure.
  - 4. Les deux oreilles dans le diamètre transversal.
- 2º La position du forceps appliqué (mentalement, ou en tenant le forceps devant la vulve).
  - 1. Par rapport à la tête........ | La tête prise transversalement d'une oreille à l'autre. (Voy. *Prise idéale*).
  - 2. Par rapport au bassin.....
    - 1. Les deux cuillers aux deux extrémités du diamètre transverse.
    - 2. La concavité pelvienne du forceps regardant la symphyse.

MISE EN PLACE DE LA PREMIÈRE CUILLER.

1º La main-guide est (*main droite*)........
- 1. Vaselinée, introduite....
  - 1. *A gauche et en arrière*, là où elle a le plus de place.
  - 2. Jusqu'à la commissure du pouce (le pouce peut rester hors de la vulve).
  - 3. Dans l'intervalle des contractions.
- 2. Elle doit sentir........
  - 1. Le col (s'il n'est pas remonté et inaccessible) et pénétrer dans le col.
  - 2. L'*oreille du fœtus* avec l'index envoyé en avant-garde (fig. 281).

2º La branche gauche (à pivot) est mise à gauche la première.
- 1. Vaselinée.................. | Sur la face externe de la cuiller (préalablement).
- 2. Saisie par la **main gauche**. | Et tenue verticalement (fig. 276 et 277).
- 3. Présentée à la **main-guide**, glissée sur elle.......... | Bien à plat, sans la quitter en aucun point. (Le bec de la cuiller surtout ne doit pas quitter la main-guide.)
- 4. Introduite profondément. | Par *abaissement du manche*, qu'on rabat en même temps vers la gauche de la femme (fig. 278).
- 5. Mise en place définitive (fig. 274 et 275)..
  - 1. Car introduite à l'extrémité postérieure du diamètre oblique, il faut que la cuiller soit amenée à l'extrémité gauche du diamètre transverse.
  - 2. *Placée* sur l'angle maxillaire, l'os malaire, la bosse pariétale (*en avant de l'oreille et un peu sur elle*).
  - 3. *D'après* les indications de la main-guide.
  - 4. *Au moyen* d'une inclinaison du manche vers la cuisse droite.
  - 5. *Au moyen* d'une torsion du manche amenant le crochet à regarder directement en dehors.
- 6. Confiée à un aide (fig. 279).
  - 1. Qui doit la tenir immobile.
  - 2. On retire la main-guide.

MISE EN PLACE DE LA DEUXIÈME CUILLER.

1º Main-guide (la gauche).....
- 1. Vaselinée, introduite à droite et en arrière par-dessus la branche placée.
- 2. Elle sent.....
  - 1. Le col dans lequel elle pénètre, du bout des doigts.
  - 2. L'oreille du fœtus, avec l'index.

2º Seconde branche droite à encoche: mise en place à droite......
- 1. Vaselinée sur la face externe de la cuiller seulement.
- 2. Saisie de la main droite, présentée verticalement à la vulve.
- 3. Glissée sur la main-guide à plat (fig. 279) ; son bec surtout ne doit pas la quitter.
- 4. Introduite profondément par *abaissement du manche* rabattu en bas et vers la cuisse droite.
- 5. Mise en place.
  - 1. Amenée de l'extrémité postérieure au diamètre oblique, à l'extrémité droite du diamètre transverse.
  - 2. Par.........
    - 1. Inclinaison du manche vers la cuisse gauche.
    - 2. Torsion du manche amenant le crochet à regarder en dehors directement.

ARTICULATION. VÉRIFICATION.
- 1. La branche droite est venue naturellement croiser par-dessus la branche gauche.
- 2. On amène l'encoche en face du pivot.
- 3. Si la prise est bien faite, l'articulation est très facile.
- 4. On serre la vis-pivot.
- 5. Et on met la vis de pression.
- 6. On vérifie si la tête est bien prise, transversalement, fontanelle postérieure au centre (fig. 282).
- 7. On vérifie si la tête est seule prise (pas de col, pas de cordon, pas de membre).

EXTRACTION.

1º On détache les deux petites tiges.. | On articule le tracteur.

2º On amène la tête à la vulve (fig. 283).
- 1. On tire en relevant peu à peu le tracteur et en suivant les indications de l'aiguille (manches du forceps) : la tige du tracteur doit rester à 1 centimètre des branches.
- 2. On tire lentement, laissant au périnée le temps de se distendre (sauf modification des bruits du cœur) et pendant les contractions.

3º Pour dégager la tête à la vulve (fig. 284)........
- 1. On saisit le forceps, branches et tracteur, à pleine main droite, près du pivot.
- 2. On tire doucement en rabattant le forceps sur le ventre.
- 3. On dégage doucement les bosses pariétales l'une après l'autre par de petites oscillations latérales du forceps.
- 4. *On retient la tête avec le forceps*, quand le bregma apparaît, pour éviter de déchirer le périnée qu'on soutient.
- 5. La tête extraite, on enlève le forceps. (Certains auteurs enlèvent le forceps une fois la tête à la vulve.)

FORCEPS SUR LE SOMMET EN OCCIPITO-PUBIENNE

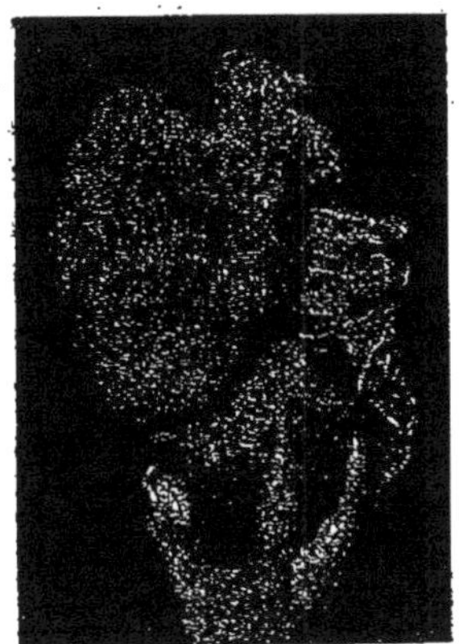

Fig. 281. — Recherche de l'oreille fœtale
avec l'index de la main-guide.

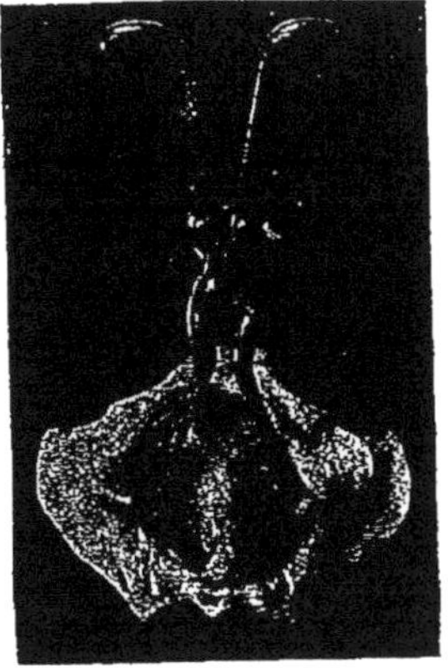

Fig. 282. — Forceps appliqué sur le sommet
en occipito-pubienne.

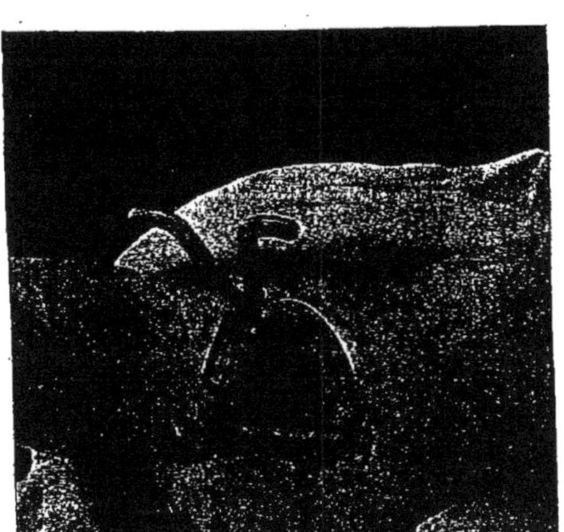

Fig. 283. — Comment on tire sur le tracteur.

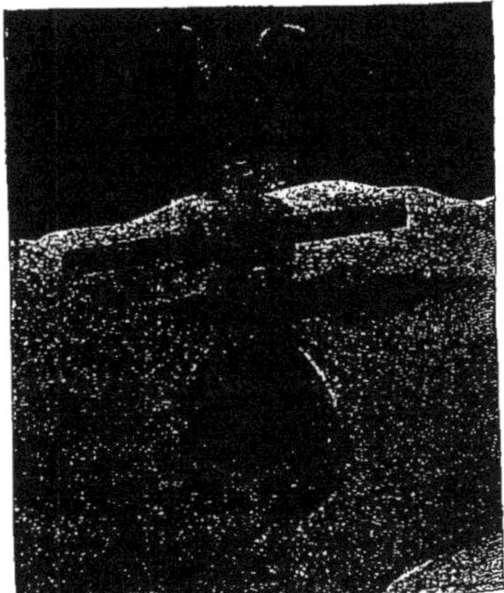

Fig. 284. — Comment on dégage en relevant le
forceps saisi à pleine main près de l'articulation.
On retient la tête avec le forceps. On soutient
le périnée avec la main.

87. FORCEPS AU DÉTROIT INFÉRIEUR

APPLICATION EN POSITION OCCIPITO-SACRÉE.

APPLICATION.... { Rare pour une position postérieure qui a fait sa rotation dans le mauvais sens.

PRÉPARATIFS... | Comme précédemment.

BIEN SE REPRÉSENTER.

1° **La position de la tête dans le bassin...**
1. La suture sagittale sur la ligne médiane.
2. La fontanelle postérieure sur la ligne médiane et un peu en arrière.
3. Le diamètre bipariétal (à saisir) dans le diamètre transverse.
4. L'occiput en arrière.

2° **La position du forceps appliqué (mentalement ou en la mimant au besoin) (fig. 285).....**

1. **Par rapport à la tête......**
1. La tête prise transversalement d'une oreille à l'autre.
2. Mais la courbure pelvienne regardant le front et non l'occiput.

2. **Par rapport au bassin...**
1. Les deux cuillers placées latéralement aux deux extrémités du diamètre transverse.
2. La concavité pelvienne du forceps regardant le pubis.
3. On placera d'abord la branche gauche.

Application directe.

INTRODUCTION ET MISE EN PLACE DE LA BRANCHE GAUCHE A GAUCHE....

1° **Introduction de la main-guide (main droite).....**
1. Vaselinée, introduite *à gauche et en arrière* jusqu'à la commissure du pouce.
2. Elle doit sentir.
   1. Le *col* et pénétrer dans le col.
   2. L'*oreille* du fœtus.

2° **La branche gauche (à pivot) est mise à gauche la première...**

1. *Vaselinée* sur la face externe de la cuiller.
2. *Saisie par la main gauche*, tenue verticalement, présentée à la main-guide.
3. Glissée doucement (cathétérisme) sur la main-guide, à plat (le bec surtout ne doit pas quitter la main-guide).
4. *Introduite profondément* par abaissement du manche rabattu en bas et vers la cuisse gauche.
5. Mise en place définitive...
   1. Car introduite à l'extrémité postérieure du diamètre oblique, elle doit être amenée à l'extrémité gauche du diamètre transverse.
   2. Placée en avant de l'oreille et sur la bosse pariétale, d'après les indications de la main-guide.
   3. Au moyen...
      1. D'une inclinaison du manche vers la cuisse droite.
      2. D'une torsion du manche amenant le crochet (indiquant la position de la cuiller) à regarder directement en dehors.
6. Confiée à un aide qui doit la tenir immobile.
7. On retire la main-guide.

MISE EN PLACE DE LA BRANCHE DROITE A DROITE .....

1° La main-guide (main gauche) introduite à gauche et en arrière.......
  1. Pénètre dans le col.
  2. Sent l'oreille.

2° Mise en place de la branche droite........
  1. Vaselinée, *saisie de la main droite*, présentée verticalement, est glissée doucement sur la main-guide.
  2. *Introduite par abaissement du manche* rabattu en bas et vers la cuisse droite.
  3. *Mise en place.*
    1. A l'extrémité du diamètre transverse.
    2. En avant de l'oreille et sur elle; et sur la bosse pariétale.
    3. En inclinant le manche vers la cuisse gauche.
    4. En amenant le crochet à regarder directement au dehors.
    5. Elle vient croiser *par-dessus la branche gauche.*

ARTICULATION.. VÉRIFICATION .
1. On articule; on serre le pivot, on met la vis de pression.
2. On vérifie si la tête est bien saisie, et si elle est seule saisie.

EXTRACTION. DEUX MÉTHODES.

1re méthode : Transformer OS en OP. C'est ce qu'il faut faire (fig. 285, 288 et 289).

1. Dans quel sens?......
  1. On sait que primitivement l'occiput était.
    1. A droite.. } Faire tourner par la droite.
    2. A gauche. } Faire tourner par la gauche.
  2. On ne sait rien. } Faire la rotation dans le sens où elle se fait le plus facilement.

2. Comment?...
  1. *Fléchir d'abord la tête au maximum* (en relevant légèrement les manches).
  2. *Faire décrire aux manches* (qui tournent en sens inverse de l'occiput) une *demi-circonférence*, par une très douce impulsion, et sans modifier l'angle qu'ils font par rapport à l'axe de la filière.
  3. Finalement, le forceps est complètement retourné (fig. 289).

3. Extraction en OP. Deux procédés...
  1. Les uns enlèvent le forceps et font une nouvelle prise en OP.
  2. On peut dégager avec le forceps ainsi renversé....
    1. On met le tracteur (en dessus).
    2. On tire en relevant peu à peu suivant l'indication des manches; aiguille.
    3. *Veiller à ce que dans ce mouvement le bec des cuillers ne glisse sur la tête pour venir labourer le périnée.*

2e méthode: Dégagement en occipito-sacrée (fig. 285, 286 et 287).

1. Deux procédés
  1. Pour Farabeuf et Varnier ....
    1. Tirer d'abord en relevant pour ......
      1. Fléchir la tête au maximum.
      2. Engager l'occiput.
    2. Tirer ensuite en abaissant pour engager le front sous la symphyse jusqu'à l'encoche naso-frontale.
    3. Relever en tirant pour dégager l'occiput en faisant pivoter la tête autour de l'angle naso-frontal fixé sous la symphyse.
  2. Pour la plupart des auteurs ......
    1. Tirer d'abord en relevant pour (fig. 286).
      1. Fléchir la tête au maximum.
      2. Dégager l'occiput à la commissure postérieure.
    2. Tirer en abaissant les manches (fig. 287) pour dégager successivement sous la symphyse front et face.

2. Inconvénients. } Déchirures fréquentes et étendues du périnée. A n'employer qu'avec de petites têtes.

FORCEPS SUR LE SOMMET EN OCCIPITO-SACRÉE

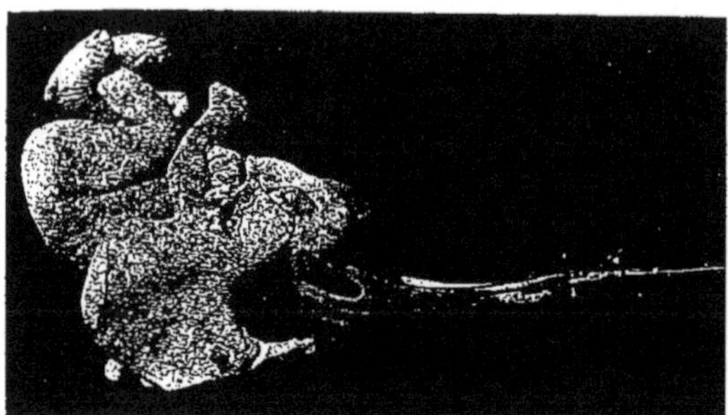

Fig. 285. — Forceps appliqué sur le sommet en occipito-sacrée.

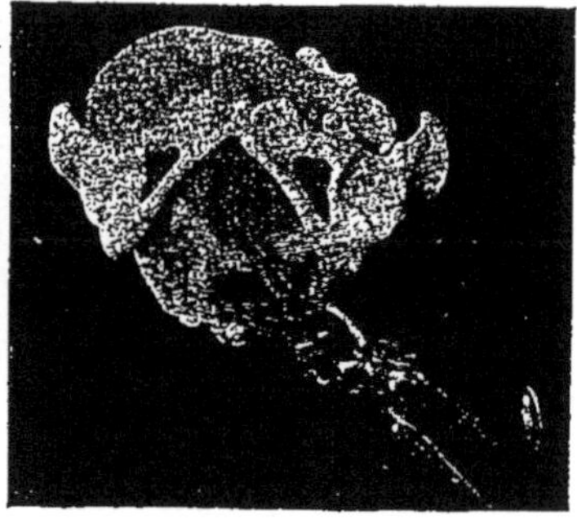

Fig. 288. — Le forceps a été appliqué sur une
occipito-sacrée comme sur une occipito-pubienne.
La rotation a transformé OS en OIDT. On peut
à ce moment faire une nouvelle prise correcte
en OIDT ou continuer la rotation jusqu'en OP ;
le forceps sera renversé (Voy. figure suivante).

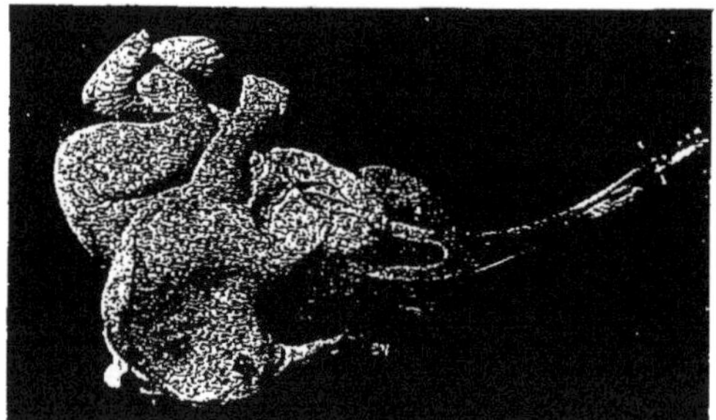

Fig. 286. — Dégagement de l'occiput par relèvement des manches
pendant les tractions.

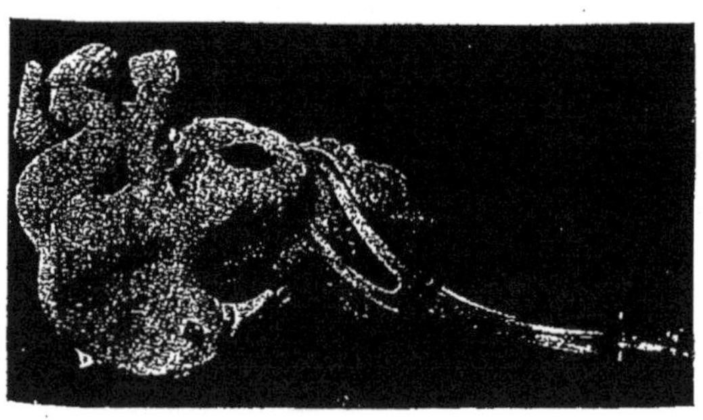

Fig. 287. — Dégagement de la face par abaissement.

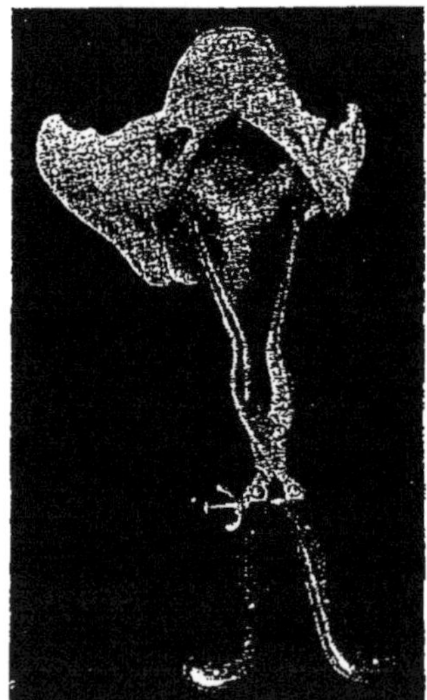

Fig. 289. — Forceps retourné.

88. FORCEPS DANS L'EXCAVATION

APPLICATION SUR LE SOMMET EN OIGA (fig. 290).

PRÉPARATIFS ... | Comme précédemment.

1° La position de la tête dans le bassin...
1. Suture sagittale dans le diamètre oblique gauche.
2. Occiput à gauche et en avant.
3. Diamètre bipariétal (à saisir) dans le diamètre oblique droit.

BIEN SE REPRÉSENTER..

2° L'attitude du forceps appliqué (mentalement ou en la mimant au besoin) (fig. 290)......

1. Par rapport à la tête .....
« Tête prise en long et par les côtés (prise idéale), la concavité du forceps tournée vers la nuque

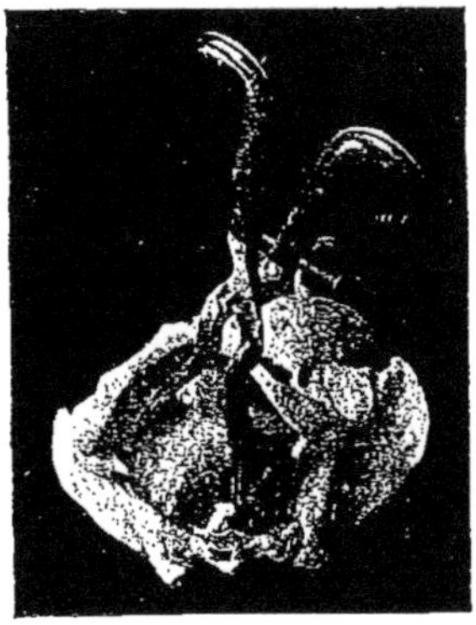

Fig. 290. — Forceps appliqué sur OIGA.

qui va être ramenée sur la ligne médiane. » (Farabeuf et Varnier.)

2. Par rapport au bassin...
1. Les deux cuillers placées dans le diamètre oblique droit.
2. Cuiller gauche à gauche et en arrière, la première.
3. Cuiller droite à droite et en avant.

MISE EN PLACE DE LA PREMIÈRE CUILLER (la gauche, postérieure)......

1° Introduction de la main droite guide.
1. Vaselinée.
2. Introduite *à gauche et en arrière*, complètement si la tête est loin.
3. *Elle doit sentir.*
  1. Le *col*, dans lequel les doigts doivent pénétrer.
  2. L'*oreille postérieure* du fœtus.

2° La branche gauche (à pivot) est placée à gauche et en arrière.....
1. Vaselinée sur la face externe de la cuiller.
2. *Saisie de la main gauche.*
3. Tenue verticalement.
4. Présentée à la main-guide.
5. Glissée doucement (cathétérisme) sur la main-guide à plat, que le bec surtout ne doit pas quitter.
6. *Introduite* profondément par abaissement du manche rabattu en bas et vers la cuisse gauche.
7. Placée d'après les indications de la main-guide sur l'os malaire et la bosse pariétale, empiétant sur l'oreille.
8. Le crochet doit regarder à gauche et en arrière.
9. On confie la branche à un aide.

MISE EN PLACE DE LA SECONDE CUILLER (la droite, antérieure).

1° La main gauche est introduite à droite et en arrière.....
1. Pénètre dans le col.
2. Ne sent pas l'oreille qui est trop antérieure.

2° La branche droite (à encoche) est placée à droite et en avant......

1. Vaselinée, saisie de la main droite, glissée sur la main-guide.
2. Introduite profondément en arrière et à droite par abaissement du manche rabattu en bas et vers la cuisse droite.
3. Mise en place définitive (*manœuvre de Mme Lachapelle*).
  1. Amenée en avant et à droite.
  2. Par un mouvement de spire imprimé à la cuiller.
  3. Au moyen de trois mouvements simultanés.
    1. Abaissement du manche..
    2. Inclinaison du manche vers la cuisse gauche.
    3. Torsion du manche amenant le crochet à droite et en avant. (Farabeuf.)
  4. Ce *mouvement de spire* doit se faire sans violence, la main qui tient le manche doit se laisser guider par la cuiller.
  5. La main-guide, devenue inutile, a été retirée.

ARTICULATION..
1° Articulation. La branche droite antérieure a souvent pénétré plus profondément que la gauche et a besoin d'être légèrement retirée pour articuler.
2° Vérification. La tête est-elle bien prise ? Est-elle seule prise ?
On articule le tracteur.

EXTRACTION.....
1° On complète la descente. Par des tractions dans l'axe.
2° On fait la rotation....
1. Quand la tête est au détroit inférieur.
2. Souvent la rotation se fait spontanément par les seules tractions.
3. On la fait artificiellement en faisant décrire aux manches du forceps un arc de cercle de 45°, amenant l'occiput sous la symphyse.
3° On dégage... Comme dans l'occipito-pubienne (fig. 283 et 284).

89. FORCEPS DANS L'EXCAVATION

APPLICATION SUR LE SOMMET EN OIDA.

PRÉPARATIFS... | Comme précédemment.

BIEN SE REPRÉSENTER.

1° L'attitude de la tête dans le bassin...
1. Suture sagittale dans le diamètre oblique droit.
2. Occiput à droite et en avant.
3. Diamètre bipariétal (à saisir) dans le diamètre oblique gauche.

2° L'attitude du forceps appliqué (mentalement ou en la mimant).

1° Par rapport à la tête.... « Tête prise en long et par les côtés (prise idéale), la concavité du forceps tournée vers la nuque qui va être ramenée sous le pubis. » (Farabeuf.)

2° Par rapport au bassin..
1. Les deux cuillers dans le diamètre oblique gauche.
2. Cuiller droite en arrière et à droite (la première).
3. Cuiller gauche à gauche et en avant.

1re BRANCHE (la droite)......

1° Main gauche guide.......
1. Introduite à droite et en arrière.
2. Sent le col et y pénètre.
3. Sent l'oreille postérieure.

2° Branche droite (à encoche).
1. Saisie de la main droite.
2. Glissée doucement sur la main-guide, que son bec surtout ne quitte pas.
3. *Placée directement à droite et en arrière.*

2e BRANCHE (la gauche)......

1° Main droite guide....... Introduite à gauche et en arrière, entre dans le col, sans chercher à sentir l'oreille.

2° Branche gauche (à pivot).......
1. *Introduite à gauche et en arrière.*
2. *Amenée en avant et à gauche.*
3. *Par le mouvement de spire.*

DÉCROISEMENT. ARTICULATION. VÉRIFICATION..

1. La branche gauche (à pivot) est venue croiser par-dessus la droite (encoche).
2. Il faut l'amener à croiser dessous pour pouvoir articuler.
3. On prend un manche de chaque main, le bout du manche tenu du bout des doigts (fig. 291).
4. On écarte les manches jusqu'à pouvoir décroiser et recroiser, branche droite sur branche gauche.

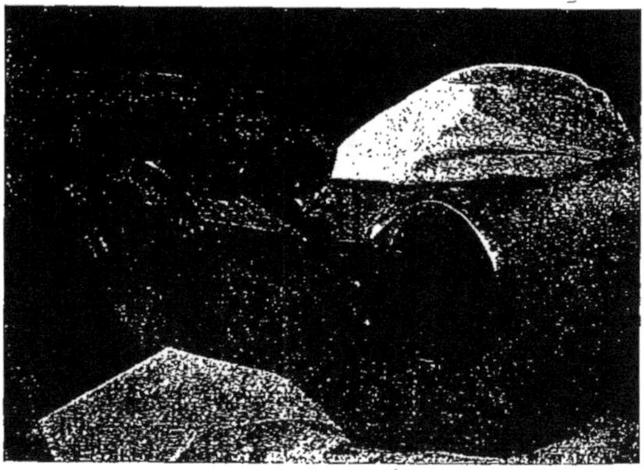

Fig. 291. — Comment on fait la rotation. Le forceps, appliqué sur OIDA, doit tourner de 45° de droite à gauche, pour transformer OIDA en OP.

5. Mobiliser surtout le manche gauche, la branche droite, la postérieure, la première placée, la mieux placée, doit peu bouger.
6. Articulation.. | Vérifier si la tête est bien et seule prise.
7. Si la tête, bien prise, n'a pas bougé, les manches doivent être relevés en avant et à droite.

ROTATION (fig. 291).
1. On met le tracteur.
2. *On complète la descente.*
3. *On fait la rotation ....*
1. Quand la tête est au détroit inférieur.
2. Rotation de 45°, transformant OIDA en OP.
3. En faisant décrire aux manches un arc de 45° (fig. 291).

EXTRACTION..... | Comme plus haut.

90. FORCEPS DANS L'EXCAVATION, SOMMET EN POSITION TRANSVERSALE

I. — PRISE IDÉALE SUR DOIGT.

BIEN SE REPRÉSENTER mentalement et en le mimant au besoin….

- **1° L'attitude de la tête dans le bassin………**
  1. Suture sagittale dans le diamètre transverse.
  2. Occiput directement à gauche.
  3. Diamètre bipariétal, à saisir, dans le diamètre antéro-postérieur.
  4. Une oreille devant le promontoire, l'autre derrière le pubis.

- **2° L'attitude du forceps appliqué…..**
  - 1. Par rapport à la tête……… : « Tête prise en long et par les côtés (prise idéale), la concavité du forceps tournée vers la nuque qui va être ramenée sous le pubis. » (Farabeuf et Varnier.)
  - 2. Par rapport au bassin…. :
    1. Les deux cuillers dans le diamètre antéro-postérieur.
    2. Cuiller gauche en arrière (la première).
    3. Cuiller droite en avant.

PLACEMENT DES CUILLERS.

1°

- **1° Main droite guide…….**
  1. Introduite directement en arrière au-devant du sacrum.
  2. Sent le col et y pénètre.
  3. Sent l'oreille postérieure directement en arrière.

- **2° Branche gauche (à pivot) placée en arrière..**
  1. Saisie de la main gauche.
  2. Glissée doucement sur la main-guide, à plat, son bec surtout ne la quittant pas.
  3. Placée directement en arrière au-devant du sacrum, par abaissement du manche.
  4. Sur le malaire, la bosse pariétale empiétant sur l'oreille.
  5. Finalement son manche est dirigé à gauche.
  6. Le crochet regarde directement en bas.

2°

- **1° Main gauche guide……**
  1. Introduite à droite et en arrière.
  2. Sent le col et y pénètre.
  3. N'a pas à s'occuper de l'oreille.

- **2° Deuxième branche, la droite placée en avant……**
  1. Tenue de la main droite.
  2. Introduite en arrière et à droite.
  3. Amenée en avant par un mouvement de spire étendu (abaissement et torsion du manche).
  4. La cuiller doit être amenée presque derrière le pubis.

ARTICULATION. VÉRIFICATION..
1. Pour articuler, amener l'encoche en face du pivot.
2. Déplacer plutôt la branche antérieure que la postérieure.
3. Retirer l'antérieure plutôt que d'enfoncer la postérieure.
4. Vérifier si la tête est bien et seule prise.
5. Si la tête bien prise n'a pas bougé, les manches doivent être dirigés obliquement vers la gauche, pas plus en avant qu'en arrière.

EXTRACTION ….
1. On met le tracteur.
2. On complète la descente.
3. On fait la rotation 90° en OP, quand la tête est au détroit inférieur.
4. On extrait en OP, comme plus haut.

II. — PRISE ANALOGUE SUR LE SOMMET EN DROITE-TRANSVERSE, MAIS :

LA CUILLER DROITE......
{ 1. Guidée sur la main gauche.
{ 2. Placée la première directement en arrière devant le sacrum.

LA CUILLER GAUCHE......
{ 1. Introduite à gauche et en arrière sur la main droite guide.
{ 2. Amenée directement en avant derrière le pubis.

ARTICULATION.. | Il faut décroiser (fig. 292).

DESCENTE........
{ 1. Rotation en OP.
{ 2. Extraction.

INCONVÉNIENTS DES PRISES IDÉALES EN TRANSVERSE..

1° Difficultés...
: Pour placer la cuiller postérieure au-devant du sacrum.
: 1. La main-guide n'a pas de place.
: 2. Elle déplace la tête.
: 3. La cuiller a une courbure à plus grand rayon que la courbure sacrée.
: 4. Elle tend à buter du bec contre la main présacrée pendant l'introduction.

2° On déplace la tête.........
: 1. On repousse la tête en avant, en l'inclinant sur son pariétal postérieur.
: 2. On fait une prise asynclitique.

AUTRES FAÇONS DE PROCEDER.

1° Rotation manuelle.....
: 1. On peut tenter de transformer artificiellement avec la main une position transverse en position antérieure oblique, ou en position pubienne.

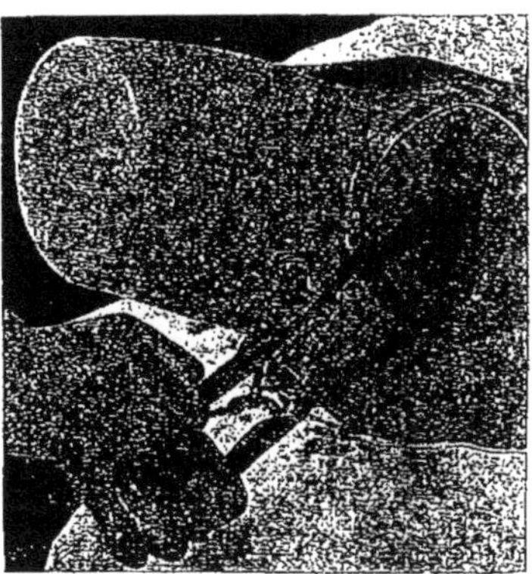

Fig. 292. — Forceps sur une position *droite* (variété *transverse*). *Décroisement des branches.* La branche gauche à pivot placée la seconde est venue croiser par-dessus la branche droite (à encoche). Il faut décroiser pour pouvoir articuler.

: 2. Cela ne réussit pas toujours : on ne peut pas, ou la tête revient en transversale.

2° Prise oblique.
: 1. Prise oblique par rapport à la tête et par rapport au bassin.
: 2. Prise en GA sur GT, ou en DA sur DT.
: 3. Prise oblique et asymétrique par rapport à la tête (peu d'inconvénients).
: 4. Faire toujours une rotation de 90° avec le forceps, pour amener l'occiput sous la symphyse.

91. FORCEPS SUR LE SOMMET, DANS LES POSITIONS OBLIQUES POSTÉRIEURES

PARTICULARITÉS ET INCONVÉNIENTS DES POSITIONS POSTÉRIEURES.
1. Travail plus long.
2. Dilatation plus longue.
3. Œdème de la lèvre antérieure du col comprimée par la tête mal fléchie.
4. *Rotation*.....
   1. *Souvent longue à se faire (indications du forceps).*
   2. Peut se faire vicieusement en OS.
5. Mauvaise attitude de la tête, souvent mal fléchie, quelquefois asynclitique.

[TRANSFORMATION MANUELLE DES POSITIONS POSTÉRIEURES.
1. On peut tenter de transformer une position postérieure; avec la main on repousse l'occiput; on fait tourner la tête. On transforme ainsi OIDP en OIDT ou OIDA et on applique le forceps sur une de ces positions (si la rotation artificielle se maintient).
2. Rotation manuelle quelquefois impossible : tête déformée par bosse séro-sanguine trop volumineuse.

I. — FORCEPS SUR OIDP.

PRÉLIMINAIRES.
1. Généraux, comme plus haut.
2. De plus, on conseille de tenter de fléchir la tête plus complètement, soit avec la main, soit par une préalable prise de flexion (Farabeuf).

BIEN SE REPRÉSENTER (mentalement ou en le mimant au besoin)...
1. L'attitude de la tête dans le bassin........
   1. Suture sagittale dans le diamètre oblique.
   2. Occiput en arrière et à droite.
2. L'attitude du forceps sur :..
   1. Le bassin.... Forceps appliqué sur le bassin *comme pour OIGA.*
   2. La tête......
      1. Prenant la tête en long et par les côtés (Farabeuf).
      2. Mais concavité tournée vers la face.

PLACER LE FORCEPS COMME S'IL S'AGISSAIT DE OIGA....
1. *Branche gauche*, guidée par la main droite, tenue de la main gauche, placée en *arrière et à gauche*.
2. *Branche droite*, introduite en arrière et à droite sur la main gauche guide amenée en *avant et à droite* par mouvement de spire.
3. Articulation, vérification.

ROTATION ET EXTRACTION. TROIS MÉTHODES...
1º Rotation incomplète, seconde prise sur OIDA.....
   1. Transformer, par une *rotation* de 90º ou de 45º, OIDT en OIDA, ou OIDT.
   2. Puis faire une seconde prise en OIDA ou OIDT.
   3. Terminer comme précédemment.

2º Rotation complète avec ou sans seconde prise sur OP.......
   1. Transformer, par une rotation complète de 135º, OIDP en occipito-pubienne.
   2. Le forceps est complètement retourné.
   3. Terminer....
      1. Ou bien en dégageant avec le forceps ainsi renversé (Voy. *Forceps sur occipito-sacrée).*
      2. Ou bien enlever le forceps et faire une prise en occipito-pubienne (Voy. tableau 86).

3º Rotation ... De 45º dans l'autre sens, amenant l'occiput en arrière et dégagement en occipito-sacrée (Voy. tableau 87); mauvaise méthode.

II. — FORCEPS SUR OIGP.

1. Prenant la tête en long et par les côtés, concavité vers la face.
2. Cuiller droite à droite et en arrière, la première.

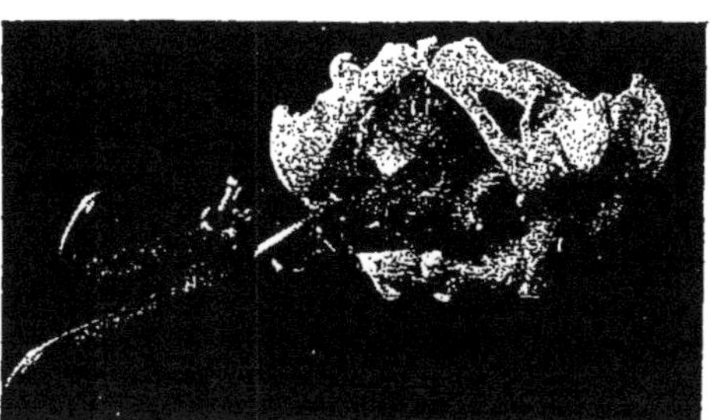

Fig. 293. — Forceps appliqué sur le sommet en OIGP (forceps placé comme s'il s'agissait d'une OIDA).

PLACER LE FORCEPS COMME S'IL S'AGISSAIT DE OIDA (fig. 293).

3. Cuiller gauche à gauche et en avant.
4. Décroisement.
5. Articulation.
6. Vérification.

1°
  1. Transformer OIGP en OIGT ou OIGA, par rotation de 45° ou 90°.
  2. Seconde prise sur OIGT ou OIGA (Voy. ces prises).
  3. Rotation en OP et extraction en OP (Voy. tableaux précédents).

1. Transformer OIGP en OP (forceps renversé) (fig. 294).

1. Soit avec le forceps renversé; surveiller le bec des cuillers et la paroi postérieure du vagin.

ROTATION ET EXTRACTION. TROIS MÉTHODES

2° 2. Extraire..

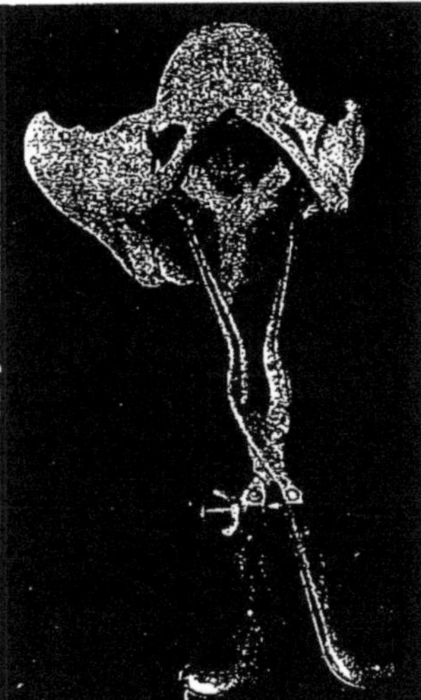

Fig. 294. — Forceps sur le sommet en position postérieure; une rotation de 135° a amené l'occiput sous le pubis; mais le forceps est renversé.

2. Soit en faisant une seconde prise en OP.

3°
  1. Transformer par rotation de 45° OIGP en OS.
  2. Dégagement en occipito-sacrée (mauvaise méthode).

92. FORCEPS AU DÉTROIT SUPÉRIEUR

INDICATIONS .... Tête retenue au DS par......
1. Son volume (gros enfants).
2. Anneau de Bandl aux épaules.
3. Bassin rétréci (plat, rachitique) de 9 à 11.

CONTRE-INDICATIONS...
1. Enfant mort.
2. Bassin trop étroit........ L'écart entre le diamètre promonto-pubien et le bipariétal, mesuré par la méthode de Perret, ne doit pas dépasser 5 millimètres si on veut avoir un enfant vivant (Perret) (sur un enfant à terme le D. bipariétal mesure 25 millimètres de moins que le D. occipito-frontal, facile à mesurer à travers la paroi abdominale).
3. Tête trop grosse (hydrocéphalie).
4. Et contre-indications générales du forceps.

BIEN SE REPRÉSENTER..
1° L'attitude de la tête.......
1. *Modérément fléchie*, en attitude intermédiaire entre flexion et déflexion.
2. En position *transverse*, occiput directement à gauche ou à droite.
3. *Inclinée* sur son pariétal postérieur ordinairement, la suture sagittale transversale et rapprochée du pubis.

2° Pour suivre le mécanisme de l'engagement spontané, il faudrait.
1. Augmenter la flexion.
2. Corriger l'inclinaison, en engageant le pariétal antérieur après le postérieur (levier).

I. — PRISE DIRECTE PAR RAPPORT AU BASSIN SUIVANT LE DT.

PLACER LES CUILLERS....
1° Par rapport au bassin ....
1. Cuiller gauche directement à gauche.....................
2. Cuiller droite directement à droite......................
3. Concavité du forceps tournée vers le pubis..................
Comme s'il s'agissait d'une OP.

2. Par rapport à la tête.........
1. Une cuiller sur la région occipitale.....................
2. L'autre sur le front et la face...
Prise occipito-faciale.

AVANTAGES......
1. Permet l'engagement successif des bosses pariétales, la bosse pariétale postérieure doublant le promontoire; puis l'antérieure franchissant le rebord symphysien.
2. Ne ponte pas l'excavation.

INCONVÉNIENTS
1. Ne permet en rien la flexion de la tête.
2. Tend à augmenter le diamètre bipariétal qu'on présentera au diamètre le plus étroit du bassin.

II. — PRISE RÉGULIÈRE PAR RAPPORT A LA TÊTE. SUIVANT LE DIAMÈTRE [ANTÉRO-POSTÉRIEUR (Pinard).

LES CUILLERS DOIVENT ÊTRE PLACÉES......
1° Par rapport à la tête.......
1. Tenter la prise idéale du sommet, c'est-à-dire chercher à placer les cuillers sur l'angle de la mâchoire, le malaire, la bosse pariétale (concavité vers la nuque).
2. On y arrivera en augmentant avec la main la flexion de la tête, et en inclinant de façon convenable les manches du forceps.

2° Par rapport au bassin.....
1. Cuiller postérieure directement en arrière, devant le promontoire, au-devant duquel est l'oreille.
2. Cuiller antérieure amenée directement en avant derrière la symphyse.
3. Prise en transverse.

AVANTAGES .....
1. Prise solide de la tête; ne dérape pas.
2. Tend à réduire le diamètre bipariétal.

INCONVÉNIENTS.
1. Ponte l'excavation; n'utilise pas la concavité sacrée pour l'engagement par bascule de la tête sur son pariétal postérieur.
2. Augmente le bipariétal de l'épaisseur des cuillers.
3. Comprime la tête dans les tractions à la façon du porte-crayon (forceps) qui enserre son contenu (la tête) par la pression de son anneau (bassin).
4. Contusionne l'utérus sur le promontoire (Porak) (escarres).

III. — **PRISES OBLIQUES** (Budin).

PRISE OBLIQUE PAR RAPPORT..

1° Au bassin...
1. Suivant le diamètre oblique.
2. Cuiller postérieure en arrière et latéralement du côté où est l'occiput.
3. Cuiller antérieure en avant et de l'autre côté.
4. On place le forceps....... 1. Sur la tête en GT comme si c'était une OIGA.
2. Sur la tête en DT, comme si c'était une OIDA.

2° A la tête..... 1. Irrégulière... 2. Oblique...... 1. Cuiller postérieure sur la région occipito-mastoïdienne.
2. Cuiller antérieure sur la bosse frontale du côté opposé.

AVANTAGES ET INCONVÉNIENTS.
1. Plus facile que la prise sur le diamètre antéro-postérieur.
2. Participe des avantages des deux prises précédentes et aussi de leurs inconvénients.

93. FORCEPS SUR LA FACE

INDICATIONS.

1° 1. On a rarement occasion d'appliquer le forceps sur la face.
2. Il faut en user le moins possible (c'est difficile et dangereux).

2° Forceps d'urgence....... 1. Souffrance du fœtus.
2. Accident du travail.

3° Défaut d'engagement. Face au détroit supérieur....... 1. Pas de forceps sur la face, il la prend mal et la tire mal (tend à diminuer la déflexion et dérape).
2. Version, si elle est possible.
3. Transformation manuelle de la face en sommet, et forceps avec ou sans symphyséotomie.

4° Longueur du travail.......... 1. Au détroit inférieur...... 1. Mento-pubienne.
2. Résistance des parties molles.
3. Savoir attendre longtemps.
2. Dans l'excavation... 1. Défaut de rotation en MP (surtout pour les mento-postérieures).
2. Là encore il faut savoir attendre, et ne faire du forceps que quand la rotation artificielle à la main aura échoué.

RÈGLES GÉNÉRALES.

1° Prise idéale : il faut prendre la face........
1. En long, du menton au delà de la bosse pariétale.
2. Symétriquement.
3. Au delà de la partie la plus renflée (bipariétal).
4. La cuiller doit recouvrir la bosse pariétale et malaire.

2° Nécessité de défléchir complètement la tête pour la rotation et le dégagement...
1. Surtout pour les mento-postérieures.
2. Déflexion complétée par :
1. Un mouvement de bascule du forceps.
2. Une première prise de déflexion (Farabeuf et Varnier).

3° Nécessité absolue d'amener le menton sous la symphyse.........
Seul mode de dégagement : mento-pubienne.

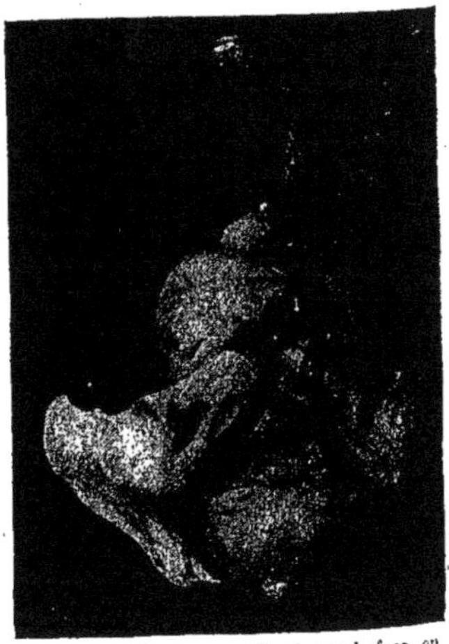

RÈGLES PARTICULIÈRES.

1° Au détroit inférieur. Mento-pubienne (fig. 295).......
1. Menton sous la symphyse. Diamètre bimalaire transversal.
2.
1. Application directe comme pour OP.
2. Branche gauche, directement à gauche, la première, guidée par la main droite.
3. Branche droite, directement à droite, guidée par la main gauche.
4. Concavité du forceps regardant le pubis.
3.
1. Bien engager le menton sous la symphyse.
2. Dégager en relevant lentement; on voit apparaître front, bregma, occiput.

Fig. 295. — Forceps appliqué sur la face en mento-pubienne.

RÈGLES PARTICULIÈRES (Suite).

2° Dans l'excavation.

1. MIGA.
1.
1. Application oblique, comme sur OIGA.
2. Branche gauche à gauche et en arrière.
3. Branche droite amenée à droite et en avant (mouvement de spire).
2. Rotation de 45° pour amener le menton sous la symphyse.
3. Dégager comme précédemment.

2. MIDA (fig. 296).
1.
1. Application oblique comme sur OIDA.
2. Branche droite à droite et en arrière.
3. Branche gauche à gauche et en avant (mouvement de spire).
2. Décroisement.
3. Rotation de 45° amenant le menton sous la symphyse.
4. Dégagement.

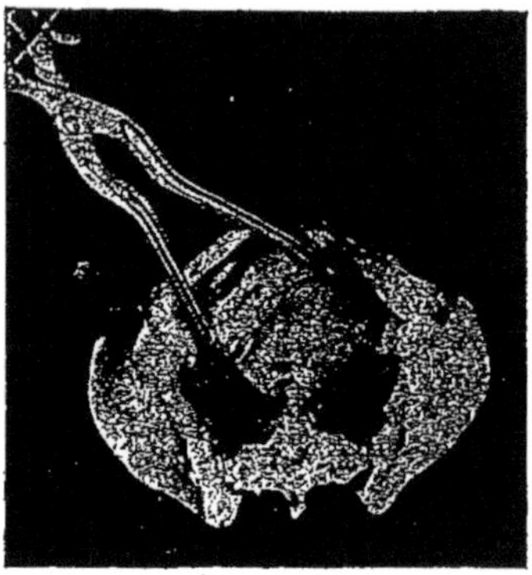

3. Positions transversales : trois procédés.
1. Rotation manuelle en mento-antérieure (D ou G), et prise oblique en mento-antérieure.
2. Prise oblique sur la face en transverse (Charpentier).
3. Prise transversale et rotation de 90° pour transformer en mento-pubienne.

Fig. 296. — Forceps appliqué sur la face en MIDA.

4. MIGP.
1. Réduction manuelle.
1. Essayer avant tout de transformer en MIGA manuellement.
2. La main, introduite à gauche et en arrière, essaiera de faire tourner la face en repoussant le menton en avant.
3. Si on réussit, on attendra quelque temps : l'expulsion peut se faire spontanément en mento-postérieure.
4. Sinon, on fera une application sur MIGA.

2. Forceps d'emblée ou après échec de la main.
1. *Application oblique comme si c'était une droite antérieure.*
2. Compléter la déflexion, et *rotation* de 135° pour transformer en mento-pubienne.
3. *Dégagement..*
1. Ou bien dégager avec le forceps à l'envers.
2. Ou mieux, par une seconde prise, le menton amené en avant (après attente).

1. Tenter la réduction manuelle en mento-droite antérieure ou mento-pubienne.
2. Puis attendre, et forceps en droite antérieure, si c'est nécessaire.

1. *Application oblique comme sur une gauche antérieure.*

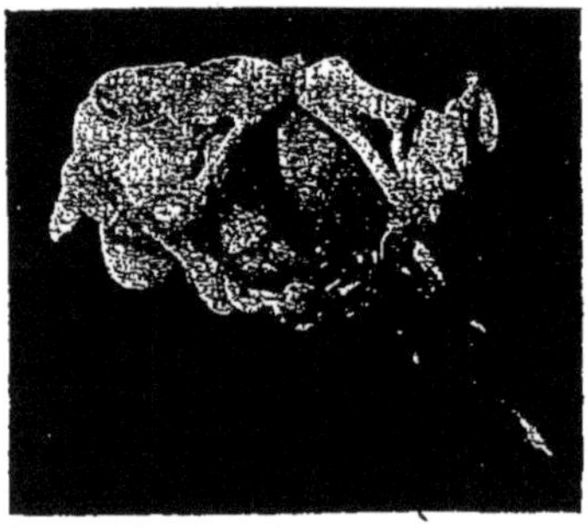

5. MIDP (fig. 297)....

3. Forceps......

Fig. 297. — Forceps appliqué sur la face en MIDP ; forceps orienté comme s'il s'agissait d'une MIGA.

2. Défléchir au maximum, rotation de 135° en mento-pubienne.

3. Dégagement..
1. Dégager avec le forceps à l'envers.
2. Ou mieux faire une seconde prise une fois le menton ramené en avant, et après attente de l'expulsion spontanée.

6. Mento-sacrée
Ne se rencontre pas.
Il s'agit toujours de positions postérieures obliques.

94. INTERVENTIONS DANS L'ACCOUCHEMENT PAR LE SIÈGE

EXTRACTION DU SIÈGE..... } S'il y a lieu, terminer rapidement l'accouchement (Voy. *Extractions du siège dans chaque cas de la version*).

SIÈGE DÉCOMPLÉTÉ : MODE DES FESSES....
- 1° Abaissement prophylactique du pied.................... } Transformant en siège décomplété : mode d'un pied.
- 2° S'il y a lieu de terminer rapidement l'accouchement......
  - 1. Forceps encore appliqué par quelques accoucheurs sur le diamètre bitrochantérien, surtout dans les sacro-postérieures (ne pas faire de rotation, faire une légère expression utérine).
  - 2. Il est préférable.
    - 1. De faire des tractions inguinales, avec le doigt en crochet, dans l'aine, plutôt qu'avec le crochet métallique.
    - 2. Et mieux, de faire *l'abaissement d'un pied* (*manœuvre de Pinard*).
  - 3. Abaissement d'un pied et extraction manuelle.

EXTRACTION DE LA TÊTE DERNIÈRE RETENUE.......
- 1° Par le bassin. | Manœuvre de Champetier.
- 2° Par le segment cervico-utérin ou par anneau de Bandl.....
  - 1. Extraction manuelle (Mauriceau).
  - 2. Forceps plus dangereux.
- 3° Par le périnée....
  - 1. En général, Mauriceau suffit; il réussit presque toujours, mais peut produire des désordres (paralysies, hémorragies, méningites, si on tire trop *sur le cou*).
  - 2. Il vaut mieux, en cas de résistance exagérée, tirer *sur la tête* avec le forceps (avoir toujours un forceps prêt pendant un accouchement par le siège).
  - 3. On amène l'occiput sous le pubis et on fléchit manuellement.
  - 4. Puis on applique le forceps et on dégage avec le forceps.

MANŒUVRE DE CHAMPETIER DE RIBES.

INDICATIONS..... { Tête normale retenue dernière par le détroit supérieur rétréci (bassin plat rachitique).

ATTITUDE DE LA TÊTE.......
- 1. Placée transversalement.
- 2. Débordant le diamètre supérieur par les bosses pariétales..........
  - 1. Au niveau du promontoire.
  - 2. Au niveau du pubis.

1er temps : AMOINDRISSEMENT.......
- 1°
  - 1. Recherche de la bouche à l'extrémité du diamètre transverse.
  - 2. L'index et le médius pénètrent dans la bouche.
- 2° Repousser le menton en arrière (orientation de la tête dans le diamètre oblique).
- 3°
  - 1. Fléchir la tête en tirant sur le menton.
  - 2. Refouler la tête du côté du bassin où est l'occiput (fig. 298).
  - 3. La tête offre son diamètre bitemporal, petit, devant le promontoire où il s'engage facilement.
  - 4. Elle offre son diamètre bipariétal, diamètre ·obstacle, au diamètre oblique, la bosse pariétale postérieure devant l'aile sacrée, dans la partie large du bassin.

2e temps : ENGAGEMENT....
- 1° Un aide, à genoux sur le lit, appuie des deux poings sur le ventre de la femme au niveau du front, pour fléchir, refouler et engager la tête (fig. 299).
- 2° Tirer.
  - 1. Sur le menton d'une main.
  - 2. Sur le cou et les épaules de l'autre main (fig. 299).
  - 3. D'abord en avant, pour engager la bosse pariétale postérieure.
  - 4. Puis en arrière, repoussant le cou devant le sacrum, pour engager la bosse pariétale antérieure.

3e temps : EXTRACTION.. { Manœuvre de Mauriceau.

INCONVÉNIENTS DES TRACTIONS VIOLENTES....
- 1. Fœtus né en état de mort apparente.
- 2. Enfoncements et fractures du crâne.
- 3. Hémorragies méningées.
- 4. Paralysies radiculaires.

95. FORCEPS SUR LA TÊTE DERNIÈRE

INDICATION..... { Tête dernière retenue par le périnée, après échec d'une tentative de manœuvre de Mauriceau sans violence.

BIEN SE REPRÉSENTER.
- 1° Attitude de la tête dans la filière....................
  - 1. Occiput amené sous le pubis.
  - 2. Bipariétal (à saisir) dans le diamètre transversal.
- 2° Attitude du forceps......
  - 1. Sur la tête (fig. 300)....
    - 1. Prenant la tête en long et par les côtés (Farabeuf), concavité vers la nuque.
    - 2. Cuillers sur le malaire et la bosse pariétale.
    - 3. Prise analogue à la prise sur la face.
  - 2. Sur le bassin
    - 1. Cuillers dans le diamètre transversal.
    - 2. Concavité tournée vers le pubis.
    - 3. Prise directe comme sur OP ou MP.

APPLICATION ET EXTRACTION.
- 1. *Faire tenir le tronc relevé* (par les pieds).
- 2. Appliquer le forceps par-dessous (fig. 301)..
  - 1. Branche gauche à gauche, guidée par la main droite.
  - 2. Branche droite à droite, guidée par la main gauche.
  - 3. Articulation. Vérification.
  - 4. Extraction..
    - 1. Bien engager le sous-occiput sous le pubis.
    - 2. *Extraire*
      - 1. En relevant les manches et en tirant.
      - 2. *Lentement, une fois la bouche dehors*, pour ne pas léser le périnée.

MANŒUVRE DE CHAMPETIER DE RIBES

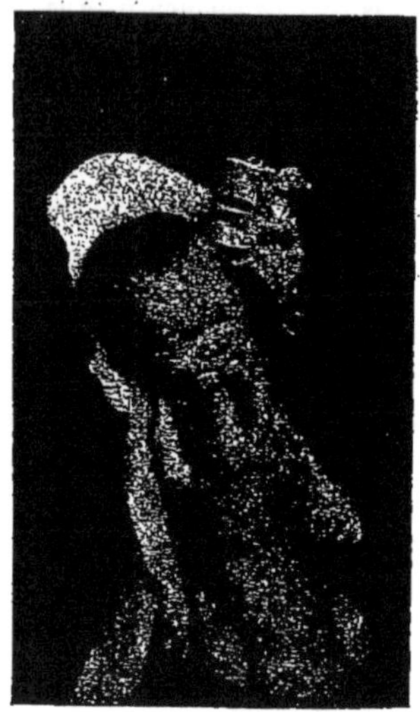

Fig. 298. — Flexion de la tête par
tractions sur le menton.

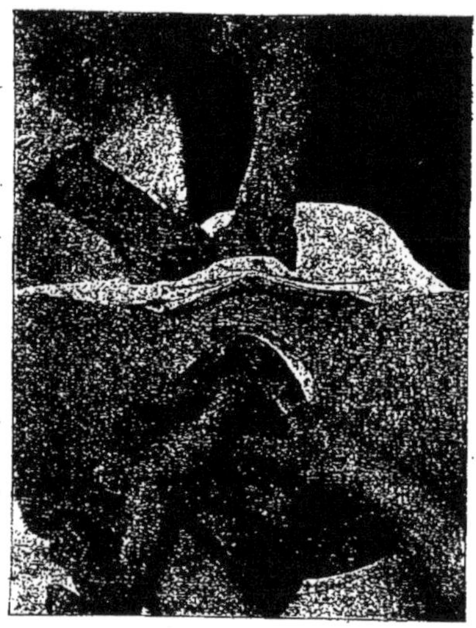

Fig. 299. — Expression utérine par un aide qui appuie
sur le front; l'accoucheur tire sur le menton et les
épaules.

FORCEPS SUR LA TÊTE DERNIÈRE

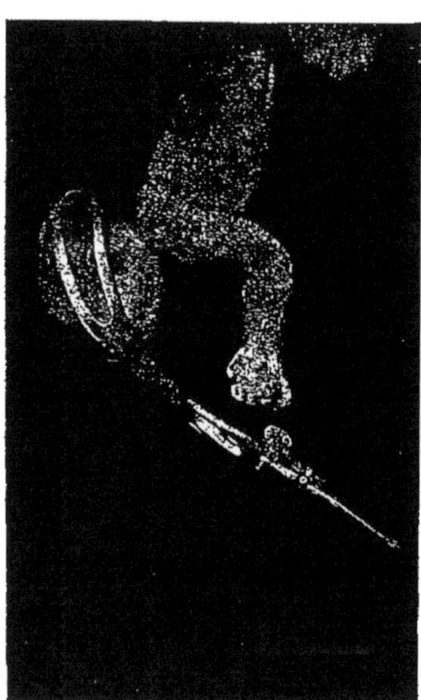

Fig. 300. — Comment la tête est prise par le
forceps sur la tête dernière.

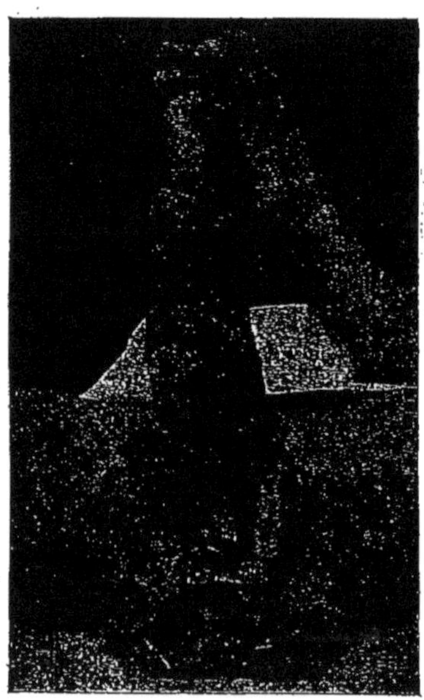

Fig. 301. — Forceps sur la tête dernière. Un aide
tient le tronc du fœtus relevé.

96. DIFFICULTÉS ET ACCIDENTS DE LA VERSION

DIFFICULTÉ D'INTRODUCTION DE LA MAIN (une difficulté sérieuse constituerait une contre-indication de la version). **L'OBSTACLE PEUT ÊTRE....**

- **1° A la vulve ou au vagin.....**
  - 1. Étroitesse........................
  - 2. Cicatrices........................
  - 3. Vaginisme........................
  - 4. Thrombus........................
  - 5. OEdèmes.....
  - } Douceur et vaseline.
- **2° Au col utérin.**
  - 1. Dilatation incomplète, la compléter par.
    - 1. Ballons, écarteur.
    - 2. Dilatation manuelle.
    - 3. Débridements.
  - 2. Tumeur......
    - 1. Fibrome (énucléer).
    - 2. Cancer (préférer la césarienne à l'incision).
  - 3. Rigidité...... | Dilater ou débrider.
- **3° Au placenta..** | Placenta prævia. | Traverser les membranes.
- **4° Au corps utérin........**
  - 1. Rétraction totale ou partielle.
  - 2. Chloroforme.

DIFFICULTÉS DE L'ÉVOLUTION.

- **1° Anneau de Bandl.........**
  - 1. Le fœtus est dans le corps utérin........
    - 1. Évolution difficile par rétraction du corps.
    - 2. Pas de danger de rupture.
  - 2. Le fœtus est en partie dans le segment inférieur........
    - 1. Difficulté pour abaisser le pied et surtout pour faire remonter au-dessus de l'anneau la partie fœtale qui est dans le segment inférieur.
    - 2. *Danger de rupture.*
    - 3. *Manœuvre de Budin* ....
      - 1. Le pied amené à la vulve, tiré par un lacs, est confié à un aide.
      - 2. Une main est glissée, le bout des doigts entre l'anneau de Bandl et la tête refoulant l'anneau en dehors, renforçant le segment inférieur, formant un plan incliné sur lequel on peut refouler la tête vers la cavité du corps utérin et lui faire franchir l'anneau.
- **2° Rétraction totale marquée......** | Contre-indication, embryotomie.
- **3° Rupture utérine.**

DIFFICULTÉS DE L'EXTRACTION.

- **1° La tête dernière peut être retenue par...........**
  - 1. Bras relevés.
    - 1. En avant de la tête........
    - 2. En arrière de la tête........
    - } 1. Les abaisser successivement, avec l'index et le médius de la main qui regarde par sa paume le dos du fœtus.
    - 2. Appuyer sur toute la longueur de l'humérus et non en un point (fracture).
    - 3. Abaisser le bras en lui faisant suivre à rebours le chemin qu'il a suivi pour se relever (Voy. chaque tableau de version).
  - 2. Bassin étroit. | Manœuvre de Champetier.
  - 3. Anneau de Bandl ou col utérin rétractés sur le cou............
    - 1. Extraction manuelle.
    - 2. Accrocher le maxillaire, fléchir et tirer.
  - 4. Périnée...... | Mauriceau ou forceps.
- **2° Gémellité ....**
  - 1. Accouchement.
  - 2. Monstruosités.
  - 3. Fœtus adhérents.
- **3° Tumeurs.....:** | Macération (arrachement).

ACCIDENTS DE LA VERSION.....

- 1° Maternels ... | Rupture utérine (utérus rétracté).
- 2° Fœtaux......
  - 1. Fracture du crâne..............
  - 2. Paralysies......................
  - 3. Hémorragies méningées........
  - } Extraction violente à travers un bassin étroit.
  - 4. Fracture du membre supérieur dans l'abaissement des bras.

ACCIDENTS DU FORCEPS...

- 1°
  - 1. Perforation utérine par forceps mal introduit ou mal appliqué (bien guider les branches).
  - 2. Déchirure du périnée (dégager lentement).
- 2°
  - 1. Compression cérébrale......
  - 2. Fractures du crâne........
  - } Forceps au détroit supérieur.
  - 3. Paralysies faciales.
  - 4. Prises irrégulières.

97. SYMPHYSÉOTOMIE

INDICATIONS — Disproportion entre la tête et le bassin à la mensuration, au palper mensurateur.

- **1. Bassins de 6cm,5 à 8cm,5.**
  1. Tout le monde est à peu près d'accord pour symphyséotomiser.
  2. On fait encore l'accouchement prématuré (8 mois, 8 mois 1/2, pour bassin de 8 centimètres, 8cm,5).
  3. D'autres préfèrent la césarienne à la symphyséotomie.
- **2. Bassins de 8cm,5 à 9cm,5..**
  1. Choix entre..
     1. Accouchement prématuré.
     2. Version.
     3. Forceps.
     4. Symphyséotomie.
  2. Pinard ne veut pas qu'on tente une application de forceps, même prudente.
  3. Symphyséotomie systématique d'emblée.

CONTRE-INDICATIONS

1. Mort de l'enfant.
2. Fœtus compromis (procidence du cordon, applications répétées de forceps).
3. Bassins au-dessous de 6cm,5, au-dessus de 9cm,5.

RÉSULTAT MÉCANIQUE

1. Agrandissement de tous les diamètres, surtout de l'antéro-postérieur.
2. Deux éléments.
   1. Le pubis s'éloigne du promontoire.
   2. La bosse pariétale vient s'enclaver entre les deux pubis écartés.
3. Pour un écartement de 7 centimètres (qu'il ne faut pas dépasser), on gagne dans un bassin de..
   - 9 centimètres : 2cm,3...............
   - 8 centimètres : 2cm,5...............
   - 7 centimètres : 2cm,8... ....
   - 6 centimètres : 3 centimètres.......

   } Plus le bassin est petit, plus on gagne.

MANUEL OPÉRATOIRE.

A quel moment?..

- 1er cas : la dilatation se fait bien......
  1. On attend une heure à trois heures, après dilatation complète et rupture des membranes.
  2. Si cela ne s'engage pas, symphyséotomie.
- 2e cas : la dilatation se fait mal......
  1. Les membranes sont rompues.
  2. Après symphyséotomie, la tête s'engage et dilate.

Préparer.........

- **1. La femme...**
  1. Anesthésie.
  2. Antisepsie.
  3. Vider la vessie.
  4. Ballon vaginal utile.
  5. Diagnostic exact et complet.
- **2. Les instruments..**
  - 1. Nécessaires..
    1. Bistouri.
    2. Ciseaux.
    3. Pinces hémostatiques, pinces à griffes.
    4. Sonde cannelée.
    5. Aiguilles.
    6. Ecarteurs.
    7. De quoi ranimer l'enfant.
    8. Forceps.
  - 2. Utiles........
    1. Sonde-gouttière.
    2. Ecarteur mensurateur.
    3. Pince à tête de coq.
    4. Préhenseur-levier.

1er temps : Incision des parties molles ..

1. Placez-vous entre les cuisses.
2. Incision verticale de 8 centimètres entre les épines pubiennes, 4 centimètres au-dessus, 4 au-dessous.
3. Coupez peau et graisse, jusqu'aux plans fibreux; écartez.
4. Tendez et coupez en travers le ligament suspenseur du clitoris.
5. Dénudez l'arcuatum.

2e temps : Section de la symphyse.....

1. Séparez les muscles droits au-dessus de la symphyse.
2. Glissez l'index derrière la symphyse et dénudez-la jusqu'à l'arcuatum.
3. Chargez la symphyse sur le doigt ou la sonde-gouttière.
4. Coupez de haut en bas, laissant le bistouri se guider lui-même.

MANUEL OPÉRATOIRE (Suite).

1. Fléchissez et écartez les cuisses par petites secousses.
2. Pas plus de 7 centimètres.

3e temps :
Ecartement
(fig. 302)........

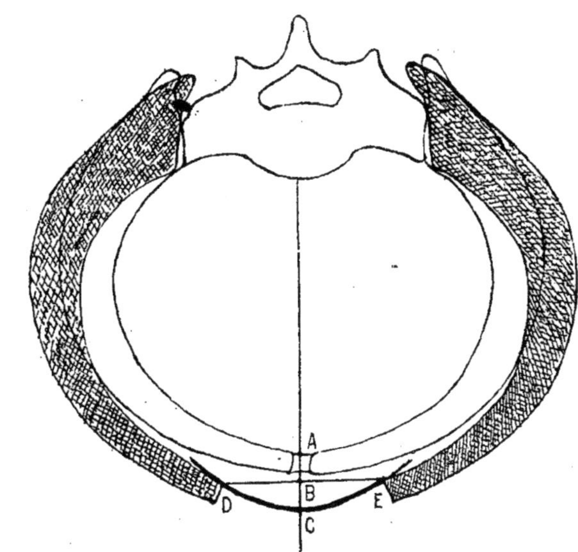

Fig. 302. — Symphyséotomie; DE, écartement des symphyses; AC, allongement utile du diamètre antéro-postérieur; la bosse pariétale peut venir s'enclaver entre les pubis écartés, jusqu'en DCE.

3. Surveillez les parties molles antérieures.
4. Tamponnez.
5. Couvrez la plaie.
6. Faites l'extraction.

4. Extraction .....
1. Quelques-uns attendent l'expulsion spontanée.
2. La plupart font l'extraction (préhenseur-levier ou forceps, appliqué ou non d'avance).
3. Rapprocher les pubis dès l'engagement fait pour éviter la distension des parties molles antérieures (Varnier).

5. Délivrer........
1. Injection.
2. Pansement vaginal.

6. Sutures ... .
1. Après nettoyage, rapprocher les cuisses et les pubis (pince à tête de coq).
2. Trois ou quatre points profonds (soie, argent), passant entre l'os et les plans fibreux.
3. Quelques crins superficiels.
4. Pansement.

7. Ceinture.......
1. Ceinture métallique de Pinard.
2. Ou simple sangle de toile.

8. Suites.........
1. Immobilité du bassin et des jambes.
2. Veiller aux mictions.
3. Enlever les fils le 8e jour, la ceinture le 15e.
4. Lever vers le 25e.

DIFFICULTÉS OPÉRATOIRES....
1. Hémorragies des plexus vésicaux antérieurs.
2. Ossification de la symphyse.
3. Difficulté d'extraction (l'utérus descend).
4. Déchirure des parties molles antérieures.

COMPLICATIONS POST-OPÉRATOIRES..
1. Mort (mère 11 p. 100, enfants 14 p. 100).
2. Infections plus ou moins graves.
3. Hématomes symphysiens.
4. Troubles urinaires.
5. Troubles de la marche (douleurs symphysiennes).

ISCHIO-PUBIOTOMIE.

OPÉRATION DE FARABEUF....	Pratiquée une fois, par Pinard, en 1892.
INDICATION..... ..	Bassin oblique ovalaire, dont la symphyséotomie ne peut pas mobiliser un des os iliaques (ankylose sacro-iliaque), celui qui en aurait le plus besoin.
MANUEL OPÉRATOIRE..	1. Section verticale, du côté ankylosé, à 5 centimètres de la ligne médiane, avec la scie à chaîne, de l'ischion, du pubis, et désinsertion de la membrane obturatrice. 2. Écarter en mettant la cuisse en flexion et adduction. 3. Extraire. 4. Sutures.

---

98. EXTRACTION DU FŒTUS PAR LA VOIE ABDOMINALE

DIVISION...........

1. *Opération césarienne conservatrice.*
2. *Opération de Porro : hystérectomie partielle.*
3. *Opération de Bischoff : hystérectomie totale.*
4. *Gastro-élytrotomie.*

I. — OPÉRATION CÉSARIENNE.

INDICATIONS.

1° Indications absolues.........

Impossibilité d'extraire par le vagin......

1. Bassin étroit..
   - 1. Enfant vivant. { Bassins de 6 centimètres et moins enfant moyen.
   - 2. Enfant mort.. { Quand, après mutilation, on ne peut extraire.
2. Bassin obstrué....... { 1. Tumeur pelvienne. 2. Fibrome ou cancer du col.
3. Bassin déformé par l'ostéomalacie.

2° Indications relatives........

1. Rétrécissements moins prononcés : 6 à 8 centimètres. { 1. Choix à faire entre symphyséotomie et césarienne conservatrice. 2. D'anciens symphyséotomistes reviennent à la césarienne, faite dans de bonnes conditions [Charles (de Liége)].
2. Mort de la mère pendant le travail........ .... { Césarienne ou accouchement forcé (Rizzoli).

CHOIX ENTRE CÉSARIENNE ET PORRO.......

1° Conditions de la césarienne conservatrice.

1. *La césarienne donne de bons résultats, surtout en dehors du travail.*
2. *C'est une opération qui doit être prévue et préparée à l'avance, comme toute laparotomie.*
3. Elle peut être faite au début du travail (membranes intactes), si on est sûr de son asepsie.
4. *Elle ne doit pas être une opération d'urgence.*

2° Contre-indications de la césarienne et indications du Porro.....

1. *Infection certaine ou probable de l'utérus.* { 1. Amniotite. 2. Membranes rompues. 3. Gonocoque (Léopold).
2. *Cancer utérin.*
3. *Ostéomalacie* (le Porro améliore la maladie).
4. Femme affaiblie par une maladie grave.
5. *Hémorragies* par inertie utérine, au cours d'un césarienne.

PRÉLIMINAIRES.

1. Préparatifs... | Comme pour une laparotomie.

2. Objets nécessaires...
   1. Solutions, objets de pansement, comme pour une laparotomie.
   2. *Ergoline et éther.*
   3. Instruments d'une laparotomie simple.
   4. { 1. Drain non perforé......... (On peut être 2. Un serre-nœud............) obligé de terminer par un 3. Deux broches......... ... (Porro. 4. Thermo-curette ....
   5. De quoi ranimer l'enfant.

3. Trois aides nécessaires...
   1. Chloroformisateur.
   2. Un aide pour l'enfant.
   3. Un aide direct, dont le rôle est très important.

1° Incision de la paroi abdominale.

- **1. Incision......**
  1. Incision médiane de 16 centimètres, commençant au-dessus de l'ombilic, finissant à deux travers de doigt du pubis (vessie).
  2. Pinces sur vaisseaux et péritoine.
- **2. Protection du péritoine.....**
  1. Par quatre compresses montées entre l'utérus et la paroi (en haut, en bas, et de chaque côté).
  2. *Par l'aide*, mains à plat de chaque côté appliquant la paroi à l'utérus.

2° Incision de l'utérus. Ouverture de l'œuf...

1. Incision *médiane*.
2. Boutonnière de 2 à 3 centimètres, en haut: au bistouri d'abord, puis au doigt.
3. Agrandie au doigt ou aux ciseaux mousses guidés sur l'index (16 centimètres).
4. Ouverture de l'œuf........
   - 1. On tombe sur les membranes.
     1. On les déchire.
     2. Jet de liquide.
     3. Protéger le péritoine.
   - 2. On tombe sur le placenta (1 sur 3)........
     1. On peut le décoller d'un côté et aller rompre les membranes.
     2. Ou inciser le placenta au bistouri avec le muscle.

3° Extraction de l'enfant......... Saisi par les pieds ou par la tête, cordon pincé, coupé.............

4° Décollement et extraction rapides du placenta et des membranes. Examen du délivre.................... Faire vite, l'utérus *saigne abondamment*.

5° Fermer l'utérus.

1. L'utérus hors du ventre est entouré de compresses chaudes; une éponge montée dans sa cavité.
2. **L'aide........**
   1. D'une main, maintient la plaie abdominale fermée en arrière de l'utérus.
   2. De l'autre main, enserre le col et le segment inférieur, si la tranche utérine saigne trop.
3. **Sutures. *Deux plans* (fig. 303)......**
   - **1. Sutures profondes ....**
     1. Aiguille de Reverdin, soie forte.
     2. Le fil entre à 1 centimètre de la plaie, traverse la paroi utérine, passe en dedans ou en dehors de la muqueuse, et vient sortir symétriquement.
     3. Les points profonds seront à 1 centimètre les uns des autres.
     4. On noue, quand tous les fils sont passés, après avoir retiré l'éponge.
     5. On noue, en adossant le péritoine à lui-même.
   - **2. Sutures superficielles.**
     1. Soie fine, aiguille fine.
     2. Deux points entre deux points profonds, adossant le péritoine, et comprenant un peu de musculaire.
4. Toilette du péritoine, s'il y a lieu.
5. Voir si l'utérus ne saigne, ni au dedans ni au dehors.
6. Rentrer l'utérus, rabattre l'épiploon par-dessus.

6° Suture de la paroi, comme après laparotomie..... Pas de drainage.

Fig. 303. — Opération césarienne. Sutures de l'utérus et de la paroi.

MANUEL OPÉRATOIRE.

HÉMORRAGIES DE L'OPÉRATION CÉSARIENNE...

1° Par la tranche utérine......
1. Normalement, l'hémorragie est toujours abondante ; elle cesse quand l'utérus vidé revient sur lui-même.
2. *Conclusion*... Extraire rapidement fœtus et placenta.
3. Quelquefois, la tranche saigne après évacuation.........
1. L'hémorragie cessera par la suture.
2. En attendant, hémostase provisoire, sur le segment inférieur, par :.....
1. La main.
2. Un lien de caoutchouc.

2° Par la plaie placentaire... Hémorragies formidables, dues à l'inertie utérine.......
1. Ligature élastique provisoire.
2. Exciter la contraction utérine.
3. Si cela ne suffit pas, opération de Porro.

II. — HYSTÉRECTOMIE PARTIELLE. — OPÉRATION DE PORRO.

1° Incision de la paroi abdominale..
1. Sortir l'utérus du ventre.
2. Protéger la cavité péritonéale.

2° Incision de l'utérus.

3° Extraction de l'enfant.........
On ne s'occupe pas du placenta.

4° Amputation de l'utérus.........
1. Hémostase...
1. Tube de caoutchouc autour du segment inférieur, en dehors des ovaires, deux tours.
2. Serré et fixé par un serre-nœud ou une ligature.
2. Amputation à deux travers de doigts au-dessus du lien.

5° Traitement du pédicule........
1. Passer la broche en travers du moignon au-dessus du tube de caoutchouc.
2. Évidement central du moignon.
3. Cautérisation au thermo et au chlorure de zinc.

6° Sutures (fig. 304) ....
1. Sutures de la périphérie du moignon (au-dessous du lien) au péritoine pariétal, angle inférieur de la plaie.

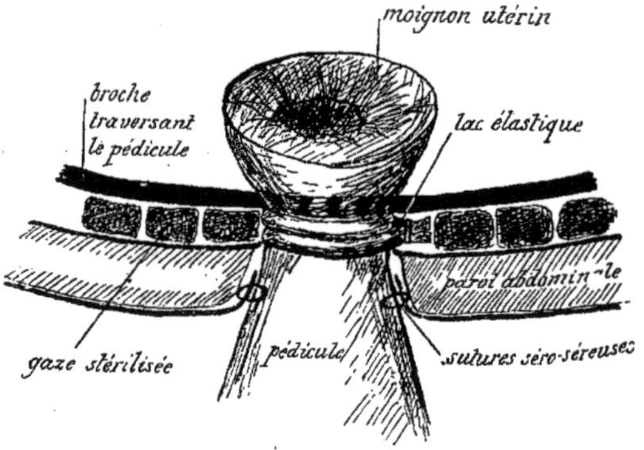

Fig. 304. — Opération de Porro. Traitement du pédicule.

2. Sutures de la paroi abdominale.
3. Pansement.

RÉSULTATS.
Statistique de Léopold.

1° **Mères** ....
1. 71 césariennes : 7 morts.
2. 29 Porro : 3 morts.

2° **Enfants**......
1. 71 césariennes : 71 enfants vivants.
2. 29 Porro : 4 enfants morts pendant l'opération.

III. — HYSTÉRECTOMIE TOTALE. — OPÉRATION DE BISCHOFF.

RÉSULTATS....... Jusqu'à présent mauvais.

IV. — GASTRO-ÉLYTROTOMIE.

Laparotomie latérale sous-péritonéale, ouvrant le segment inférieur.
Pratiquée en Amérique.

99. EMBRYOTOMIE CÉPHALIQUE, BASIOTRIPSIE

INDICATIONS — *Dystocie avec mort du fœtus.* — Le plus souvent, il s'agit *d'un rétrécissement du bassin* avec tête retenue au détroit supérieur. L'enfant étant mort, on fera la basiotripsie, si elle doit rendre l'accouchement plus facile et moins dangereux pour la mère.

CONTRE-INDICATIONS

- 1° L'enfant est vivant. — On ne doit plus faire l'embryotomie sur un fœtus vivant. On ne s'y résoudrait qu'autant que la mère se refuserait à une intervention telle que la césarienne ou la symphyséotomie et que le forceps ou la version seraient inutiles ou impossibles.
- 2° Vitalité du fœtus compromise.
  - 1. On tenterait d'abord le forceps ou la version.
  - 2. La symphyséotomie est ici très discutable.

PRINCIPES DE LA MÉTHODE

- 1° Vider le crâne par perforation.
  - 1. Anciens instruments.
    - 1. Perforateur de Blot.
    - 2. Ciseaux de Smellie, de Nægelé.
  - 2. Actuellement, on n'emploie guère que le perforateur du basiotribe.
- 2° Réduire le volume de la tête vidée.
  - 1. Anciens instruments.
    - 1. Cranioclaste.
    - 2. Céphalotribe.
  - 2. Actuellement on n'emploie.
    - 1. Basiotribe de Tarnier.
    - 2. Embryotome céphalique combiné d'Auvard (à l'étranger surtout).

BASIOTRIBE DE TARNIER (modifié par Bar)

- 1° Branche médiane. — Perforateur alésoir, pointu, quadrangulaire, muni d'un pivot, d'une vis de pression, d'un sabot rugueux s'adaptant à la pointe pour assurer la solidité de la prise.
- 2° Branches latérales. — Gauche et droite égales, avec deux encoches d'articulation à hauteurs différentes ; composées d'un manche et d'une cuiller.
- 3° Une vis de broiement.

MANUEL OPÉRATOIRE SIX TEMPS (Pinard).

Préliminaires.
1. Position obstétricale.
2. Chloroforme.
3. Antisepsie soigneuse de l'accoucheur et des organes génitaux de la mère, extra et intus.
4. *Un aide à genoux sur le lit maintiendra la tête fixée,* avec ses deux mains, à l'hypogastre.

1er temps : Perforation.
1. La main gauche vaselinée est introduite profondément, pénètre dans l'utérus ; embrasse la région qui se présente ; médius devant le promontoire, pouce derrière la symphyse, index entre les deux, montrant le centre de la région qui se présente.
2. Le perforateur.
- 1. Saisi de la main droite.
- 2. *Introduit, glissé sur la main et les doigts réunis en gouttière* (fig. 305).
- 3. Dirigé en haut (déprimant le périnée) et non horizontalement.
- 4. Enfoncé soit au niveau d'une suture, soit dans le voisinage, par des mouvements de vrille, jusqu'à toucher la base du crâne, la tête étant bien maintenue.
- 5. On le confie alors à un aide, qui doit le maintenir en contact avec la base du crâne.

2e temps : Placement de la branche gauche.
1. Main droite guide introduite à gauche, presque dans le col.
2. Branche gauche placée comme une branche de forceps, soit à gauche, soit à gauche et en arrière.

3e temps : Articulation.
1. S'assurer que le perforateur est en contact avec la base du crâne.
2. Articuler, tourner le perforateur, si c'est nécessaire, pour articuler.

4e temps : Petit broiement (fig. 306).
1. Soit avec la main seule.
2. Soit avec la vis de broiement.
3. Rabattre le crochet qui fixe la branche gauche au perforateur.

5e temps : Placement de la branche droite.
1. Branche droite, tenue de la main droite, guidée par la main gauche, placée à droite.
2. Faire soulever et tourner un peu la tête (avec le perforateur), si on éprouvait quelque difficulté à amener la seconde cuiller en regard de la première.

6e temps : Grand broiement (fig. 307 à 310).
1. Articulation, vis de broiement : tourner la vis lentement et à fond.
2. Veiller à ne pas pincer en arrière un pli du vagin entre les branches.

EXTRACTION
1. *Orienter le grand diamètre de la tête,* aplatie, dans le grand diamètre du bassin.
2. Engager.
3. Si la tête ne descend pas, faire un second broiement perpendiculaire au premier.
4. *Si les épaules sont retenues,* abaisser successivement chaque bras en les cassant au besoin (Manœuvre de Ribemont-Dessaignes).

RÈGLES PARTICULIÈRES
- 1° Sommet.
  - 1. Perforer. — Près de la suture sagittale.
  - 2. Prise. — Suivant le diamètre OF ou un diamètre oblique.
- 2° Face.
  - 1. Perforer. — Par l'orbite, le front.
  - 2. Prise. — Suivant le diamètre transversal.
- 3° Tête dernière.
  - 1. Perforer. — Par la voûte palatine, ou le trou occipital.
  - 2. Prise. — Diamètre oblique ou transversal.

BASIOTRIPSIE

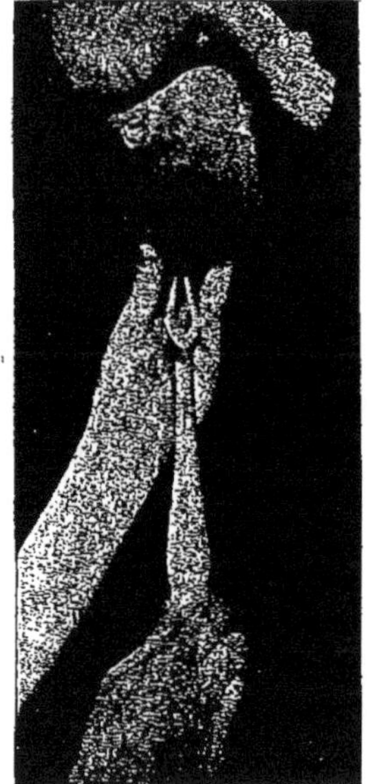

Fig. 305. — Perforation.

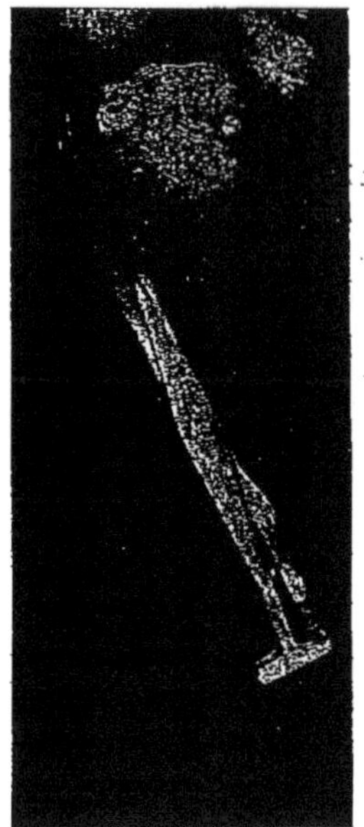

Fig. 306. — Petit broiement.

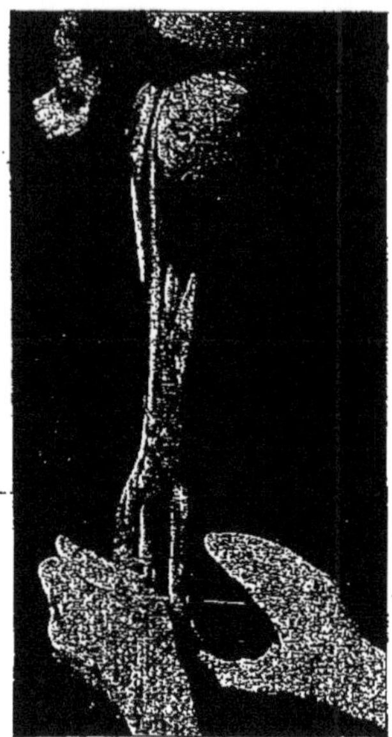

Fig. 307. — Grand broiement.

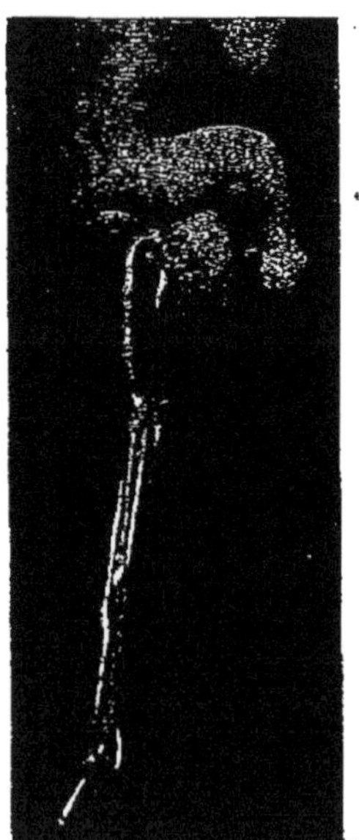

Fig. 308 et 309. — Aspects de la tête broyée.

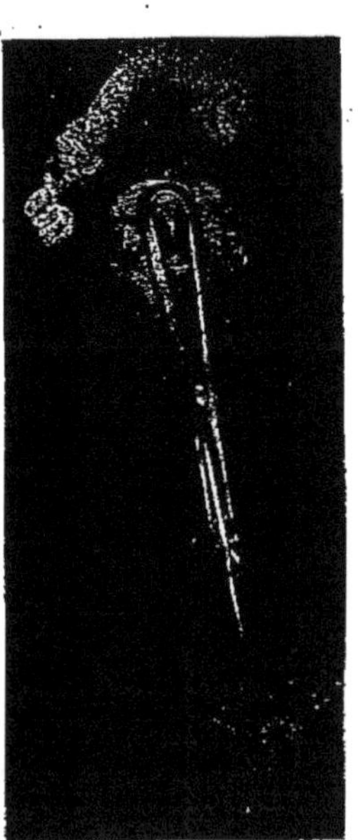

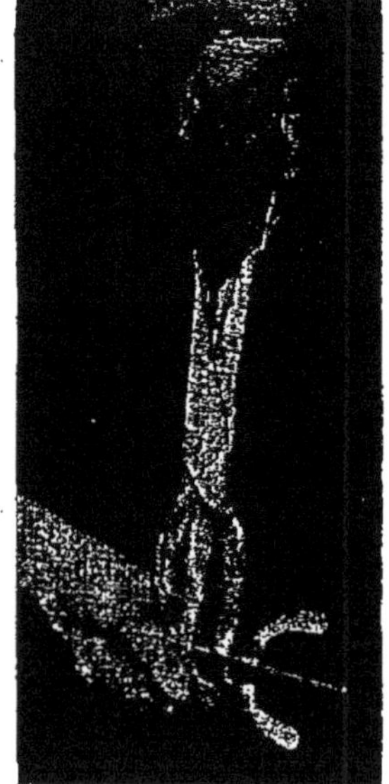

Fig. 310. — Aplatissement et réduction de
la tête obtenus par le broiement.

100. EMBRYOTOMIE

INDICATIONS
- 1° **Enfant mort**, à terme, en *présentation transversale*.
- 2° **Formelle, si.**
  - 1. L'utérus est rétracté.
  - 2. Le fœtus volumineux.
- 3° **Relative, si..**
  - 1. L'utérus paraît souple........
  - 2. Le fœtus est petit.........
  - On pourrait tenter d'abord une version prudente.

CONTRE-INDICATIONS
- 1. Enfant vivant ou peut-être vivant.
- 2. Dilatation insuffisante (la compléter).
- 3. Engagement trop prononcé (éviscération).

RÈGLES GÉNÉRALES
- 1. Antisepsie de la femme de l'accoucheur, des instruments.
- 2. Femme en position obstétricale.
- 3. Anesthésie.
- 4. Vider vessie et rectum.
- 5. N'introduire d'instruments que guidés jusqu'au bout par une main protectrice.

I. — EMBRYOTOMIE CERVICALE.

I. — SECTION DU COU.

CISEAUX DE DUBOIS
- 1° **Instruments.** Ciseaux de Dubois, modifiés par Pinard.... Ciseaux longs, forts, lames courtes, droites ou courbes, à bouts ronds ; manches croisés (Pinard).
- 2° **Manuel opératoire..**
  - 1. Introduire la main gauche jusqu'au cou, qu'elle embrasse, pouce en avant, index et médius en arrière.
  - 2. Glisser les ciseaux sur la main-guide jusqu'au contact du cou.
  - 3. **Section......**
    - 1. Ouverture à la peau du cou faite à petits coups de ciseaux.
    - 2. Section *sous-cutanée* de la colonne et des organes cervicaux.
    - 3. Section de la peau en dernier lieu.

CROCHETS — Crochet de Braun, abandonné.

EMBRYOTOMES A FICELLE (Ribemont).

- 1° **Instruments....**
  - 1. **Embryotomes à scies ou à ficelles de....**
    - 1. Pajot (crochet et ficelle).
    - 2. Tarnier (scie à chaîne).
    - 3. *Ribemont-Dessaignes*.
    - 4. Auvard.
  - 2. **Embryotome de Ribemont (fig. 313).....**
    - 1. Crochet métallique, porte-ficelle et protecteur ouvert en gouttière au niveau du crochet.
    - 2. Tube protecteur, s'articulant avec le précédent pour former une anse complète.
    - 3. Ressort logé dans le crochet, terminé par...
      - 1. Un anneau, pour le tirer.
      - 2. Un trou, pour y attacher la ficelle.
    - 4. Ficelle de fouet, pour sectionner.

- 2° **Manuel opératoire.......**
  - 1. **Application du crochet...**
    - 1. Faire tirer sur le bras qui est dans le vagin, pour abaisser le cou.
    - 2. La main gauche dans le vagin va enserrer le cou, pouce en avant, doigts en arrière.
    - 3. Glisser le crochet (armé du ressort et de la ficelle) à plat sur la main jusqu'au-dessus du cou.
    - 4. Tourner le crochet, pour amener son bec en arrière ; tirer pour saisir le cou.
  - 2. Saisie de l'anneau du ressort, et abaissement de la ficelle-scie.
  - 3. Glisser le tube protecteur sur le ressort jusqu'au contact du crochet.
  - 4. Articuler les deux tubes, serrer à fond, sortir le ressort, saisir la ficelle.
  - 5. **Décollation ..**
    - 1. Faire bien maintenir le crochet par un aide.
    - 2. Scier par mouvements de va-et-vient de la ficelle.

Fig. 311. — Embryotome de Ribemont (schématique).

EMBRYOTOME RACHIDIEN DE TARNIER.....

1° **Instrument** (fig. 314).....
1. *Crochet* coudé à angle *aigu*, boutonné, creusé d'une gouttière dans laquelle glisse une tige. qui porte le :
2. *Couteau-guillotine*, protégé pendant l'introduction par un :
3. *Protecteur*, lame mousse, qui déborde le tranchant du couteau.

2° **Manuel opératoire....**

1. **Introduction du crochet . .**
   1. A plat sur la main-guide jusqu'au cou.

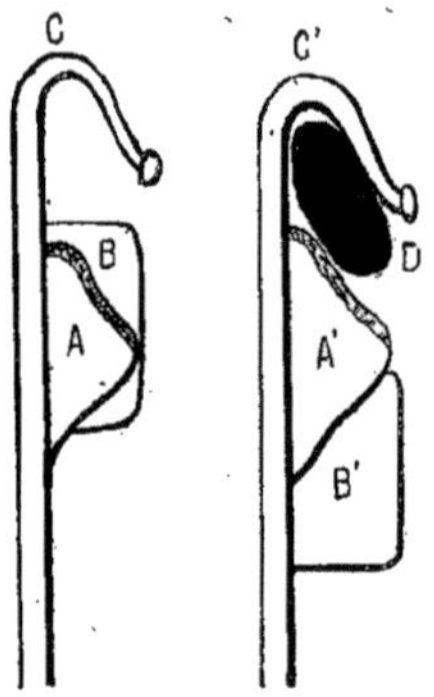

Fig. 312. — Embryotome de Tarnier : C., crochet ; A, couteau ; B, protecteur ; A'., couteau découvert par le protecteur B' et poussé contre la partie à sectionner D, saisie dans le crochet.

   2. On le fait alors tourner et on l'abaisse de façon à embrasser le cou.

2. **Introduction du couteau...**
   1. Le couteau, muni du protecteur, est glissé dans la tige du crochet et introduit dans les parties génitales protégées par une main qui les écarte de la lame.
   2. Le couteau est poussé jusqu'au cou.
   3. On vérifie si le cou est bien et seul pris.

3. **Section du cou..........**
   1. On libère le protecteur.
   2. On fait tourner la vis, qui pousse le couteau jusqu'à toucher le crochet après section faite.

4. On enlève l'instrument et on extrait.

II. — EXTRACTION APRÈS SECTION DU COU.

LE TRONC........
1. En tirant sur le bras abaissé.
2. En abaissant même l'autre bras, si c'est nécessaire.

LA TÊTE..........
1. En tirant sur le maxillaire inférieur (deux doigts dans la bouche).
2. Avec le basiotribe, si le bassin est trop étroit.

II. — EMBRYOTOMIE RACHIDIENNE.

INDICATIONS..... | Dans les présentations du thorax ou de l'abdomen.

MANUEL OPÉRATOIRE ...
1. Si on ne peut atteindre et saisir le cou, on se servira soit des ciseaux de Dubois, soit de l'embryotome rachidien de Tarnier.
2. Plusieurs applications seront souvent nécessaires.

III. — ÉVISCÉRATION.

INDICATIONS..... Dans les présentations transversales, quand l'engagement est trop prononcé.

MANUEL OPÉRATOIRE... Opération non réglée ....
1. Inciser à coups de ciseaux, guidés par la main, la partie qui se présente (abdomen).
2. Arracher successivement les viscères.
3. Sectionner le rachis et extraire séparément.

TABLE DES MATIÈRES

TABLE ALPHABÉTIQUE